中国中医科学院研究生系列教材

国家重点研发计划项目（2022YFC3500900）
中国中医科学院科技创新工程项目（CI2024E001）支持

本草学导论

主　编　黄璐琦

副主编　郝近大　彭华胜

编　者（以姓氏笔画为序）

王家葵（成都中医药大学）

张　卫（中国中医科学院中药研究所）

郝近大（中国中医科学院中药资源中心）

唐仕欢（中国中医科学院中药研究所）

黄璐琦（中国中医科学院）

彭华胜（中国中医科学院中药资源中心）

蒋　淼（成都中医药大学）

詹志来（中国中医科学院中药资源中心）

人民卫生出版社
·北　京·

图书在版编目（CIP）数据

本草学导论 / 黄璐琦主编 . -- 北京 ： 人民卫生出版社, 2025. 1. --（中国中医科学院研究生系列教材）.
ISBN 978-7-117-37294-7

Ⅰ. R281

中国国家版本馆 CIP 数据核字第 2025X05B56 号

人卫智网	**www.ipmph.com**	医学教育、学术、考试、健康，购书智慧智能综合服务平台
人卫官网	**www.pmph.com**	人卫官方资讯发布平台

本草学导论
Bencaoxue Daolun

主　　编：黄璐琦
出版发行：人民卫生出版社（中继线 010-59780011）
地　　址：北京市朝阳区潘家园南里 19 号
邮　　编：100021
E - mail：pmph @ pmph.com
购书热线：010-59787592　010-59787584　010-65264830
印　　刷：河北博文科技印务有限公司
经　　销：新华书店
开　　本：787 × 1092　1/16　　印张：13
字　　数：324 千字
版　　次：2025 年 1 月第 1 版
印　　次：2025 年 2 月第 1 次印刷
标准书号：ISBN 978-7-117-37294-7
定　　价：69.00 元

打击盗版举报电话：010-59787491　E-mail：WQ @ pmph.com
质量问题联系电话：010-59787234　E-mail：zhiliang @ pmph.com
数字融合服务电话：4001118166　E-mail：zengzhi @ pmph.com

序

　　中医药学历史源远流长，是中国古代科学的瑰宝，也是打开中华文明宝库的钥匙。在新时代，中医药事业迎来天时、地利、人和的大好时机，习近平总书记在中国中医科学院建院60周年贺信中殷切嘱托"切实把中医药这一祖先留给我们的宝贵财富继承好、发展好、利用好"，全国中医药大会上明确要求"做大做强中国中医科学院"。中国中医科学院秉承"创新、协调、绿色、开放、共享"发展理念，发挥中医药行业"国家队"引领和示范作用。

　　中国中医科学院成立以来，成果丰硕，名医名家名师辈出，创新人才、优秀骨干桃李芬芳。我们坚持"传承精华，守正创新"，努力将人才培养和团队建设融铸到中医药科研、教育和医疗的核心中来。以高起点定位、高标准规划、高质量建设为目标，筹建培养高层次、复合型、创新型、国际化中医药人才的中国中医科学院大学，推动中医药人才培养模式改革，为做大做强提供坚实的人才支撑。

　　中国中医科学院研究生高层次人才培养工作始于1978年，至今已走过40余年的辉煌历程。作为国家级培育高层次中医药人才的重要基地，积累了丰厚的教学经验和教学资源，成为中医药人才传承培养的宝贵财富，也为我国传统学科的人才培养做出了优秀示范和突出贡献。当前，我院研究生教育迎来了快速发展阶段，全院导师数、在校研究生数双创历史新高；九年制本科直博"屠呦呦班"开创了中医科学院本科招生的新纪元；中国中医药联合研究生院创新了学科交叉人才培养新范式。

　　"将升岱岳，非径奚为。"教材是教学的根本，是培养创新型人才的基础。教材建设直接关系到研究生的培养质量。中国中医科学院研究生教材立足于新时代中医药高层次人才培养的目标和需求，深入发掘40余年研究生培养的成功经验，紧扣中医药重点领域、优势学科、传统方法、高精技术、前沿热点，面向全国，整合资源。在两院院士、国医大师等国内外权威专家领衔策划与指导下，既注重基础知识、基本方法和基本技能的培养，又密切吸纳前沿学科最新的科研方法和成果。教材建设，做到传承与创新相结合，普及与提高相结合，实用与实效相结合，教育与启发相结合，从而实现为高层次人才的素质培养与能力提升扬帆助力。

　　征途漫漫，惟有奋斗。我们要以习近平总书记对研究生教育工作作出的重要指示为根本遵循和行动指南，坚持"四为"方针，加快培养德才兼备的高层次人才。

　　本套教材是我院研究生教育阶段性成果的凝练与转化，同时也是我院科研、医疗、教育协同发展的成果展现。其编研出版必将为探索中医药学术传承模式与高层次人才培养机制起到重要的示范和积极的推动作用。同时也希望兄弟院校的同道专家和广大学子在应用过程中提出宝贵建议,以利于这一持续性工作的不断传承创新。

中国工程院院士
中国中医科学院院长 黄璐琦

二〇二四年三月二十日

前　言

本草学，是研究我国古代本草著作及药物遗存等相关史料，揭示我国古代中药学理论与实践及其形成发展规律的一门学问。

本草学在中医药高等教育体系中，对药用植物学、中药资源学、中药采收与加工、中药鉴定学、中药炮制学、临床中药学等课程学习以及开展中医药理论指导下的创新研究具有不可或缺的重要作用。因此，在学习、研究和应用中医药典籍相关知识时，首先必须掌握本草学的相关知识。本教材是由中国中医科学院牵头组织的中医药类研究生系列教材之一，旨在落实"传承精华，守正创新"的指示，突出中医思维方式，体现中医药学科的自身特点和学科特色。

本教材以导论的方式介绍本草学。第一章绪论主要介绍本草与本草学的基本概念、研究对象与任务；第二章介绍本草文献的发展简史，以时间为轴，介绍历代本草文献发展的源与流；第三章介绍本草史料的类别；第四章介绍文献基础知识，结合重要本草著作体例，引导学生如何学习并运用本草文献；第五章从间接史料与直接史料的角度介绍了本草考证与本草考古。第六章至第九章分别介绍了中药材的品种理论与应用，本草学在生产加工、药材质量评价等领域的应用，本草学在中药药性方面的理论与应用，以运用本草学搭建中药与中医的桥梁。因此，第一章至第五章旨在介绍本草学的基础知识与方法，第六章至第九章介绍本草学的实践与应用。附录为历代本草著作一览表，方便查找相关本草著作。

本教材由从事本草学教学研究的人员参与编写，由黄璐琦院士主编。其中，第一章第一节由郝近大、黄璐琦和彭华胜编写，第二节和第三节由郝近大编写，第四节由郝近大和彭华胜编写；第二章由王家葵、蒋淼编写；第三章、第四章由张卫编写；第五章第一节、第二节由郝近大编写，第三节、第四节、第五节由黄璐琦和彭华胜编写；第六章由郝近大编写；第七章由詹志来和彭华胜编写；第八章第一节由彭华胜编写；第二节由郝近大和彭华胜编写；第九章由唐仕欢编写。附录由张卫编写。全书由黄璐琦和彭华胜统一审改定稿。

本教材的编写得到了中国中医科学院研究生院和人民卫生出版社的指导与支持，得到了编委所在单位的支持。郝近大、钟赣生、万芳等诸位教授在百忙之中审阅了部分书稿并提出宝贵意见，江苏大学欧阳臻教授提供了桑叶研究案例，在此一并表示谢忱。

本草学来自厚重的历史积淀，内容深邃。本教材旨在感知本草学的魅力，激发学生学习本草学的兴趣，培养学生阅读本草典籍、建立中医药思维及领悟本草学精髓的能力，从而为有效继承和发展我国本草学的学术精华提供基础。但是，由于编者的认知和能力局限，不足之处在所难免。恳请广大读者提出宝贵意见，以利于再版时修订和完善。

《本草学导论》编委会

2024 年 11 月

目　录

第一章 绪 论

本草学是一门古老而传统的学科,有着悠久的历史,是伟大的中医药文化中重要组成部分;同时,本草学又是一门朝气蓬勃、与时俱进的学科,特别是在现代科学技术突飞猛进背景下的中医药学中,仍占据重要的一席之地,并发挥着其他学科不能替代的作用。随着现代学科发展日益细化的趋势,本草学作为一门学科或学问,首先应该明确其概念、研究对象与研究任务。

第一节 药 与 本 草

众所周知,本草学自古至今其主要的研究对象都是药物,也就是说本草学与药物有着密不可分的关系。为了说明本草学的概念,首先应该明确"药""本草"的含义。

一、古代"药"的含义

现代的"药"字是简化字,而在古代汉语中与"药"对应的有两个字。

其一是"藥",从含义解释来看,这应该是"药"的正体字。《唐韵》注音:以灼切;《韵会》注音:弋约切;用汉语拼音注音应为"yào",即与今之"药"发音相同。在含义方面,许慎《说文解字》"治病草";《史记·三皇本纪》"神农氏……尝百草,始有医药";《急就篇》注"草木、金石、鸟兽、虫鱼之类,堪愈疾者,总名为药"。从以上注释不难看出,古代的"藥"与现代的"药"含义完全相同,即来源为自然界的植物、矿物、动物等而可以治疗疾病的物品,统称为药。

其二是"葯",《唐韵》注音:於略切;《韵会》注音:乙却切;用汉语拼音注音应为"yuè",从发音上看与"藥"是完全不同的。在含义方面,《博雅》"白芷,其叶谓之葯";《山海经》"峡山,其草多韭薤,多葯"。从含义上看,"葯"只是指白芷这种植物的叶子,与"藥"无关。

二、本草的概念

早在唐宋时期,中医药学家已经开始探索"本草"名称的源流。如掌禹锡《嘉祐补注总叙》:"旧说《本草经》神农所作而不经见,《汉书·艺文志》亦无录焉。《平帝纪》云:元始五年,举天下通知方术、本草者,在所为驾一封轺传,遣诣京师。《楼护传》称护少诵医经、本草、方术数十万言。本草之名盖见于此。而英公李世勣等注引班固叙《黄帝内外经》云:本草石之寒温,原疾病之深浅。此乃论经方之语,而无本草之名。惟梁《七录》载《神农本草》三卷,推以为始,斯为失矣。……《淮南子》云:神农尝百草之滋味,一日而七十毒,由是医方兴矣。盖上世未著文字,师学相传,谓之本草。"又如寇宗奭《本草衍义》"衍义总叙":"本草之名自黄帝、岐伯始。……《平帝纪》,元始五年,举天下通知方术本草者,所在轺传,遣诣京师。此但见本草之名,终不能断自何代而作。又《楼护传》称,护少诵医经、本草、方术数十万言,本草之名盖见于此。是尤不然也。《世本》曰:神农尝百草以和药济人,然亦不着本草之名,皆未臻厥理。尝读《帝王世纪》曰:黄帝使岐伯尝味草木,定《本草经》,造医方以疗众疾,则知本草之名自黄帝、岐伯始。"

掌禹锡和寇宗奭均提及《汉书》中关于"本草"的记载。《汉书·郊祀志》:"方士、使者、副佐、本草待诏,七十余人皆归家。"唐代颜师古注:"本草待诏,谓以方药、本草而待诏者,盖官名也。"据颜师古,此处"本草待诏"是指以本草这门学问为待诏的官职。

掌禹锡和寇宗奭认为真正意义的本草,始自《神农本草经》。《神农本草经》是我国现存最早的一部药物学著作,此后古代药物学著作常冠"本草"之名,如《本草经集注》《新修本草》《本草拾遗》《海药本草》《本草图经》《本草品汇精要》《救荒本草》《本草蒙筌》《本草纲目》《本草纲目拾遗》等。这些本草典籍是理解"本草"含义的重要依据。我们今天提及的"本草"之名,与这些中医药典籍息息相关。换言之,《神农本草经》《本草纲目》等著作中"本草"之名及古代中医药学家对"本草"概念的理解则是"本草"一词的重要注解。

(一)古代"本草"的几种含义

1. "本草"指一门学问 掌禹锡《嘉祐补注总叙》:"《淮南子》云:神农尝百草之滋味,一日而七十毒,由是医方兴矣。盖上世未著文字,师学相传,谓之本草。"此处,"本草"应指与药物相关的学问。

2. "本草"为药物 五代韩保昇:"按药有玉石、草木、虫兽,而直云本草者,为诸药中草类最多也。"不难看出,"本草"取义于"药物以草为本"。

《本草纲目》引王好古:"本草之味有五,气有四。"

3. "本草"为本草著作

(1)"本草"有时特指具体的本草著作

指《神农本草经》。如缪希雍《梓行〈本草疏〉题辞》:"药性之道,具在本草。虽代有哲匠,演其奥义,然去古弥远,浸失其旨。"此处"本草"应指《神农本草经》。

指《新修本草》。如孔志约《唐本序》:"丹青绮焕,备庶物之形容。撰本草并图经目录等,凡成五十四卷"。掌禹锡"谨按蜀本草序作五十三卷,及唐英公进本草表云勒成本草二十卷,目录一卷,药图二十五卷,图经七卷。凡五十三卷。又英公序云:撰本草并图经目录等,凡成五十三卷,据此,三者合作五十三卷"。此处"本草",应指《新修本草》。

指《本草纲目》。如李建元《进本草纲目疏》:"臣故父李时珍……曾著本草一部,甫及刻成,忽值数尽。"此处"本草"应指《本草纲目》。

(2)"本草"有时泛指本草著作

《陶隐居序》:"隐居先生在乎茅山岩岭之上,以吐纳余暇,颇游意方技,览本草药性,以为尽圣人之心,故撰而论之。"此处"览本草药性",应指阅读浏览本草书籍,知晓药物性味。

掌禹锡《嘉祐补注总叙》:"凡名本草者非一家,今以《开宝重定本》为正;其分布卷类、经注杂糅、间以朱墨,并从旧例,不复厘改。……凡所引书,唐、蜀二本草为先,他书则以所著先后为次第。凡书旧名本草者,今所引用,但著其所作人名曰某人,惟唐、蜀本,则曰唐本云、蜀本云。"此处"本草"应指本草著作。

《重修政和经史证类备用本草》中《补注所引书传》:"《药对》……旧本草多引以为据,其言治病用药最详。……《日华子诸家本草》……序集诸家本草近世所用药,各以寒温、性味、华实、虫兽为类,其言近用,功状甚悉。"这些"本草"应指本草书籍而言。

李时珍《本草纲目》"凡例":"唐、宋以朱墨圈盖分别古今,经久讹谬。今既板刻,但直书诸家本草名目于药名、主治之下,便览也。诸家本草,重复者删去、疑误者辨正,采其精粹,各以人名,书于诸款之下";又如《本草纲目》第一卷目录下列"历代诸家本草"。这些"诸家本草"应指历代本草著作。又如李时珍在《本草纲目》中介绍《嘉祐补注本草》:"宋仁宗嘉二年,诏光禄卿直秘阁掌禹锡、尚书祠部郎中秘阁校理林亿等,同诸医官重修本草。……凡名本草者非一家,今以开宝重定本为正。……凡书旧名本草者,今所引用,但著其所作人名曰某人,惟唐、蜀本,则曰唐本云、蜀本云。"这些"本草",应均指本草著作。

诸如此类,不胜枚举。

4. "本草"既可指药物也可指本草著作 夏良心在《重刻本草纲目序》中指出:"本草者,固医家之穓锄弓矢也。洪纤动植,最为烦杂,散于山泽而根于脏腑。名不核则误取,性不明则误施,经不辨则误人。"此处"本草",可以指本草著作,也可指药物。

5. 同一本草典籍中,本草既指"药物"又指"著作" 倪朱谟在《本草汇言》"凡例八则"中:"本草诸书,可云渊广……本草诸书,先叙气味、阴阳、升降,莫不亟言主治……神农尝百草而定药,故其书曰本草。"此处"本草",有的指本草著作,有的指《神农本草经》。

吴骥《〈本草述〉原序》:"本草,古三坟之书,秦火所未焚者也……明之王氏、李氏、缪氏广其目,而本草之书乃备……本草凡天施地生,水火土石,飞走草木,此万物之数,万一千五百之二十策也。"此处"本草",有的指本草著作,有的则指"药物"。

日本学者森立之《本草经考注》序:"本草之目,始见汉书……则华张二师亦专修本草……从来注本草家唯恐见闻之不多,盖非身履其地、目击实验之,则适以滋惑,故先辈往往有诸国采药录。……原夫庆长以来,以本草为家者,互骋意见,徒竞新奇,亦唯率以李氏《纲目》奉为圭臬。其他府志县志所载某物为某之类,往往近似斗草之戏,竟不知古本草之为何物,抑亦何益哉。然其间精究实理不能无可采用,则亦在所不废也。余自幼枕藉此经,萤雪余光,手不舍笔,盖卅年于此矣。花间月下,在浮白飞觞之间,未尝不一念及此,稍稍有所发明,窃谓得古本草之微。"其中,有的指"药物",有的则指本草著作。

综上所述,在中国古代本草文献中,"本草"多指"本草著作",也指"药物"。

(二)近现代"本草"的含义

1. 有的学者认为"本草"既可指药物又可指本草书籍 赵燏黄先生为我国现代本草学家,他在不同的时期,对"本草"的概念认识略有不同。1956年他在论文《中国历代本草简介》中说道:"今日的生药,就是古代的本草,所谓本草,是以草类治病为本的意思,追究古代本草的一种学问,叫作本草学"。而赵燏黄先生遗著《本草新诠》"凡例"中多次提及"本草",则指本草书籍,如"六、每一时代中重要本草之后,常有附列的本草,例如在上古本草《神农本草经》之后,就附有明清人的辑本,其余类推;七、每一个重要本草之后,列以作者的传记或事略。"

《辞海》对"本草"的定义,认为既可指中药,又可指记载中药的书籍:"本草:中药的统称,见《汉书·平帝纪》。五代韩保昇谓:'按药有玉石、草木、虫兽,而直云本草者,为诸药中草类最多也。'故记载中药的书籍,多称本草。如《神农本草经》《新修本草》《本草纲目》等。"

尚志钧先生在《中国本草要籍考》中认为:"'本草'的含义即是药。"但是该书中又常用"本草"指古代药物学文献。

2. 有的学者认为"本草"指我国古代药物学著作 谢宗万先生在"中药材品种的本草考证"论述中,指出"对历代本草所收载的药物从品种方面加以考证,找出古人药用的正品",此处"本草"应指本草著作。

高晓山先生认为"记载药的书,因为草类药最多,而称为本草",可见高晓山先生认为此处"本草"应指记载药的书。

《中国医学大辞典》将"本草"定义为:"记载药品书之通称。《帝王世纪》:黄帝使岐伯尝味草木,定本草经,造医方以疗众疾。本草之名,盖始于此,药虽有草木玉石虫鱼鸟兽诸种,而草类最多,故举此以概其余也。"

黄胜白和陈重明在《本草学》中提出"本草学"是古代的药物学,该书的主要篇幅介绍"本草源流"与"本草考证选列",前者主要讲述历代本草典籍,后者则是具体药物品种考证。据此,推断该书中"本草"既指本草典籍,也指药物。

很多学者在著作或论文中常提及"亡佚本草""亡佚本草的辑复""本草的校勘与注释"等词语或语句中的"本草",也应指"本草著作"的含义。

此外,赵海亮认为本草宜指我国药物学著作;王家葵先生指出,"本草"是古代药物学的专名,尤其用来特指本草书籍。

中国台湾本草学家那琦先生在《本草学》中指出:"本草一辞于出现之当时,未见有加以注释其涵义者,后世所论,多属臆说。自今日之观念言之,本草者,乃中国古代之药书也。或谓为中国古代之药学,亦无不可,惟不得指本草为药物。"台湾学者刘淑玲女士在《新编本草学》中也持相同观点。那琦的《本草学》与刘淑玲的《新编本草学》,两书体例大同小异,主要论述了历代诸家本草、研读本草须知、诸家本草序录原文、本草考察等,从具体表述的内容可以看出:两位学者所论述的"本草"实际上指本草药书而言。

综上所述,无论是中国古代药学文献还是现代本草学者,"本草"多指"本草著作",也指"药物"。

第二节 "本草学"一词的形成、发展与嬗变

自《神农本草经》以来,至1840年鸦片战争以前,我国的本草著作所记载的中药理论以及各味药物品种、产地、性状、采收加工、炮制及性味功效等主要内容,经历代传承而自成一个成熟的体系。在2000多年的历史中,仅有"本草"一词,尚未有"本草学"一词。

鸦片战争是我国传统中药学发展史的一个重要转折点。西方医药在明清时期随传教士传入我国,尤其鸦片战争以后大量传入,并已渐为国人接受和认可。西药的制备工艺先进,服用方法便利,尤其在治疗细菌性感染、疟疾、结核病等传染病方面有特效,从而对传统中药造成了巨大冲击。在这样的时代背景下,传统中药学面临着前所未有的挑战。"本草学"一词也在这段时期诞生,并在当代发展中嬗变。

一、近代中医药教育背景下"本草学"之名的出现

1885 年,浙江名医陈虬在浙江省瑞安市开办了我国近代史上最早的中医学校"利济医学堂",开中医药学校教育之先河。民国时期,教育模式迅速转变,学校式教育逐渐取代传统的师徒授受和世袭方式。辛亥革命后,北洋军阀和国民党政府歧视中医,提出"废止中医案",禁止中医办学校。也有人提出"废医存药"。实际上,当时许多中医药界的有识之士已经意识到,皮之不存毛将焉附,如果没有中医理论的指导,中药也将灭亡。在中药学术乃至中药行业生死存亡的关头,中医药学者奋发图强,救亡图存,通过中西汇通、中药科研、创办学会、兴办教育等系列活动,为中药的学术发展开辟一条道路。

尤其在中医废立之争愈演愈烈时期,教育成为中医药兴衰存亡之关键,各地纷纷建立中医药学校。丁甘仁、施今墨、萧龙友等纷纷创办上海中医专门学校、华北国医学院、北平国医学院等。1935 年官办中药专科学校北平中药讲习所创办,正式拉开中药专业现代化学校教育的序幕。在这样的时代背景下,"本草学"之名由此诞生。

随着学校教育工作的深入,教材编纂得到了高度重视,如秦伯未《药物学讲义》(1930年),该书为上海中国医学院讲义,虽冠名药物学,但内容仍以传统中药学为主;顾祖瑛《新本草教本》(1903 年),该书为无锡中医讲习所讲义,设有形态、成分、效能、用法、用量、附录等条目,其中"成分"一项重点介绍药物的化学成分,体现了融汇西学。1917—1948 年,据不完全统计,冠以《药物学讲义》之名的教材达 13 本之多,基本上均为传统中药学内容。这一时期的还有张山雷《本草正义》(1932 年)、赵燏黄与徐伯鋆合作编著的《现代本草生药学》(上编,1934 年)、叶三多《现代本草生药学》(下编,1937 年)、卢朋著《本草学讲义》(1935 年)。

这个时期,一些教材冠名"本草"或"本草学",如顾祖瑛《新本草教本》、卢朋著《本草学讲义》,实际上这些教材是面向中医药学生讲授的传统中药学内容,从一定意义上,是当前中医药院校《中药学》或《临床中药学》教材的雏形。

二、现代中药学科分化背景下传统中药学的发展

民国时期,在中医药科学化的浪潮中,许多学者开始尝试突破传统中药学理论,运用现代科学知识阐释中药的治疗作用,从而使传统中药学步入一个全新的发展阶段。早期海外求学的学者陆续学成回国,带来了西方的研究理念与技术方法,并开始尝试运用现代科学技术研究中药。随着"中央研究院"、北平研究院等科研机构的成立,以海归学者为骨干组成的中药研究队伍逐渐形成,生药学、中药药理学、中药化学等一系列新兴的中药学分支学科从中国传统药物学中逐渐分化而建立起来。

(一)生药学

"生药"一词相对"熟药"而言。宋代官府设立"熟药库""熟药所"等机构,负责炮制、修合、贮藏、出售药物饮片或成药制剂。《东京梦华录》记载北宋汴梁相国寺东门街巷有"宋家生药铺"等。生药,则指未经加工或简单加工但未精制的药材。就这个意义而言,我国历代本草著作中记载了大量生药的内容。

近代生药学则始于 1815 年。德国 C. A. Seydler 发表 "Analecta Pharmacognostica" 一文,首次出现了 "Pharmakognosie" 一词,作者因此被称为"生药学之父"。1880 年,日本人大井玄洞把 "Pharmakognosie" 翻译成"生药学"。1890 年,下山顺一郎编著的第 1 版《生药学》

出版。随着显微镜的普遍应用和生物科学的发展,19世纪中叶生药学得到很大发展,终于成为一门独立的学科。20世纪初,我国学者赵燏黄留学日本,回国后将生药学的研究方法和思路用于中药研究中,在中药学体系下建立了我国的生药学。1934年,赵燏黄与徐伯鋆共同编写完成了《现代本草生药学》(上编),是我国第一部生药学教科书,是我国近代生药学的萌芽。其后,我国近代生药学文章和书籍陆续出现。

赵燏黄先生具有深厚的本草学功底,其创立的生药学研究,以大量的古代本草文献与丰富的中药资源为依托,借鉴了西方生药学的研究思路与方法。生药学一经引入我国就与本草相结合,形成我国生药学的鲜明特色。我国近现代生药从历代本草著作中汲取了大量传统药物学知识,但又脱胎于中国传统药物学。

(二)中药药理学

"药理"一词最早见于陶弘景《本草经集注》"药理既昧"。中国传统中药学中"药理"概念主要指药物的自然属性及药物的配伍使用。现代的中药药理学指通过实验方法,研究药物与机体之间的相互作用规律。现代药理学实验研究兴起于欧洲。1883年,现代药理学奠基人史米德堡撰写《药物学基础》。史米德堡德的学生,日本学者高桥顺太郎将药理学研究方法带到日本,开展了一系列中药药理学实验。我国中药药理研究则始于1923年,陈克恢自美国留学归国后,在协和医学院药理系与史米特、伊博恩等共同研究当归、麻黄的药理作用。值得注意的是,当时的药理实验很少参考历代本草文献,其研究对象虽然为中药,但研究思路与西方药理学没有根本区别,忽略了中医药理论在中药研究中的指导作用。20世纪30年代后我国学者开始逐渐重视古代中医药文献所记载的内容,使药理学研究更具有中医药特色。

(三)中药化学

历代本草书籍有很多化学药物及药物化学的实践与发明。中国古代传统医药中,很早就应用一些无机化学药物和有机化学药物。《新修本草》记载龙脑香"形似白松脂,作杉木气,明净者善";《本草纲目》记载:"龙脑者……以白莹如冰及作梅花片为良。"上述本草记载的梅花冰片与樟脑,就是化学成分的晶体。《本草品汇精要》绘有"升炼樟脑""取水银朱砂"等加工的彩图(图1-1,图1-2);《本草纲目》中记载了完整的炼樟脑方法。《本草别说》记述"砒石烧烟飞作白霜",即砒霜(As_2O_3),"其毒过于射罔远矣"。《天工开物》详细地叙述了锌和氧化锌的制备方法,是将炉甘石、煤饼固封煅炼,得亚铅,入火成烟飞去,即亚铅华(氧化锌)。这是世界上最早明确记述制备纯锌和氧化锌的工艺。古代炼丹以求长生不老,促进了无机合成化学药物的实践、发现与发明。中国古代炼丹术的实践发展了砒霜、灵砂、银朱、轻粉、亚铅华等化学药物的制备,即升华法制备药物。青黛,是本草中利用酶解、酸解、碱解、氧化等反应综合制备药物的实例。《医学入门》记载"五倍子粗粉,并矾、曲和匀,如作酒曲样,如瓷器遮不见风,候生白取出",即采用发酵法从五倍子中获得没食子酸的方法;《本草纲目》记载"看药上长起长霜,则药已成矣"。"长霜"即没食子酸结晶。这可以说是世界上最早制出的有机酸结晶。

虽然古代本草著作中记载了大量的化学方法与实践,但从事这些活动并非以研究药物的化学成分为目的,未形成中药化学的学科理念。民国时期,中国留学生将西方化学的方法带回国,依托丰富的中药资源与本草文献,广泛开展了中药有效成分的分析和提取工作,我国的中药化学学科才逐渐形成。

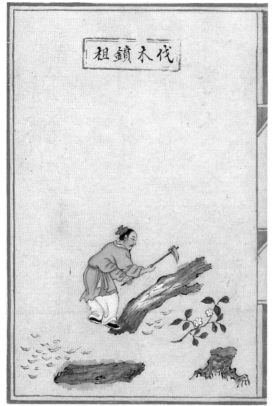

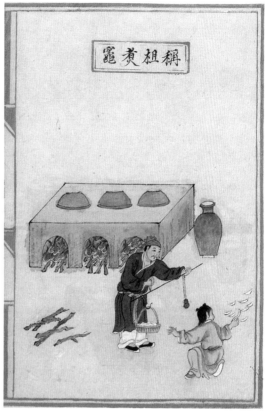

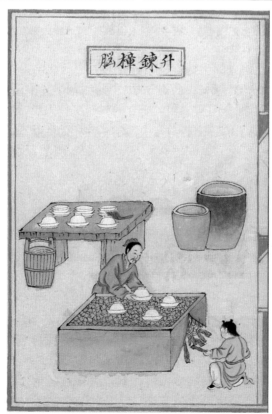

图 1-1　《本草品汇精要》樟脑中"伐木鎮柤""称柤煮灶""升炼樟脑"图

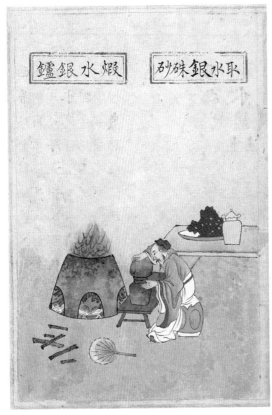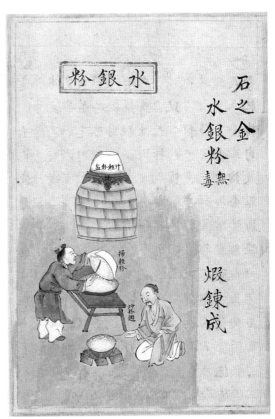

图 1-2 《本草品汇精要》水银中"煅水银炉""取水银朱砂""水银粉"图

除上述民国时期开设建立的生药学、中药药理学、中药化学等中药学分支学科,陆续兴起的还有药用植物学、中药鉴定学、中药炮制、中药制剂学等中药学分支学科。由于这些分支学科的建立,产生了一批专门从事相关研究的科研工作人员,他们已经与医生有着完全不同的职业分工,从而改变了传统中药学与中医学相伴相随的状态,使中药学由此独立成为一门学科。

三、现代中药学科发展背景下本草学的嬗变

在近代中西医药学汇通与融合的背景下,传统中药学与现代植物学、化学、药理学、分子生物学等学科的理论与技术相结合后,逐渐分化出现代中药学分支学科。随着这些分支学科的发展与体系的成熟,古代本草典籍的内容主要体现在这些分支学科的发展历史简要介绍中。当前的中医药高等教育体系中,开设的大量课程主要是应用现代科学体系以阐述传统的中药学,而对传统中医药学内容的形成及其发展规律尚未涉略,对古代本草的学习也基本阙如。

在中药学学科日益分化、现代科学技术与传统中药学深度融合的背景下,中医药高等教育体系中亟待有一门学科以厘清传统中药学的传承与演变,以助力"传承精华,守正创新"。这门学科无疑就是"本草学",即研究我国古代本草著作及药物遗存等相关史料,揭示我国中药学理论与实践及其形成发展规律的学科。

"本草"一词自汉代就有记载,历经两千多年传承。"本草学"一词,则在民国中西医药学

碰撞交汇之际产生,当时作为中医药学校的教材或讲义,其主要内容是中国传统药物学。但是,随着近百年来中药学科的发展与分化,"本草学"的历史使命及其内涵发生了重大转变。

第三节 我国当代本草学研究的现状

20世纪50年代以来,学者围绕本草学开展了卓有成效的研究。主要概括为以下几点:

(一)本草文献辑佚、辑注与整理

本草文献在流传过程中,有的已经亡佚,有的残缺不全。本草辑佚就是辑复亡佚本草,补辑残缺不全本草,加以校勘、标点、注释,尽可能恢复古代本草文献之原貌。自南宋王炎辑《本草正经》开辑复亡佚本草先河以来,历代均有学者躬耕于此。自20世纪50年代起,尚志钧先生通过对《证类本草》的深入研究,先后辑佚出20余部亡佚的本草著作,并详加校点,如《神农本草经校注》(2008年)、《神农本草经辑注》(2014年)、《吴普本草》(1987年)、《吴普本草经》(2005年)、《名医别录》(1986年)、《雷公炮炙论》(1991年)、《本草经集注》(1960年)、《雷公药对》(1994年)、《药性论》(1982年)、《新修本草》(1981年,2004年修订)、《食疗本草》(2003年)、《本草拾遗》(2002年)、《四声本草》(1976年)、《食医心镜》(1992年)、《食性本草》(1976年)、《蜀本草》(2005年)、《海药本草》(1997年)、《日华子本草》(2005年)、《开宝本草》(1998年)、《嘉祐本草》(1990年)、《本草图经》(1994年)、《补辑肘后方》(1983年,1996年修订)。马继兴先生在本草辑佚方面,以《神农本草经辑注》(1995年)为代表,获国家科学技术进步奖二等奖。此外,辑有《名医别录》《桐君采药录》《吴普本草》等,收录于《神农药学文化研究》一书中。谢海洲、马继兴、郑金生等辑《食疗本草》。小岛宝素、中尾万三、冈西为人等做过《新修本草》辑复工作。

存世本草文献,经过历代反复传抄翻刻,残缺甚多,其漫漶、讹误、脱漏、增衍、错简之处隐于字里行间,标点句读、注释训诂、校勘整理等研究繁难重重。因此,溯本求源,爬梳剔抉,字字推敲,句句考证,可为读者提供有可靠文献依据和实用价值的读本。马继兴对1973年长沙马王堆汉墓出土的古医书进行考证、校勘、注释和语译,出版《马王堆古医书考释》。2015年出版的《中国出土古医书考释与研究》(全三册)则包括了敦煌古医书、马王堆古医书、武威汉代医简的考释与研究。尚志钧校点的本草文献有《大观本草》《证类本草》《绍兴本草》《本草纲目》金陵本初刻本等。刘衡如、刘山永父子经20余年校注《本草纲目》。此外,郑金生、张志斌等对《本草纲目》进行系统整理,先后出版了《本草纲目影校对照》《本草纲目引文溯源》等。此外,郑金生对《履巉岩本草》《神农本草经疏》《本草原始》等本草进行了研究与整理。张瑞贤等出版了《本草名著集成》《植物名实图考校释》等。近几十年来,重要的本草著作基本上都得到校注、校点等研究。

为了抢救现存的本草文献,汇集和整理现存的本草文献,1996—2002年中国文化研究会编辑出版《中国本草全书》(410卷),收录了中国古近代(前220—公元1911)的本草相关著作800余部。我国古代医药文献由于种种原因,流散于海外者甚多。海外留存的中医古籍是中医药学研究的一个重要组成部分。郑金生主编的《海外中医珍善本古籍丛刊》(2016年)对中国稀缺甚至散佚的海外古籍进行收集整理,全书共403册,收书427部。

(二)对本草著作的专题研究

对《神农本草经》研究的著作有:张瑞贤和王家葵著《神农本草经研究》(2001年),沈连生《神农本草经中药彩色图谱》（1996年），王德群《神农本草经图考》（2017年）。

《证类本草》是宋代以前本草之集大成。尚志钧在《证类本草》（1993年）书后附"《证类本草》文献源流从考"56篇，在《大观本草》（2002年）后附"《大观本草》研究论文"16篇；周云逸著《〈证类本草〉与宋代学术文化研究》（2017年）。

对《救荒本草》研究的著作有：王锦秀、汤彦承《救荒本草译注》（2015年），台湾学者倪根金校注、张翠君参注的《救荒本草校注》（2010年）等。

对《本草纲目》研究的著作有：梅全喜《本草纲目补正》（1993年），郑金生《〈本草纲目〉索引》（1999年），谢宗万《本草纲目药物彩色图鉴》（2001年），刘衡如、刘山永、钱超尘和郑金生《〈本草纲目〉研究》（2009年），王剑、梅全喜《李时珍〈本草纲目〉500年大事年谱》（2018年），王家葵、蒋淼和胡颖翀《本草纲目图考》（2018年），郑金生和张志斌《本草纲目导读》（2016年）、《本草纲目影校对照》（2018年）、《本草纲目引文溯源》（2019年）、《本草纲目研究札记》（2019年）和《本草纲目药物古今图鉴》（2020年）等。

对《岭南采药录》研究的著作有：马骥和刘传明《〈岭南采药录〉考证与图谱》（2016年），中国香港学者关培生校勘及增订《岭南采药录》（2003年）。

此外，《滇南本草》整理组整理《滇南本草》（第一卷，1975；第二卷，1977；第三卷，1978），毛继祖、罗达尚、王振华和马世林译注《晶珠本草》（1986年），中国科学院昆明植物研究所编著《南方草木状考补》（1991年），宋岘《回回药方考释》（2000年）等。

（三）现代学者编撰的本草或本草性质的著作

《中华本草》（1999年）是20世纪出版的本草文献中最为辉煌的一部本草著作，组织了全国60多家协作单位500多名中医药学家，全面、系统地对古代本草文献和现代中药研究成果进行收集、整理、研究和总结。《新华本草纲要》是一部纲要式的药用植物专著，与历代本草关系密切的是书中"历史""功效"二项。《中药志》《中药大辞典》《全国中草药汇编》是20世纪广泛流传的著作。

（四）介绍如何利用本草文献

在台湾地区，1976年，那琦先生编著了第一部《本草学》，该书主要论述中国主要本草著作、主要本草序文、版本及研读方法；2012年，刘淑玲女士编著《新编本草学》，其体例与那琦《本草学》基本一致。

在中国大陆，介绍主要本草著作、本草源流、版本、研读方法、本草考证选例等著作有赵燏黄遗著《本草新诠》（1988年），黄胜白和陈重明编著《本草学》（1988年），尚志钧、林乾良和郑金生三位先生合著的《历代中药文献精华》（1989年），高晓山《本草文献学纲要》（2009年），尚志钧《中国本草要籍考》（2009年），王家葵《本草文献十八讲》（2020年）。马继兴《中医文献学》（1990年）介绍了本草著作及《证类本草》体例。在教材方面，2008年谢宗万先生主编中国中医科学院中药研究所研究生教材《中药品种本草考证学科》，介绍了本草文献学基础、中药材品种考证思路与方法、中药材品种理论、中药品种考证实例等；2016年，郝近大和陈仁寿主编了国内第一部本草学教材《本草学概论》。2017年，彭代银主编的《本草典籍选读》纳入全国中医药行业高等教育"十三五"规划教材。

（五）本草考证研究

考证并确定本草著作中药材的原动植物拉丁学名，如实反映用药历史，可正确继承古人药物生产和临床用药经验。关于中药品种的本草考证，在有关学术期刊上发表的论文已逾千篇，不仅涉及中药材，也涉及民族药。以专著而论，谢宗万编著的《中药材品种论述》(上册,1964年第1版,1990年第2版;中册,1984年第1版,1994年第2版)最具有代表性。此外,还有叶橘泉《本草推陈》、江苏省中医研究所药物研究室和南京中医学院本草教研组编著的《江苏中药名实考》、江苏省植物研究所《本草整理资料》、武汉大学生物系《本草纲目简编》、黄胜白和陈重明《本草学》等著作。吴征镒、裴鉴、周太炎、黄胜白和陈重明等对《植物名实图考》所载的植物均做了比较深入的研究,其考证结果部分载于《中国药用植物志》《中国植物志》《云南植物志》中。《常用中药材品种整理和质量研究》为"七五""八五"国家重点科技攻关项目成果,其中北方编先后出版6册,共收载101个品种;南方协作组共出版4册,共收载113个品种,每个品种均设立了本草考证相关内容。

(六)中药理论研究

中药是几千年来中医药实践经验的总结,中药理论的核心是药性理论。高晓山先生主编的《中药药性论》(1992年)分为四篇:第一篇导论,主要介绍中药理论、药性理论、中药基础理论的概念、范围、意义和历史源流、发展;第二篇中药基础理论,主要介绍药性理论内容;第三篇中药基础理论的现代研究和发展,着重介绍有关药性理论的现代文献、临床和实验研究与展望;第四篇为附篇,包括历代本草和非本草著作重要药性理论提要和关键词检索。

谢宗万在调查研究中药复杂品种的过程中,结合本草学的考察,对中药品种理论进行探讨,发表相关学术论文,提出31条论点纲要,先后出版《中药品种理论研究》(1991年)、《中药品种新理论的研究》(1995年)、《中药品种理论与应用》(2008年)。

(七)本草考古

现代植物分类学的引入,使本草文献考证日益成熟,但是仅仅依据文献考证所得结论存在争议。随着20世纪考古学的兴起,大量的药物或药物相关遗迹(遗存)相继出土,为开展药物考古研究提供了有利条件。《中国医学通史·文物图谱卷》(2000年)、《中华医学文物图集》(2001年)、《"一带一路"中医药文物图谱集》(2016年)、《中国药学文物图集》(2017年)、《中华医药卫生文物图典》(2017年)等相继出版。黄璐琦院士进一步提出,本草考古是本草学与考古学的交叉新领域。本草考古,即应用现代考古理论与方法,以考古出土的药物及其相关遗存为对象,探索人类与药物的相互关系,重建中医药文化遗存的时空框架及中医药发展历史,为本草研究提供了新的途径。如运用本草考古,发现了出土最早的中药炮制品,为恢复传统地黄炮制工艺提供了实证;将出土文物与文献相结合,推断出消失的蕲簟的原植物及其加工工艺。

第四节　本草学的研究对象与研究目标

一、研究对象

自《本草经集注》始,历代本草学家均注重对前代本草著作所记载的药物知识进行研究,同时又注重进行相关实践,他们的研究成果和心得体会记录于他们所编写的著作中。历代本草著作是本草学的宝贵财富。

除了本草著作,方书、地方志、农书、笔记、小说等也有大量的本草学相关内容,如《五十二病方》《苏沈良方》《千金翼方》《元丰九域志》《农政全书》《梦溪笔谈》,甚至包括

《红楼梦》《金瓶梅》等小说中也有相关本草史料;除了文献资料,医药图像、出土的药物遗存、石像石刻等也是研究古代药物的重要史料。因此,本草学的研究对象是中国古代药物史料,既包括相关文献,也包括出土药物及相关遗存,其中历代本草著作是文献的主要代表。

历代本草著作反映了我国古代中医药学家不仅重视对前代本草著作的研究,而且非常注重实地调查及对药物生物学特性的观察。对于近代大部分学者而言,其研究多限于文献学领域,其研究工作的重点是古代文献。经过赵燏黄、谢宗万等学者的发展,将本草文献与实地调查相结合,逐渐形成了具有中医药特色的研究领域——本草考证。近年来,黄璐琦教授意识到古代药物遗存的重要意义,认为本草考古是本草学与考古学交叉的新领域,进而提出本草考证与本草考古是本草学的二重证据法,把古代药物遗存与历代本草著作视为同等重要,为本草学研究提供了新思路。鉴于此,本草学的研究对象应是我国古代本草著作及药物遗存所反映的我国古代的药物学理论与实践。

综合本草学的研究对象、目的与任务,我们认为本草学的定义为:本草学是研究我国古代本草著作及药物遗存等相关史料,揭示我国古代中药学理论与实践及其形成发展规律的一门学问。

二、研究目标

早在 1990 年,郝近大教授已经注意到,本草学侧重于我国古代药物学著作及药物学理论与实践经验的研究,有着其他中药学学科所不能兼顾的研究对象;对古代药物学遗留给我们的宝贵经验及混淆不统一的问题应给予专门的研究。因此,整理研究历代本草史料,深入了解其内容实质,分析比较其特点,探明其传承关系,总结药物的理论与实践知识,从而探讨中药的演进发展规律,对于医疗、科研、教学、生产和中国医药学史研究,以及对于提高中药质量,保证中药临床用药的准确性等方面,无疑都有着重要意义。因此,本草学的主要目标是:厘清中药及中药药性理论的发展历史,明确传统药物学的传承与演变。简而言之,即传承历史,明确道统。

第五节　本草学的研究任务

本草学研究与现代的中药研究有着相互促进、不可分割的联系。中药研究离不开历代本草,否则就会成为无源之水,无根之木。本草学研究,一方面积极吸纳现代中药研究的技术与方法,另一方面也为中药的现代研究指明方向。在今后一段时间内,本草学根据其目标,应该承担以下几个主要任务。

（一）研究本草文献的版本与流传,甄别本草著作中学术观点

研究本草文献的版本与流传,主要目的是探明本草学家的学术特点与渊源,客观评价本草著作及其具体内容的特色,甄别本草著作中学术观点。现存本草著作有一千余种,已亡佚的历代本草数量则更多。此外,广泛记载有古代药学知识的经史子集各类古籍更是浩如烟海。就其作者而言,自两汉至晚清,上下 2 000 余年,他们所处的时代、环境、社会状况、职业、个人所长、实践范围等均不尽相同,因而在每一部本草中所反映出来的学术观点及其特点亦有所不同。同时由于历史条件所限,一些本草中也夹杂着某些错误或局限,如不加以整理则影响学习与继承。因此如何科学、客观地评价每一部本草,突出其所长,指出其所短,恰是正确继承与学习的前提之一。另一方面,在众多本草古籍中,由于相互引证、抄录、翻刻,常有真伪相杂或篡改原著而致混乱的现象,使近代国内外学者造成大量引证错误,不同程度地影响了中药科研工作的质量。本草学研究的作用之一,是将历代诸家本草的内容梗概、义理短长、价值特点及版本源流,以及各药物学家的成就、流派和师授渊源的研究结果,介绍给读者,以加强中医药专业队伍及其他人士对我国传统药学的认识与了解。同时,通过目录学的研究,为今人及后人开发利用这一宝贵遗产起到铺路架桥的作用。

(二)研究药物的历史沿革与变迁,运用本草学予以正本清源

有的药物在历史流传过程中,其基源、道地产区、炮制工艺或功效发生了变迁或遗忘,可以运用本草学给予恢复或重建。如唐宋时期黄连以安徽宣州所产的短萼黄连 *Coptis chinensis* Franch. var. *brevisepala* W. T. Wang et Hsiao 为道地,习称"宣黄连",自明代以后黄连道地产区逐渐转移到四川、湖北等地,以"鸡爪连"为道地,种质也改为黄连 *Coptis chinensis* Franch.。根据本草学史料,导致黄连道地产区及其种质发生改变的最主要原因是宣黄连因长期采挖而资源濒危。这为发掘历史名药"宣黄连"提供了本草学依据。湖北蕲春的蕲簟的原植物及其加工工艺已经失传,通过出土材料并运用本草考古推断出其原植物,并还原出部分加工工艺。有的药物功效在历史演变中被遗忘了,如《神农本草经》地黄、白术等部分功效,有待开展本草学进一步研究。

(三)厘清中药理论发展脉络,阐述古今演变与发展

厘清中药药性理论、药物品种、产地、道地产区、采收、加工、炮制、质量评价等发展脉络,阐述中药药性理论与具体药物相关内容从古至今的沿承与发展、演化与变迁。

以药性理论为例。我国传统药物学中精华之精华,莫过于创立了一套与中医阴阳五行等传统理论相适应的药性理论学说。包括药物的形色气味、君臣佐使、归经、升降浮沉、七情宜忌、畏恶反杀等。这些理论贯穿于古代药物学的各方面和各环节,我国历代本草亦均将这部分内容作为重要组成部分之一。从历代本草中可以看出,药性理论也并非自始就很完整,而是经历了一个逐步发展完善的过程。如在早期的《神农本草经》中只记载性味、功能主治等,直至宋元降药性学说才趋于完善。通过本草学研究,将历代本草中各时期所增入的药性学说进行归纳整理与分析比较,探讨其演变的历史背景和原因,并总结药性理论的形成及特点,为当前及今后中药药性理论的实验研究提供可靠的线索与依据。在过去几十年中,对这一部分精华未能给予足够重视,甚至对某些现在尚不能解释的理论,无端斥之为糟粕。可以说,如不重视历代本草中这一传统理论的研究与继承,凸显中医药传统特色则无从谈起。值得注意的是,目前的药性理论研究在文献研究的基础上,也借助于现代中药实验手段,特别是对中药十八反、十九畏的组方宜忌研究,取得一定进展。

以中药品种为例。中药材品种的混乱现象自古有之。历代著名的本草学家都为澄清这种混乱现象进行了大量的工作。本草所载药物名实不符或同名异物、或同物异名,一名数物,一物数名,或因避讳,或因方言而药物更名等,极为混乱,严重影响着中医临床疗效。单味药材的品种考证,是澄清这种混乱现象的重要手段之一,它能从复杂的异物同名品种中区分出哪个是经受过长期历史考验的传统的药用正品,为确定药材正品提供文献依据。通过对历代本草中关于药物品种记述的深入考证研究,可以分析出中药材品种产生混乱的历史原因,为确定用药正品提供可靠的依据,是纠正目前中药品种混乱现象的重要途径之一。准确地按照现代植、动、矿物分类系统考证清楚古代重要本草典籍(如《本草纲目》)所记载的药物品种,对于深入挖掘整理古代药学遗产具有重要意义。有利于对古代医方中药物品种的考证和对传统医方的发掘与继承,并为新药研究开辟道路。例如大戟反甘草的问题,古方大戟为大戟科植物京大戟,倘若以现时茜草科红芽大戟与甘草配伍的反应来论证中药的十八反,就很有可能提出与前人不同的结论,如因此而否定古人长期以来的用药经验,就不免有失察之处。

以中药加工炮制为例。当前一些中药的加工炮制技术均是自古相传至今。但在相当长的历史发展过程中,众多医家根据自己用药的心得体会,对中药的加工与炮制提出了各种不同的要求,故在历代本草及方书中也存在着某些不同的见解。通过本草学研究,将历代本草中各时期的加工炮制技术进行分析比较和系统整理,探讨其演进变化的历史背景和原因,并总结炮制理论的形成与特点,为当前及今后中药材的加工与炮制提供可靠的依据。

另外,对药材的道地产区、生产技术、质量评价等开展本草学研究,可以为发掘道地药材文化、继承生产加工的宝贵经验、建立具有中医药特色的质量评价体系、指导当前中药材生产提供依据。

第六节 本草学的研究展望

本草学已经成为现代中医药高等教育体系中重要的学科。一方面,本草学的研究与发展将促进传统中医药学的深入认识,更加深刻地领悟中医药学的源远流长、博大精深,并在中医与中药之间搭建一座交流的桥梁;另一方面,随着本草学与其他学科进行广泛而深入的交叉融合,以期将古代中医药理论、观点得到客观准确地阐释,为更好地继承和发扬传统中医药学奠定基础。本草学将积极吸纳现代科学技术,为传统中药学的发展与创新提供新的驱动力。在新的时代背景下,本草学将在以下三方面取得积极进展。

(一)注重实证,本草考证与本草考古成为本草学的二重证据法

近代以来,我国学者在本草考证方面取得了卓越成就。随着考古学的兴起以及我国出土的药物遗存日益丰富,本草考古已经成为本草学与考古学的交叉新领域。近年来,对故宫博物院中清宫药材文物联合开展研究,将为清代药物提供宝贵的实证。此外,英国、美国、马来西亚等地博物馆中还珍藏大量药材文物,也是珍贵的实物史料。本草考证与本草考古作为本草学的二重证据法,两者深入结合,将从方法学上共同推进本草学的发展。

(二)交叉融合,本草学将更加注重多种史料的收集与研究

近几十年来,很多学者在本草著作的辑佚、校注与整理方面成就斐然。常用中药的品种考证也主要以本草著作中的史料为研究对象。一些学者已经注意到秦汉医简、帛书、绘画、石刻、卷子医书、地理志、地方志、农书、笔记小说、诗词、日记、档案等史料有丰富的有关药物内容。可以预见,多种史料的交叉融合在本草学的研究中将受到更加广泛的重视。

(三)纵深推进,本草学研究领域的扩大与科学问题的聚焦并行发展

从本草学研究领域而言,当前的研究主要围绕中药药性理论、中药品种理论、本草著作的整理以及品种考证、炮制等方面。近年来,对道地药材的产区、采收加工、辨状论质等沿革与变迁研究取得了积极进展。随着本草学研究的推进,炮制工具、剂量、制剂甚至方剂,传统中药学所涉及的方方面面都将逐渐被关注。随着出土文物遗存的深入研究以及多种史料的发掘,药物起源、药材的驯化与传播等传统中药学中的科学问题将得到深入研究。

【主要参考文献】

［1］郝近大,陈仁寿.本草学概论［M］.北京:中国中医药出版社,2016.

［2］辞海编辑委员会.辞海(1989年版·增补本)［M］.上海:上海辞书出版社,1995:3259.

［3］高晓山.本草文献学纲要［M］.北京:人民军医出版社,2009.

［4］高晓山.中药药性论［M］.北京:人民卫生出版社,1992.

［5］广东、广西、湖南、河南辞源修订组,商务印书馆编辑部.辞源［M］.北京:商务印书馆,1988:1502-1503.

［6］国家中医药管理局《中华本草》编委会.中华本草(第一卷)［M］.上海:上海科学技术出版社,1999:8.

［7］郝近大.本草今义辨［J］.中药通报,1988,13(11):3-5.

［8］郝近大.论本草学及其在现代中药研究中的作用［J］.中医药图书情报,1990(4):41-44.

［9］郝近大.应重视和加强本草学研究［J］.中药通报,1986,11(6):323-326.

［10］黄璐琦.本草学研究的二重证据:从本草文献考证到本草考古［J］.科学通报,2018,63(13):1164-1171.

［11］黄璐琦.常用中药材历史产区地图考［M］.上海:上海科学技术出版社,2020.

［12］黄胜白,陈重明.本草学［M］.南京:南京工学院出版社,1988.

［13］刘淑玲.新编本草学［M］.台中:文兴出版事业有限公司,2012.

［14］那琦.本草学［M］.台北:台湾中国医药研究所,2000.

［15］彭代银.本草典籍选读［M］.北京:中国中医药出版社,2017.

［16］彭华胜,袁媛,黄璐琦.本草考古:本草学与考古学的交叉新领域［J］.科学通报,2018,63(13):1172-1179.

［17］尚志钧,林乾良,郑金生.历代中药文献精华［M］.北京:科学技术文献出版社,1989.

［18］尚志钧.中国本草要籍考［M］.合肥:安徽科学技术出版社,2009.

［19］唐慎微.重修政和经史证类备用本草［M］.北京:人民卫生出版社,1982.

［20］王家葵.本草文献十八讲［M］.北京:中华书局,2020.

［21］谢观.中国医学大辞典［M］.北京:中国中医药出版社,1994.

［22］谢宗万.中药材品种论述(上册)［M］.2版.上海:上海科学技术出版社,1990.

［23］谢宗万.中药材品种论述(中册)［M］.2版.上海:上海科学技术出版社,1994.

［24］谢宗万.中药材品种论述(中册)［M］.上海:上海科学技术出版社,1984.

［25］谢宗万.中药材品种论述(上册)［M］.上海:上海科学技术出版社,1964.

［26］赵海亮.中药材品种本草考证的学术史研究［D］.北京:北京中医药大学,2016.

［27］赵燏黄.本草新诠［M］.哈尔滨:黑龙江科学技术出版社,1988.

［28］赵燏黄.中国历代本草简介［J］.上海中医药杂志,1956(7):324-325.

第二章　本草文献发展简史

第一节　本草萌芽：先秦时期的药学状态

一、概述

药物疗法是先民应对疾病的手段之一，但不是主要手段。甲骨文能反映殷商人的疾病观念，治疗则以祭祀祈祷最为大宗，极少涉及药物的卜辞，这一情况与《史记·扁鹊仓公列传》中扁鹊言"上古之时，医有俞跗，治病不以汤液醴洒"的说法相吻合。追溯历史，搜集食物更早于寻觅药物，《淮南子·修务训》说："（神农）尝百草之滋味，水泉之甘苦，令民知所避就，当此之时，一日而遇七十毒。"这是先民觅食的真实写照。所以本来是农业神祇的神农氏（图2-1），也被赋予医药职能。

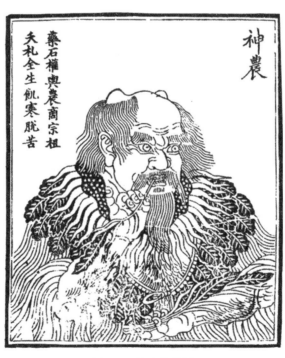

图 2-1　神农造像图

原始社会的先民们通过采摘植物和狩猎得以生存,在接触植物和动物的过程中逐渐了解其对人体的影响,如可能产生一些药效作用或出现中毒反应,使人们懂得在觅食时有所选择和注意。上述经验启示人们可将这些植物和动物的药效用于对抗疾病,经过长期反复的实践观察,逐步形成初期的药物学知识。"药食同源",是对早期认识药物的客观总结,是本草学萌芽的开端。

二、蕴含于先秦文献中的药物学知识

《诗经》是我国第一部诗歌总集,收集了自西周初年至春秋中叶(前11—前6),约500年间的诗歌305篇。该书歌词中记载了大量动植物,虽未指明其药用价值,但被后世收入本草著作的有百余种。如植物药50多种,如艾(苦艾)、虻(贝母)、苤苢(车前草)、卷耳(苍耳)、蓷(益母草)等。此外,《诗经》简要记述了少数药物的产地和采收知识。如"陟彼南山,言采其薇"(《国风·召南·草虫》),"中谷有蓷"(《国风·王风·中谷有蓷》),"南山有桑,北山有杨……南山有杞,北山有李"(《雅·小雅·南山有臺》)。如关于车前草的描述:"采采苤苢,薄言采之;采采苤苢,薄言有之"(《国风·周南·苤苢》)。

成书于战国至西汉初的《山海经》属于地理著作,记录上古传说,其中颇有早期药物知识之孑遗。《山海经》提到具有治疗功效的动植矿物一百余种,涉及多种疾病,内、外、妇、皮肤、口腔、神经、精神、耳鼻喉、内分泌各科。使用方法以服食为大宗,如滑鱼"食之已疣",栌木"服之不忘",亦有其他用药方式,如旋龟"佩之不聋",黄藿"浴之已疥",肺肺"养之可以已忧",吉量"乘之寿千岁"等。《山海经》中的药物染有浓厚的巫文化色彩,如《海内西经》说:"开明东有巫彭、巫抵、巫阳、巫履、巫凡、巫相,夹窫窳之尸,皆操不死之药以距之。"《海外西经》说:"巫咸国在女丑北,右手操青蛇,左手操赤蛇,在登葆山,群巫所从上下也。"郭璞注:"采药往来。"可见书中涉及的医药事皆巫掌握。《山海经》中充满夸张和臆想,不仅涉药之具体物种难以坐实,其功效也未必确切,更多的是对药物治疗的美好愿景。论者认为,《山海经》中颇有动物崇拜、植物崇拜的痕迹,药物亦多迷信和巫术色彩,属于偶然事件或经验性医药知识被神话、巫话的结果,故认为"《山海经》药物记载为医巫混合时期药物知识反映的明证"。

综上,先秦古籍只有"药"的记载,未见"本草"书名。所记载之药物名称,与后世医药文献所载药名不同,关于药物的内容简单、分散,无系统性,由此断言,先秦时期本草文献体系尚未建立,本草文献处于蒙昧草创阶段。

第二节　本草奠基:两汉时期的本草文献

一、概述

《史记·扁鹊仓公列传》提出病有六不治,"信巫不信医"为其中之一,这可以视为医学摆脱巫术干扰的标志。巫色彩浓厚的药物逐渐淡出,客观药物成为治疗的主流,药物疗法也逐渐流行。出土文献中《五十二病方》与《老官山汉墓医简》时间稍有先后,从用药情况分析,正是药物学脱离巫文化的转捩点。

在《史记·扁鹊仓公列传》中,扁鹊与仓公分别代表战国和汉初的医疗情况。扁鹊视赵简子五日不知人,疗虢太子尸厥,药物皆非主要,诊齐桓侯之疾,酒醪乃与汤熨、针石并列,也

非十分突出。仓公活动在西汉早期，对文帝自述医案十余则，多数用到药物，如：治小儿气鬲病用下气汤；治涌疝用火齐汤；治热病气用"液汤火齐"；治风瘅客脬亦用火齐汤；治风蹶胸满用药酒；治气疝以灸为主，仍用火齐汤调理；治龋齿用苦参汤漱口；治妇女怀子而不乳用莨药，复诊用消石一齐；治肾痹用柔汤；治蛲瘕用芫华一撮；治迵风用火齐米汁等。

《急就篇》（图 2-2）是西汉中期黄门令史游编写的蒙学课本，其第二十四章"灸刺和药逐去邪"篇，从"黄芩伏苓礜茈胡"开始，罗列 30 余种药物名称，应该是当时医家习用之品，绝大多数沿用至今。而作于秦代的《仓颉篇》，从现在残存的篇章来看，完全不涉及药物，由此也在一定程度上暗示，客观药物疗法应开始于西汉。

《史记·扁鹊仓公列传》中，阳庆传授仓公的医学著作中有《药论》，从书名推测，应该也是药学著作，遗憾的是没有流传下来；不过结合时间接近的《万物》简分析，恐怕也是内容简约的本草雏形。《汉书·艺文志》乃根据刘向父子《七略》编写，主要反映西汉后期官方藏书情况，方技略分医经、经方、房中、神仙四门，无本草门类，书名中也未见可以与本草相关联的作品。而与此同时，《汉书·游侠传》则有楼护"诵医经、本草、方术数十万言"，由此看来，本草在两汉交替之际初见雏形。

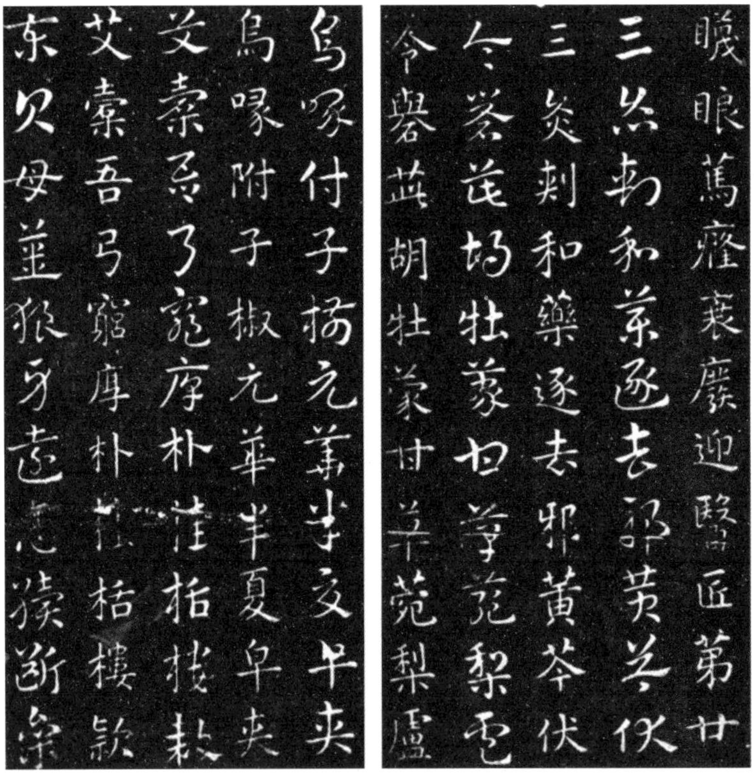

图 2-2　急救篇

二、本草文献雏形

本草书作为药物治疗学专著，一定是药物疗法广泛实施，并有充分经验可供总结以后才有可能产生。1977 年安徽阜阳双古堆出土西汉早期《万物》竹简，正是《神农本草经》问世以前本草书之雏形。

《万物》简中的药物可以分为矿物、动物、植物三类约 110 种,其中名称完整可识 90 种,能够明确归类 76 种。这 76 种药物包括动物药 28 种,植物药 41 种,矿物药 6 种,水类药 1 种。这些药物多数是我们今天仍然很熟悉和经常使用的,一些则属古今名称有别而实为一物,还有一些现在已不再作药用。

《万物》记录药物功效文字简洁,如云:"贝母已寒热也""姜叶使人忍寒也""服乌喙百日令人善趋也""牛胆皙目可以登高也""燔牡厉止气臾也""石鼠矢已心痛也"等。有一些简单配伍关系,如云:"使人倍力者羊与龟""理石朱臾可以损劳也""蜱蛸杏核之已痛耳也""已瘅以石韦与燕矢也""鱼与黄土之已痔也""商陆羊头之已鼓张也"等。有毒性作用的记载,并对毒性加以利用。如"杀鱼者以芒草也""杀鼠以蜀椒颠首也"。

与《山海经》的记载相比,《万物》所记药效基本上没有巫术色彩,但质朴简略,与《神农本草经》难以相提并论,或许是本草书之早期状态。

三、《神农本草经》

《神农本草经》,撰者不详,"神农"为后世托名。神农氏,又称炎帝,古籍《帝王世纪》记载其"始教天下耕种五谷而食之",并"尝味草木,宣药疗疾,以救夭伤之命。百姓日用而不知,著《本草》四卷。"宋代刘恕《通鉴外记》称:"民有疾病,未知药石,炎帝始味草木之滋……尝一日而遇七十毒,神而化之,遂作方书以疗民疾,而医道立矣。"该书的成书年代素有争议,有神农氏、黄帝、商周、战国、秦汉、东汉等时代诸说。

《神农本草经》亡佚于宋,其主要内容通过陶弘景《本草经集注》、唐代《新修本草》,尤其是宋代唐慎微的《证类本草》保存下来。南宋以来,王炎、卢复、孙星衍、顾观光、黄奭、姜国伊、王闿运、刘复、曹元宇、尚志钧、王筠默、马继兴以及日本江户医家森立之等都有辑复本,其中以孙星衍辑本、森立之辑本最为精审。森立之除辑复《神农本草经》外,还著有《本草经考注》,条文阐释甚精,可以作为阅读参考。《神农本草经》各辑本的药物数目、三品位置、条文内容参差不齐,研究论文若需引用,建议使用孙星衍辑本(图 2-3)或森立之辑本,也可直接摘取《证类本草》中的黑底白字。

在篇章结构上,《神农本草经》由两部分组成。一部分为"序录",类似于现代药学著作之总论,涉及药材学、调剂学、药物治疗学等多方面,遵用至今的重要药性理论,如四气、五味、毒性及方剂的君臣佐使、七情配伍,皆由《神农本草经》奠定。另一部分则是药物各论,365 种药物被分为上、中、下三品,《神农本草经》说:"上药一百二十种为君,主养命以应天,无毒,多服久服不伤人。欲轻身益气,不老延年者,本上经。""中药一百二十种为臣,主养性以应人,无毒有毒,斟酌其宜。欲遏病补虚羸者,本中经。""下药一百二十五种为佐使,主治病以应地,多毒,不可久服。欲除寒热邪气、破积聚、愈疾者,本下经。"这种按照药物"善恶"区分品秩的观念,显然源于汉代天人感应学说,由此确定上品药养命为君,中品药养性为臣,下品药治病为佐使,不免僵化。但书中记载药物的作用,如大黄泻下、常山治疟、麻黄平喘等,也真实可信。不特如此,《神农本草经》对药物神经精神系统毒理表现记载颇详,如云:"麻黄,多食令人见鬼狂走。"麻黄应是大麻 Cannabis sativa 的雌花,含大麻酚(cannabinol),有强烈的致幻作用。据介绍,四氢大麻酚服用 20mg 以上,即可令人产生妄想和幻觉,闭目时发生幻视,看到颜色可出现闪光。所谓"令人见鬼",正是吸食大麻过量的中毒表现。《神农本草经》又云:"莨菪子……使人健行,见鬼。……多食令人狂走。"这一作用则与吸食茄科植物所含阿托品类生物碱如阿托品(atropine)、东莨菪碱(scopolamine)过量中毒的中枢反应有关。

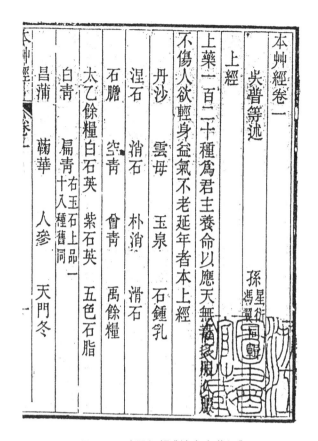

图 2-3 孙星衍辑《神农本草经》

《神农本草经》在汉代是开创性著作，但内容仍有继承性。如下品莽草功效"杀虫鱼"，陶弘景注："人用捣以和米，内水中，鱼吞即死浮出。"《山海经·中山经》朝歌之山"有草焉，名曰莽草，可以毒鱼"；《万物》简谓"杀鱼者以芒草也"，此皆一脉相承。又如《山海经》说沙棠"可以御水，食之使人不溺"，与《神农本草经》记泽泻之功效"能行水上"亦隐约相关。但与《山海经》《万物》简不同的是，《神农本草经》已经形成完整的药学思想体系。

综上，"本草"之名最早见于汉代，种类较多，既有综合性本草，如各家《神农本草经》，又有专门性本草，如《雷公药对》《桐君采药录》，图谱本草如《神农本草例图》等。诸本草多已亡佚，书志著录的书名，除少数有署名，其余多未注明编纂者，部分药书疑是托名。

第三节 整理苞综：魏晋南北朝时期的本草文献

一、概述

张仲景《伤寒论》总结前代，奠定方剂基础，魏晋以来方书众多，重要者如《肘后备急方》《小品方》《刘涓子鬼遗方》等。如陶弘景所言，"惟张仲景一部，最为众方之祖，又悉依本草"，方剂学的发展也带动本草的学术进步。随着方剂学发展，使用药物种类增加，对药物

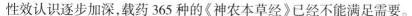

性效认识逐步加深,载药365种的《神农本草经》已经不能满足需要。

"附经为说"是这一时期名医们创作本草的一大特色,他们依据不同的《神农本草经》版本,增补自己的药学新知。据梁代阮孝绪《七录》和《隋书·经籍志》记载,冠有"神农"二字的本草多达十余部,题为"神农本草"或"神农本草经"的书目,亦有五种;陶弘景《本草经集注》序中也列有四种载药数目不一的《神农本草经》。这些本草著作,其中多数当属此类"附经为说"的作品。

也有一些医家摆脱了托名"圣人"入说的世俗遗风,自撰新作。从现存史料分析或从书名含义揣度,偏属于综合性本草的有《李当之药录》《吴普本草》《王季璞本草经》《徐滔新集药录》《秦承祖本草》《赵赞本草经》《随费本草》《谈道术本草经钞》《名医别录》《本草经集注》《药总诀》和李密《药录》、徐之才《药对》等。

同时,与药物有关的资源学、生药学、药材学、炮制学知识经验逐渐积累,随着学科分化,专题本草著作开始出现。如《伤寒杂病论》序中提到的《胎胪药录》,见于《七录》著录的王末《小儿用药本草》,属于儿科用药专书;至于甘浚之《痈疽耳眼本草要钞》、徐叔嚮《体疗杂病方》,应该是专为外科、内科而设。药物学方面,关于采药有《桐君采药录》《入林采药法》《太常采药时月》《太常采药及合目录》等;栽培则有《种植药法》《种神芝》;调剂学有《本草病源合药要钞》《本草病源合药节度》;药物图谱有《灵秀本草图》《灵芝瑞草像》等;食疗类文献有《黄帝杂饮食忌》《食经》《四时御食经》《膳羞养疗》等。这些各具特色的本草,从不同角度丰富和发展了初期的本草学,在药物来源、药材鉴别、图文对照、药物种植、本草注音等诸多方面,皆开后世本草之先河。这些前期古朴粗略的小型本草,或早已亡佚,或隐性流传于世,现已无法知晓和甄别;但其中若干内容已为后人转录,今天仍能窥其端倪。

二、《名医别录》

《名医别录》简称《别录》,分为3卷,为综合性本草,约成于东汉末至两晋间(约公元3世纪),或有部分更早的资料。《隋书·经籍志》首次著录题为"陶氏撰",未著名字。《新唐书·于志宁传》:"《别录》者,魏、晋以来吴普、李当之所记……附经为说,故弘景合而录之。"陶弘景称"附经(指《神农本草经》)"之说为"名医副品"。据此可知,《名医别录》因记录魏、晋名医对药物的论述得名,并非一人一代的著作。

《别录》原书亡佚,部分佚文存于《本草经集注》《新修本草》《备急千金要方》《千金翼方》《海药本草》《四声本草》《本草拾遗》《证类本草》以及《黄帝内经太素》《文选》《太平御览》等古籍中。佚文的内容包括正名、性味、主治、异名、产地、采收季节、用法、用量、剂型、七情、畏恶及附方等。《新修本草》注文转引《别录》40余条,多为虫兽类药物,由此推断本书在隋、唐期间尚有流传,但可能已无全本。宋代多种官修本草均未引录,故宋代本书存否不详。

《别录》增加了较多药物别名、药物产地的具体郡县名称、采集时月及加工方式,进一步充实了《神农本草经》的内容。其中所记的药物采集时月、药用部分及加工还很简单,尤其加工方法,多数仅记"暴干""阴干""蒸干"等,少数药物也略载其形态及优劣标准,可见当时已开始重视药物品质。从药物的分类方法来看,仍沿用《神农本草经》的三品分类法,同时在每品之下又粗略地将植物、矿物、动物等类药大致做了归类。

较之《神农本草经》,《别录》在内容和体例上均有发展,其因内容丰富而在本草史中有重要的地位,因此,它被后世视为仅次于《神农本草经》的早期药学经典。

三、《本草经集注》

《神农本草经》流传至齐梁时代,版本繁多,内容芜杂,据陶弘景说:"魏晋以来,吴普、李当之等,更复损益,或五百九十五,或四百四十一,或三百一十九,或三品混糅,冷热舛错,草石不分,虫兽无辨。且所主疗,互有多少。"(《本草经集注·序录》)不仅如此,"本草之书,历代久远,既靡师授,又无注训,传写之人,遗误相系,字义残阙,莫之是正"。(《药总诀·序》)针对以上情况,陶弘景乃"苞综诸经,研括烦省,以《神农本经》三品,合三百六十五为主,又进名医副品,亦三百六十五,合七百卅种。精粗皆取,无复遗落,分别科条,区畛物类,兼注名世用,土地所出,及仙经道术所须",撰成《本草经集注》7卷。

陶弘景(456—536),字通明,谥贞白先生,丹阳秣陵(今江苏南京)人(图2-4)。自幼酷爱读书,《南史》说他"一事不知,以为深耻","尤明阴阳五行,风角星算,山川地理,方图产物,医术本草",多有著述。陶弘景41岁辞官,隐居茅山修道,自号华阳隐居,故称"陶隐居"。《本草经集注》凡7卷,载药730种,成书时间在齐末梁初(约公元500年)。此书亡佚于唐末,20世纪初敦煌藏经洞发现序录残卷,吐鲁番出土各论片段(图2-5),但其主要内容仍通过《证类本草》保存下来,森立之、尚志钧皆有辑校本,以尚志钧辑本较为完善。

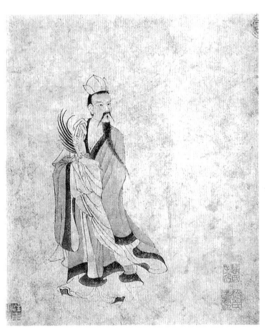

图2-4 元代无款贞白先生小像

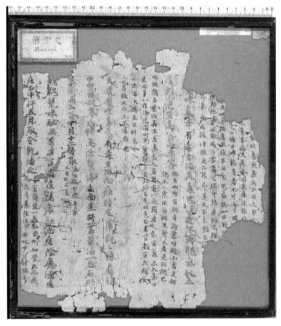

图2-5 吐鲁番出土《本草经集注》残片
(德国普鲁士学院藏)

1.《本草经集注》的编写体例 《本草经集注》在文献学上颇有特色。所谓"集注",集诸家注解于一书的意思。颜师古《汉书叙例》说:"《汉书》旧无注解,唯服虔、应劭等各为音义,自别施行。至典午中朝,爰有晋灼,集为一部,凡四十卷,又颇以意增益,时辩前人当否,号曰《汉书集注》。"这大约是"集注"体例的滥觞,但《汉书集注》早已失传,陶弘景的《本草经集注》则是此类著作存世年代最早者。

《本草经集注》由三部分构成:《神农本草经》原文使用朱书大字,魏晋以来名医们增补的内容为墨书大字,陶弘景自己的意见被称为"子注",为墨书小字。其中墨书大字部分被称为"别录",《新唐书·于志宁传》解释说:"别录者,魏晋以来吴普、李当之所记,言其花叶形色,佐使相须。附经为说,故弘景合而录之。"1935年吐鲁番出土朱墨分书的《本草经集注》残片,其中燕屎、天鼠屎两条相对完整。以天鼠屎为例,红笔所书《神农本草经》文:"天鼠屎,味辛寒。主面痈肿,皮肤洗洗,时痛,肠中血气;破寒热积聚,除惊悸。一名鼠法,一名石肝。生合浦山谷。"皆连贯可读。而墨书大字——"有毒;去面黑䵟;十月、十二月取",穿插在朱书大字中,不能独立成篇,此即"附经为说"的实物标本。后世将此墨书大字视为著录于《隋书·经籍志》中的《名医别录》,如《通志·校雠略》云:"《名医别录》虽亡,陶隐居已收入本草。"恐未必确切。

2. 陶弘景的药学思想　《南史》本传说陶弘景"一事不知,以为深耻",这种博学深思的精神,在《本草经集注》中颇有体现。

《诗经·小雅·小宛》"螟蛉有子,蜾蠃负之",蜾蠃为蜾蠃科的昆虫,俗称细腰蜂。细腰蜂多利用空竹管做巢,每巢产一卵,以丝悬于巢内侧,并外出捕捉鳞翅目幼虫,经蜇刺麻醉后贮于巢室内,以供其幼虫孵化后食用。前人不明此理,遂传说蜾蠃纯雄无子,乃以螟蛉之子为子。《诗经》《尔雅》《说文解字》,扬雄、郑玄、陆玑、郭璞皆以讹传讹。陶弘景独不以此论为然,在《本草经集注》"蠮螉"条注释说:"今一种黑色,腰甚细,衔泥于人室及器物边作房如并竹管者是也。其生子如粟米大,置中,乃捕取草上青蜘蛛十余枚,满中,仍塞口,以拟其子大为粮也。其一种入芦竹管中者,亦取草上青虫,一名蜾蠃。诗人云:螟蛉有子,蜾蠃负之。言细腰物无雌,皆取青虫,教祝便变成己子,斯为谬矣。造诗者乃可不详,未审夫子何为因其僻邪。圣人有阙,多皆类此。"

"狼毒"条陶弘景注释说:"亦出宕昌,乃言止有数亩地生,蝮蛇食其根,故为难得。"此说看似荒谬,故后世本草皆不以为然,《新修本草》批评说:"秦陇寒地,元无蝮蛇。复云数亩地生,蝮蛇食其根,谬矣。"殊未知甘肃武威、宕昌产瑞香科植物狼毒(*Stellera chamaejasme* L.),棕色田鼠(*Microtus maudarinus*)喜食其块根,而田鼠又是蝮蛇的食物,于是遂有"蝮蛇食其根"的传说。

作为炼丹家,陶弘景的化学知识在《本草经集注》中也有所反映。"凝水石"条陶注:"此石末置水中,夏月能为冰者佳。"所描述的是硝酸盐溶解过程中的吸热现象,能将局部温度降至冰点之下。"水银条"陶注:"甚能消化金银,使成泥,人以镀物是也。"此为金银与水银形成合金,即汞齐(amalgam)。"矾石"条陶注:"其黄黑者名鸡屎矾,不入药,惟堪镀作以合熟铜,投苦酒中,涂铁皆作铜色。外虽铜色,内质不变。"这是铜的置换反应,水法炼铜的先声。"硝石"条陶注:"先时有人得一种物,其色理与朴硝大同小异,朏朏如握盐雪不冰。强烧之,紫青烟起,仍成灰,不停沸如朴硝,云是真硝石也。"这是鉴别钾盐的焰色反应,这种硝石的主要成分当为硝酸钾。

综上,魏晋南北朝时期的本草是承袭汉代本草发展起来的,本阶段出现的本草著作类型较多,基本涉及本草学各方面的内容。经各名医修订后形成多种版本的《神农本草经》内容互不一致,陶弘景采用"苞综诸经"的方法将杂乱的诸本草趋于统一,并将名医增补的内容录入辑成《名医别录》。

第四节　鼎盛繁荣：隋唐五代时期的本草文献

一、概述

隋唐五代时期,本草学在总结前人的基础上开始进入分析研究的阶段,标志着本草学进入鼎盛繁荣的时代。这一时期经济繁荣、文化发达、科学技术进步,医药领域也有长足发展。

一方面,本草文献得到了国家的重视,政府首次介入本草文献的编撰,以国家力量进行药物资源普查和标准化,由文人和士大夫积极参与,开创官修本草的先河。以唐政府组织编纂的《新修本草》为代表。陈藏器所编的《本草拾遗》则是对《新修本草》的补充。后蜀韩保昇又将《新修本草》重加增补、扩充,修成《蜀本草》。这些构成了隋唐五代本草的主流。

另一方面,本草学知识领域更加扩大,各类本草空前繁荣,开始出现一些分支性的专门著作。如偏于临床实用的有唐代甄权《药性论》、王方庆《药性要诀》、杨损之《删繁本草》、江承宗《删繁药咏》、杜善方《本草性事类》,以及后蜀张文懿《本草括要诗》等。外来药的本草专著《胡本草》最早反映了中国西北和北方地区的民族药及外来药。五代时李珣《海药本草》和佚名的《南海药谱》则收载了南方和从海外传入的药物。食疗类本草,隋代有诸葛颖《淮南王食经》《淮南王食目》《马琬食经》和《朱思简食经》等。至唐代,孙思邈《备急千金要方》的“食治”卷和孟诜的《食疗本草》相继问世。此外,昝殷《食医心鉴》、崔禹锡《食经》、杨晔《膳夫经手录》、竺暄《食经》、南唐陈士良《食性本草》等也都是食疗类本草中的重要著作。至于药物检索类专著,隋代姚最著有药物音义类本草《本草音义》,唐代甄立言、孔志约、李含光、殷子严等均分别著有《本草音义》,杨玄(操)则著有《本草注音》,对辨正药物来源颇有帮助。药名检索性专著有唐代萧炳的《四声本草》,按药名第一个字的四声归类、编排药物,便于检索。本草图谱类以《新修本草·药图》最负盛名。另有徐仪《药图》和唐代李隆基著的《天宝单方药图》,但已亡佚。此外,唐代李翱的《何首乌传》开创了单味药物专论的先河。

二、《新修本草》

唐代修订本草的动议由苏敬提出,据《唐会要》卷82:“显庆二年(657年),右监门府长史苏敬上言,陶弘景所撰本草,事多舛谬,请加删补。诏令检校中书令许敬宗、太常寺丞吕才、太史令李淳风、礼部郎中孔志约、尚药奉御许孝崇,并诸名医等二十人,增损旧本,征天下郡县所出药物,并书图之。仍令司空李勣总监定之。并图合成五十五卷。至四年正月十七日撰成。”类似的记载亦见于多种唐宋文献。

唐高宗对苏敬的建议深以为然,立即成立以太尉长孙无忌为首的写作班子,专门负责纂修事宜,显庆四年(659年)正月书成。此书以《本草经集注》为蓝本重新校修,故名《新修本草》,简称“新修”;因领衔奏进者为英国公李勣,遂称“英公本草”;苏敬既是该书的倡修者,又是编撰中的实际负责人,故历代书志多以苏敬为该书作者,本草文献有时候也用“苏敬曰”指代《新修本草》。《新修本草》是由政府组织编修并颁行的我国古代第一部官修本草,后世亦称《唐本草》。

《新修本草》共 54 卷,由三部分组成。本草正文 20 卷,为全书的核心,通常所说的"新修本草"专指此 20 卷,另有目录 1 卷。卷 1、卷 2 几乎全为《本草经集注》卷 1 序录原有内容,仅增加 3 条简短注文。卷 3~20 为各论,基本保持原《本草经集注》内容及体例(即朱字《神农本草经》、墨字《名医别录》,小字注为陶氏云)。新增的 114 种药物正文用黑大字,末尾注云"新附";新增的注文亦用小字,前冠以"谨案"。还有药图 25 卷,目录 1 卷;图经 7 卷。其中药图和图经在北宋时即已散佚,无法恢复。本草正文今残存十余卷,其主要内容和体例被北宋初《开宝本草》所保存,后来又辗转录存于《证类本草》中。冈西为人、尚志钧皆有辑复本,其中尚志钧辑本较为完善,基本恢复《新修本草》正文部分的原貌。随着中外经济文化交流的日益增多,新增药中开始有了不少外来药,都是从域外传入中国,经试用有效,才首次正式收入本草的,如龙脑、安息香、茴香、诃子、郁金、胡椒等,至今仍为常用药物。

《新修本草》的历史功绩,非常重要的一点在于首创图文并茂的编写方式,研究植物形态。对于药图这部分的编纂工作,唐政府很重视对药物实际形态的考察,为此曾诏令全国各部县征收当地特产药物的标本,请画工对照实物形态、颜色,描绘成图,上报京师汇集成帙。正如孔志约序所言:"窃以动植形生,因方舛性;春秋节变,感气殊功。离其本土,则质同而效异;乖于采摘,乃物是而时非。名实既爽,寒温多谬。用之凡庶,其欺已甚;施之君父,逆莫大焉。于是上禀神规,下询众议;普颁天下,营求药物。羽、毛、鳞、介,无远不臻;根、茎、花、实,有名咸萃。遂乃详探秘要,博综方术。《本经》虽阙,有验必书;《别录》虽存,无稽必正。考其同异,择其去取。铅翰昭章,定群言之得失;丹青绮焕,备庶物之形容。"这一过程反映了我国 1 300 余年前为了明确药物的基源品种,考察产地和采收时节,所完成的全国第一次,也是全世界第一次药源普查。从卷数上看,药图及图经的篇幅远远超过本草正文部分,这在中国本草史中实为空前的创举。

三、《本草拾遗》

《新修本草》问世以后,唐玄宗开元二十七年(739 年),明州(今浙江宁波)人陈藏器撷拾《新修本草》之遗逸,撰成《本草拾遗》10 卷。原书早佚,今有尚志钧等人辑复本,仅得零星章句,远非完帙。据《嘉祐本草》载:"《本草拾遗》,唐开元中京兆府三原县尉陈藏器撰。以《神农本经》虽有陶、苏补集之说,然遗逸尚多,故别为序例一卷,拾遗六卷,解纷三卷。总曰《本草拾遗》,共十卷。"是知该书实由三部分内容组成。

其"序例"部分仍是药学总论性质,现存有经唐慎微引录于《证类本草》9 味药(象牙、牡鼠、五加皮、甜瓜、五倍子、竹叶、肉苁蓉、消石、延胡)下的序言佚文,这些佚文内容主旨多与《雷公炮炙论》词异义同,个中原委尚待研究。序例中又有"十剂"的说明及五方之气致病的原因。过去多认为"十剂"之说出于北齐徐之才,经考证,《嘉祐本草·序例》所引的"十剂"内容实为陈藏器归纳,谓药有宣、通、补、泄、轻、重、涩、滑、燥、湿十剂,是我国早期按药物性能分类的方法,对后世有一定影响。

"拾遗"部分则专门拾补《新修本草》之遗逸。陈藏器收集《新修本草》未载之药六百余种,是对各类文献及民间药物的一次大总结。由于各药资料来源不一,在书写体例上殊不一致,主要介绍了各药的性味、功效、主治、用药法、别名、形态、生长环境、产地、混淆品种考证等内容。

"解纷"部分主要为辨正《新修本草》中的错谬,解除旧本草药物品种纷乱而设,所涉及的药物以《新修本草》品种为主,不仅考证品种,对性味功能也有辨析。

《本草拾遗》是唐代仅次于《新修本草》的一部重要本草。李时珍对此书评价甚高，认为"藏器著述，博极群书，精核物类，订绳谬误，搜罗幽隐，自本草以来，一人而已"，认为有很多药物"若非此书收载，何从稽考"，充分肯定了本书资料广博、考订精细的两大优点。除药物学外，《本草拾遗》还收录部分博物学内容，保留了一些重要的科技史料，如"石漆"条云："堪燃烛膏半缸如漆，不可食。"这一记载与石油的发现有关。在"驼鸟屎"条提到："鸟如驼，生西夷，好食铁。永徽中，吐火罗献鸟，高七尺，如驼，鼓翅行，能食铁也。"这是有关驼鸟传入我国具体时间的史料。此外，书中物理、化学现象及实验的记载也比较多。此书广泛总结唐代药物学成就，大量补充药物，其新增药物为《新修本草》新增药的 6 倍，其中颇有一些冷僻乃至荒诞之品。书中记载人肉"治瘵疾"，与"割股疗亲"的风尚不无关系；而如"寡妇床头尘土""自经死绳""死人枕"等载入本草，尤其为后世诟病。

四、《蜀本草》

该书名为《蜀重广英公本草》《重广英公本草》，简称为《蜀本草》，为五代后蜀主孟昶命韩保昇所撰。韩保昇，五代后蜀（今四川）人，后蜀主孟昶在位时（934—965）任翰林学士，曾奉诏主修本草。《嘉祐本草》"补注所引书传"载："伪蜀翰林学士韩保昇等与诸医工取《唐本草》并《图经》相参校，更加删定，稍增注释。孟昶自为序，凡二十卷，今谓之《蜀本草》。"孟昶广政初（938 年）始亲政事，故《蜀本草》成书当在广政年间（938—964）。韩保昇与诸医详察药品形态，精究药物功效，以《新修本草》为蓝本，参考了多种本草文献，进行参校、增补、注释、修订工作，编成是书。本书包括三部分内容：《新修本草》全文、唐本《图经》内容、韩保昇等增补内容。本书手抄流传，原书早佚，其部分内容保存在《证类本草》之中。

韩保昇整理了前代本草中有关药物七情畏恶资料，云："凡三百六十五种，有单行者七十一种，相须者十二种，相使者九十种，相畏者七十八种，相恶者六十种，相反者十八种，相杀者三十六种。凡此七情，合和视之。"后世"十八反"说，即源于此。

该书的新增药物应有 15 种。掌禹锡引有 7 种（即铛墨、续随子、威灵仙、金樱子、丁香、蝎、马齿苋）；唐慎微引有 7 种（即辟虺雷、地不容、胡黄连、留军待、独用将军、山胡椒、灯笼草）。又"麹"条下有"蜀本云"佚文，可能为大观年间艾晟所增。

五、《雷公炮炙论》

《雷公炮炙论》不见于《唐书·经籍志》《新唐书·艺文志》，宋代书目著录此书最早者为《崇文总目》，该书卷三载"《炮炙论》三卷，雷敩撰"，又"《陈雷炮炙论》三卷"。南宋赵希弁《郡斋读书后志》记载稍详："《雷公炮炙》三卷。右宋雷敩撰，胡洽重定。述百药性味，炮熬煮炙之方，其论多本之于乾宁晏先生。敩称内充守国安正公，当是官名，未详。"条目中的"右宋"，引用者多改为"古宋"，颇不严谨，不过，如丹波元胤在《医籍考》中所言："胡洽名见于刘敬叔异苑，彼加其重定，则当为宋人矣。"故此"宋"指南朝刘宋无疑。而在赵希弁以前，北宋苏颂对《雷公炮炙论》的成书年代另有说法，《本草图经》"滑石"条云："雷敩虽名隋人，观其书，乃有言唐以后药名者，或是后人增损之欤。"因此，尚志钧先生在《历代中药文献精华》中认为："该书最早成书似应在刘宋，最晚也不会出现在隋以后。至于其序言或某些药物资料有可能是后人掺杂于其中。"晚来祝亚平在详细研究了《雷公炮炙论》与炼丹术的关系，详细对比外丹文献，分析书中出现地名的建置年代后认为，此书"写成于唐武后垂拱至唐宝应年间（685—762），传抄于唐末宋初"，其说甚有道理。

《雷公炮炙论》原书早佚,现存佚文中除引用《乾宁记》一书外,未转录他书资料。各药内容以实际炮制操作为主。书名"炮炙",但文中多称制药为"修""修事""修合""修治""使"等。所记制药方法大致有以下几种。①净选:计有净拣,去甲土、上粗皮,去节并沫,揩、拭、刷、刮、削、剥等;②粉碎切制:计有切、挫、擘、捶、舂、捣、碾、杵、研、磨、水飞等;③干燥:计有拭干、阴干、风干、晒干、焙干、炙干、蒸干等;④水、火制:计有浸、煮、煎、炼、炒、熬、炙、焙、炮、煅等;⑤加辅料制:如苦酒浸、蜜涂炙、同糯米炒、酥炒、麻油煮、糯泔浸、加各种草药制等。

该书在叙述药物炮制之前,一般先述药材特征及与混淆品的区别。例如"黄精,凡使,勿用钩吻,真似黄精,只是叶有毛钩子二个,是别认处。若误服害人"。炮制药物必先鉴别真伪的传统自《雷公炮炙论》肇始,一直为后世所承继和发扬。

该书对炮制的作用有较多介绍,如"白垩"条"水飞过,免结涩人肠";"半夏"条"上有隙涎,若洗不净,令人气逆,肝气怒满"等。对用药部位的修治净选方面有许多特殊要求,如人参去芦,当归分头、身、尾等;对操作要求、辅料数量、修制时间等亦均有具体的记载。

《雷公炮炙论》的佚文主要见于《证类本草》,通常由"雷公曰"引起;后世本草所引《雷公炮炙论》,绝大多数都转引自《证类本草》。但明清以后的许多本草著作,每以"雷公"或"炮炙"命名。有人甚至将后世出现的一些炮制方法也托名雷公,如所谓"雷公炮炙十七法",有些方法并不见于《雷公炮炙论》。又如明清以后,多种书籍将"雷公炮制"加在其书名中,明代钱允治曾将《证类本草》中散见的《炮炙论》条文摘编入李中梓的《药性解》中,名为《雷公炮制药性解》。余应奎《太医院补遗本草歌诀雷公炮制》、俞汝溪《新刊雷公炮制便览》,都曾将《雷公炮炙论》条文摘引于书中各药正文之后。其他一些本草书中,也常附有该书条文。但都不是以《雷公炮炙论》条文为正条及主体,因此并不能视为该书的辑本或辑注本(图2-6)。

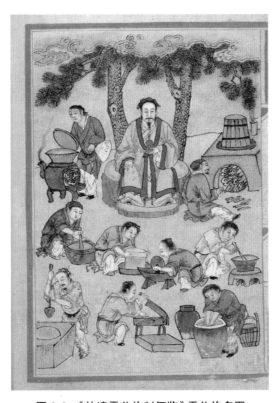

图 2-6 《补遗雷公炮制便览》雷公炮炙图

六、《海药本草》

《海药本草》共 6 卷,作者李珣,字德润,唐末五代时人,约生于 885 年,卒于 930 年。因此,该书约成书于五代后唐时期。所载药物大多数来自海外,或由海外移植南方,据李德裕《平泉山居草木记》云:"凡花木以海为名者,悉从海外来。"故"海药"当与"外来药"同义。李珣祖上为波斯人,随唐僖宗入蜀,遂定居梓州(今四川三台),遂被称为"蜀中土生波斯"。波斯人在中土多以鬻售香药为业,李珣本人又曾游历岭南,熟悉南国乡土风物,这些皆是其撰著《海药本草》的有利条件。《海药本草》原书早佚,今存尚志钧辑本载药物 130 种左右,其中 20 余种为新增。

今存《海药本草》条文多不完整,从佚文看,每条药物首先引用前人文献,以说明产地;次述药物形态、真伪优劣、性味主治、附方、服法、制药法、禁忌畏恶等,有些条文还记载了一些药物的释名。该书所记药物产地 40 余处,以中国南方及海外地名为多,少数是中国其他州县名。海外产地除南洋、西域外,也包括一些东方国家,如新罗、日本等。

《海药本草》对药物形态记载较详,亦涉及品质优劣,真伪鉴别,如"蛤蚧"条说:"凡用,炙令黄熟,熟捣,口含少许,奔走,令人不喘者,是其真也。"此与《本草图经》"人参"条"相传欲试上党人参者,当使二人同走,一与人参含之,一不与,度走三、五里许,其不含人参者必大喘,含者气息自如者,其人参乃真也"皆属于判别药品真伪的"药理实验法"。又如"琥珀"条说"凡验真假,于手心热磨,吸得芥为真"与《本草经集注》"硝石"条陶弘景云"强烧之,紫青烟起,仍成灰,不停沸如朴硝,云是真硝石也"皆属于判别药品真伪的物理或化学实验法。

《海药本草》为记载外来药物和香药的专著,书中所载内容对前代本草颇有补正,如迷迭香,据《本草拾遗》云:"味辛、温,无毒。主恶气,令人衣香,烧之去鬼。"《海药本草》补充说:"味平,不治疾,烧之祛鬼气。合羌活为丸散,夜烧之,辟蚊蚋。此外别无用矣。"

此书最大的特点是收载 50 余种香药,其著名者如青木香、兜纳香、阿魏、荜茇、肉豆蔻、零陵香、缩砂蜜、荜澄茄、红豆蔻、艾纳香、甘松香、茅香、迷迭香、瓶香、藕车香、丁香、乳头香、降真香、蜜香、龙脑、熏陆香、没药、安息香、毗黎勒、胡椒、甲香等。这些香品不仅药用,如丁香、毗黎勒、无食子皆能"乌髭发",海红豆"宜入面药及藻豆",楸木皮、没离梨"宜入面药",荜澄茄"古方偏用染发,不用治病也"等。

综上,隋唐五代时期的本草学处于鼎盛繁荣的时期,既有官修本草,又有个人著作;既有大部头的综合性本草,又有小册子的单味药本草;既有一般性本草,也有专门性本草。这一时期的代表性本草为《新修本草》,诏令全国呈献标本实物进行编纂,实现了对全国药物的一次大普查,对宋代的本草修订有着深远的影响。

第五节 百花齐放:宋金元时期的本草文献

一、概述

宋朝廷对医药的重视前所未有,热衷于医药文献的整理。北宋初,政府两度修订本草,分别是开宝六年(973 年)的《开宝新详定本草》和开宝七年(974 年)的《开宝重定本草》

（简称《开宝本草》），并首次以雕版印刷的方式传播；宋仁宗嘉祐年间效仿唐代《新修本草》，采访药物，正文由掌禹锡负责，编为《嘉祐补注神农本草》，简称《嘉祐本草》，图经部分由苏颂统筹，编为《本草图经》。宋以后官修本草跌入低谷，元代或许编有一部《大元本草》，原书失传，内容不详。

同一时期，私家学术也很繁荣，蜀医唐慎微编辑《证类本草》，保存文献，厥功甚伟。沈括《梦溪笔谈·药议》、寇宗奭《本草衍义》，探微索隐，评议得体。

与《梦溪笔谈·药议》不同，《本草衍义》（图2-7）则是一部笔记体例的本草书。此书乃是针对《嘉祐本草》与《本草图经》的有感之作，寇宗奭自序作于政和六年（1116年），称"搜求访缉者十有余年"，故其著作年代当稍晚于唐慎微的《证类本草》和陈承的《重广补注神农本草并图经》。该书论述本草起源、五味五气、摄养之道、治病八要、药物剂量、炮炙诸法、州土所宜、蓄药用药之法，以及单味药运用的若干典型医案等，有话则长，无话则短，不求面面俱到。其各论完全依照《嘉祐本草》药物顺序排列，旧本草"有名未用"涉及的药物，《本草图经》新增的"本经外草类""本经外木蔓类"，皆不予讨论；《嘉祐本草》《本草图经》意思已经完备的条目，不再赘言。

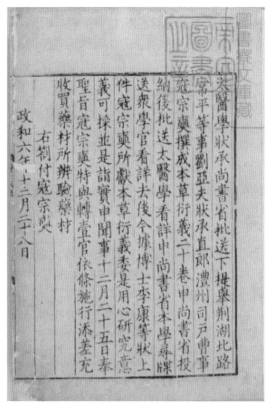

图2-7 《本草衍义》书前"付寇宗奭劄"

金元时期，理学思潮波及医药，法象药理遂成显学，元代王好古的《汤液本草》是其代表。"法象"乃是对自然界一切事物现象之总称，将法象理论用于中药，得力于宋徽宗的大力提倡。用运气理论指导临床用药，则药学方面亦需相应的调整，才能与之对接，为此宋徽宗御撰的《圣济经》专门设有"药理篇"来讨论此问题。"药理"依然是药物作用原理的意思,此中的微言大义则由注释家阐明:"盖一物具一妙理,王者能穷理尽性,而至于命也,则因药之理而明之,特余事焉。推余事以示斯民,然后养生治疾之旨,昭然明于天下矣。"而归根结底,仍需要回到五运六气理论的指导之下。《圣济经》只是提出法象药理的总纲,具体药物与运气理论的配合,至金元易水学派张元素、李杲等始归纳完善,而年代稍晚的《汤液本草》则是此派药学理论方面集大成之作。最能体现法象原理者,为"用药根梢身例",根据药物的药用部位,确定其作用,有云:"凡根之在土者,中半以上,气脉之上行也,以生苗者为根;中半以下,气脉之下行也,入土以为梢。病在中焦与上焦者,用根;在下焦者,用梢。根升而梢降。大凡药根有上中下:人身半以上,天之阳也,用头;在中焦用身;在身半以下,地之阴也,用梢。述类象形者也。"

金元时期在本草学方面的又一突出特点,是对食疗本草的重视,如元代太医忽思慧的《饮膳正要》,注重日常饮食的营养学、卫生学要求,且许多食疗方法简便,医论、方药、药物图谱结合一体,颇具实用性。元代的《日用本草》则偏重在日常食物中寻求防治疾病的方法。

二、《嘉祐本草》

该书原名《嘉祐补注神农本草》,又称《补注神农本草》,别称《嘉祐补注本草》。嘉祐为北宋皇帝仁宗的年号,因此此书为官修本草,常简称为《嘉祐本草》。该书为掌禹锡主持编纂。掌禹锡,字唐卿,许州郾城(今属河南)人,生于宋淳化元年(990年),卒于治平三年(1066年),享年76岁。

《嘉祐本草》以《开宝本草》为蓝本,参以诸家本草及经史百家所载的药学知识,并搜罗为当时医家所常用而未载于本草的药物,以补充其内容并作注解。全书21卷,载药1 082种。体例沿袭《新修本草》《开宝本草》旧例,旨在补前代本草之漏略,尤其注重保持《开宝本草》旧貌,"立例无所刊削"。该书初刊于嘉祐六年(1061年),广为流传。绍圣元年(1094年)又刊行小字本,今失传。宋元间的目录书《通志·艺文略》《直斋书录解题》《郡斋读书后志》《玉海》《文献通考》《宋史·艺文志》等皆有著录,其完整内容保存于《证类本草》中。

《嘉祐本草》在编写体例上尤其注重保持《开宝本草》之旧貌,"立例无所刊削"。其《嘉祐补注总叙》最后所列凡例的第一条就明确指出:"凡名本草者非一家,今以开宝重定本为正,其分布卷类、经注杂糅、间以朱墨,并从旧例,不复厘改。"可见《嘉祐补注本草》是《开宝本草》的修订本。以凡例对全书药物逐一严格考释、规范补注,为后世医家编校古籍开创了新的范式。

《嘉祐本草》正文之后列有"补注所引书传",扼要地介绍了所引用的16种本草文献的名称、成书年代、作者、卷数、主要内容等。分别是《开宝详定本草》《开宝本草》《唐新修本草》《蜀重广英公本草》《吴普本草》《药总诀》《药性论》《药对》《食疗本草》《本草拾遗》《四声本草》《删繁本草》《本草性事类》《南海药谱》《食性本草》《日华子本草》。这种列书目的方式为明代李时珍《本草纲目》所仿效。

三、《本草图经》

宋仁宗嘉祐二年(1057年)修《嘉祐本草》,以掌禹锡、林亿、张洞、苏颂主理其事。次年,掌禹锡提出重修本草图谱的建议。上表说:"本草旧本经注中,载述药性功状,甚多疏略不备处,已将诸家本草及书史中,应系该说药品功状者,采拾补注,渐有次第。及见唐显庆中,诏修本草,当时修定注释本经外,又有诸般药品,绘画成图及别撰图经等,辨别诸药,最为详备。后来失传,罕有完本。欲下诸路州县应系产药去处,并令识别人,仔细辨认根、茎、苗、叶、花、实,形色大小,并虫鱼、鸟兽、玉石等,堪入药用者,逐件画图,并一一开说,着花结实,收采时月,所用功效。其番夷所产药,即令询问榷场市舶商客,亦依此供析。并取逐味各一二两或一二枚封角,因入京人差赍送,当所投纳,以凭照证,画成本草图,并别撰图经。所冀与今本草经并行,使后人用药,知所依据。"所奏得到允可,于是"诏天下郡县,图上所产药本"。

但收到各州郡送来的材料参差不齐,"今天下所上,绘事千名,其解说物类,皆据世医之所闻见,事有详略,言多鄙俚;向非专壹整比,缘饰以文,则前后不伦,披寻难晓"。掌禹锡认为:"考正群书,资众见,则其功易就;论著文本,出异手,则其体不一。"因为苏颂"向尝刻意此书",于是掌禹锡"建言奏请,俾专撰述"。苏颂经过数年努力,"裒集众说,类聚诠次",终于在嘉祐六年(1061年)十月编撰成书,交校正医书局修写,嘉祐七年(1062年)十二月进呈,奉敕镂板施行。

这是继《新修本草》之后又一次全国范围的药物资源普查,各地上报的资料由苏颂统筹,编辑过程如苏象先《丞相魏公谭训》所描述:"祖父(指苏颂)嘉祐中奉诏同修《本草图经》,时掌禹锡大卿为官长,博而寡要,昧于才识。笔削定着,皆出祖父之手。"《本草图经》药图与说明文字相结合,二者基本呼应,其体例如《宝庆本草折衷》所说:"每种药先画诸州所供者为图,继著形色功效,旁参群籍,疏以为经。亦多引同类之物,并附经内。"今保存于《证类本草》中的《本草图经》有条文600余首,插图900余幅。

《本草图经》之药图是现存年代最早的本草版画,涵盖动、植、矿物三类。按照图例中的地名统计,这些药图来自150个州军,因为出于各地画师之手,图画风格不完全统一,精粗详略也有差异,但总体水平较高。

如食盐条,《本草图经》用通栏版画的形式分别描绘海盐与池盐。池盐产于山西解州(今山西运城),称为"解盐",苏颂说:"解人取盐,于池傍耕地,沃以池水,每临南风急,则宿昔成盐满畦,彼人谓之种盐。"此即所谓"垦畦浇晒"的制盐法,对照图例,解州池盐的生产过程一目了然。

斑蝥是一种昆虫,载于《神农本草经》,陶弘景注释说:"豆花时取之,甲上黄黑斑色如巴豆大者是也。"《本草图经》云:"斑蝥,生河东川谷,今处处有之。七月、八月大豆盛时,此虫多在叶上,长五六分,甲上黄黑斑文,乌腹尖喙,如巴豆大,就叶上采之,阴干。古方书多有用此,其字或作斑蟊,亦作斑蚝,入药不可令生,生即吐泻人。"这样的描述已经非常仔细,所绘的图例则以一株已结荚果的豆苗为栖息背景,叶面上有斑蝥虫活动。《本草品汇精要》参考此图而敷以色彩,于是很容易识别,这是芜青科昆虫大斑芜青 *Mylabris phalerata*、眼斑芜青 *Mylabris cichorii* 之类,特别喜欢咬食豆类的叶片和花朵;其鞘翅上有黄色横带,翅合拢即显出"背上一画黄一画黑"的样子。

植物药之最著名者莫如人参,《本草图经》说:"人参生上党山谷及辽东,今河东诸州及泰山皆有之。又有河北榷场及闽中来者,名新罗人参,然俱不及上党者佳。其根形状如防风而润实,春生苗,多于深山中背阴近椴,漆下湿润处,初生小者三四寸许,一桠五叶,四五年后生两桠五叶,末有花茎,至十年后生三桠,年深者生四桠,各五叶,中心生一茎,俗名百尺杵。三月、四月有花,细小如粟,蕊如丝,紫白色,秋后结子,或七八枚,如大豆,生青熟红,自落。

根如人形者神。"而且说："相传欲试上党人参者,当使二人同走,一与人参含之,一不与,度走三五里许,其不含人参者必大喘,含者气息自如者,其人参乃真也。"这是对人参功能的检验,算得上实验药理学的先驱。再观察"潞州人参"图例,所描绘的显然是五加科植物人参 *Panax ginseng* C. A. Mey.。

四、《证类本草》

嘉祐年间编《嘉祐本草》时,朝廷又"诏天下郡县,图上所产药本",由苏颂汇总,编成《本草图经》。《嘉祐本草》与《本草图经》并行天下,相辅相成;但毕竟是两部书,各自条目,检阅不便;于是蜀医唐慎微考虑将两书合并为一,并将经史文献及医方本草中的药物材料,添补在相关条目之后,此即《证类本草》。

《证类本草》全称《经史证类备急本草》,大约是"广辑经史百家药物资料,以证其类"的意思。作者唐慎微,据宇文虚中"书《证类本草》后"说:"唐慎微,字审元,成都华阳人。貌寝陋,举措语言朴讷,而中极明敏。其治病百不失一,语证候不过数言,再问之,辄怒不应。其于人不以贵贱,有所召必往,寒暑雨雪不避也。其为士人疗病,不取一钱,但以名方秘录为请。以此士人尤喜之,每于经史诸书中得一药名、一方论,必录以告,遂集为此书。尚书左丞蒲公传正,欲以执政恩例奏与一官,拒而不受。"又记其轶事云:"元祐间,虚中为儿童时,先人感风毒之病,审元疗之如神。又手缄一书,约曰,某年月日即启封。至期,旧恙复作,取所封开视之,则所录三方:第一疗风毒再作;第二疗风毒攻注作疮疡;第三疗风毒上攻,气促欲作喘嗽。如其言,以次第饵之,半月,良愈,其神妙若此。"《宾退录》则记唐为蜀州晋原人(今成都崇州市),此传闻异辞,无可究诘者。

大约与唐慎微同时,另一位名医陈承也将《嘉祐本草》与《本草图经》合而为一,"又附以古今论说,与己所见闻",编成《重广补注神农本草并图经》23卷。这部书由元祐七年(1092年)林希序,出版时间当在此后不久。

大观二年(1108年),集贤学士孙觌得到《证类本草》,颇以为善,而感叹"其书不传,世罕言焉",因请艾晟校订,"募工镂版,以广其传"。艾晟乃以《重广补注神农本草并图经》作为参校,将陈承的意见共44条,冠以"别说"二字,补入《证类本草》相应药物条后。在"丹砂"条艾晟有按语说:"近得武林,陈承编次《本草图经》本参对,陈于图经外,又以'别说'附着于后,其言皆可稽据,不妄,因增入之。"艾晟刻本也将林希为陈承所作的序言收入,所用书名似乎还是《经史证类备急本草》,因为成于大观年间,所以后来的翻刻本或标题为《经史证类大观本草》,或标题为《大观经史证类备急本草》,通常简称《大观本草》。

宋徽宗留心医药,亲撰《圣济经》,认为唐慎微所撰《证类本草》"实可垂济",于是诏曹孝忠领衔校勘,于政和六年(1116年)编成《政和新修经史证类备用本草》。从内容来看,曹孝忠使用的底本依然是艾晟校订的《大观本草》,只是将艾晟的序删去,将全书由31卷调整为30卷,陈承的"别说"依然保留。这个版本因为成于政和年间,所以通常称为《政和本草》。

与《大观本草》不同,《政和本草》才是官修本草,故存在"监本"。因为随后不久的靖康之变,国子监的书版随徽钦二帝被掳掠到金国,所以《政和本草》主要在北地传播,而南宋通行的是《大观本草》。绍兴二十九年(1159年)医官王继先奉敕校订本草,即以《大观本草》为底本,撰成《绍兴校定经史证类备急本草》,简称《绍兴本草》。王继先以佞幸小人著称,遂影响后世对此书的评价,《直斋书录解题》斥之曰:"每药为数语,辨说浅俚,无高论。"因此

《大观本草》《政和本草》翻刻版本极多,而《绍兴本草》仅有残抄本存世,影响其微。

《证类本草》存世版本众多,一般以元初张存惠晦明轩所刻《重修政和经史证类备用本草》为最优(图2-8,图2-9),其所依据的即是政和监本。书前有"重刊本草之记",刊刻时间为"泰和甲子下己酉",相当于南宋淳祐九年(1249年)。所谓"重修",除了偶然校勘文字外,主要做了这几项工作:政和监本卷10脱漏由跋、鸢尾两条,乃据"嘉祐监本"(其实是依《大观本草》)补足,并加上按语。

晦明轩本将寇宗奭《本草衍义》全书并入,《本草衍义》的序例被安排在卷1之末,正文则逐条散入相应药物条目,用"衍义曰"引起。二书合一。晦明轩本多次影印,华夏出版社1993年出版尚志钧校点《证类本草》,亦以之为底本。

《证类本草》合并《嘉祐本草》及《本草图经》,文献渊薮。《证类本草》药物条文是在《嘉祐本草》框架之下,将《本草图经》内容、唐慎微收集的药物资料及医方,分别列在《嘉祐本草》相应的药物条文中。大体由以下四部分组成:①《本草图经》药图,置于各药条文之首;②《嘉祐本草》原文;③《本草图经》各药图之说明文字,冠以"图经曰"为标记;④唐慎微新收集的单方和名家本草药物的资料,以"〻"为标记。

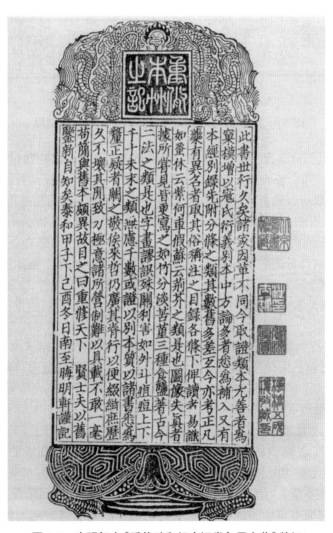

图2-8 晦明轩本《重修政和经史证类备用本草》牌记

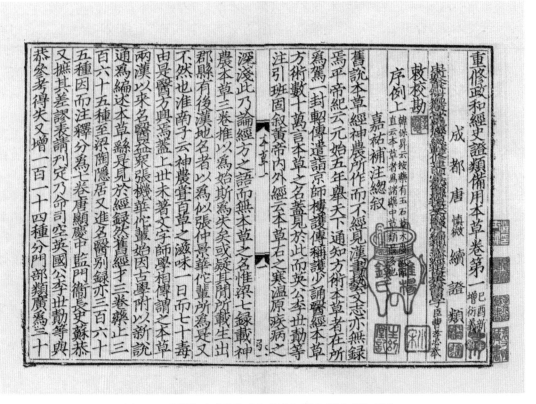

图 2-9　晦明轩本《重修政和经史证类备用本草》书影

《证类本草》总计 60 余万字,其内容较前代本草更为丰富。药物数量从东汉时候的 365 种增加到 1 746 种。除全部收录《嘉祐本草》和《本草图经》所载药物,还将其他本草已收载而被前代官方本草所删除者补入书中,有六百来种。部分新增药物是重新分条而来,如卷 3 玉石部上品,五色石脂分为青、赤、黄、白、黑石脂 5 条。又补入《雷公炮炙论》中药物 288 种,丰富了炮制方面的内容。此外,新增 8 味药,为灵砂、井底砂、降真香、人髭、猕猴、缘桑螺、蝉花、醍醐菜。对部分药物附录单方、验方,使得方药统一,便于临床使用。每药所附医方少则一两个,多则十几方甚至几十方不等。全书共附方 3 000 余首,方论 1 000 余条,涉及药物 500 多种。《证类本草》的编写体例、所载内容、学术思想,均对后世本草的编纂产生了巨大影响。

《证类本草》保存大量古代文献,据《政和本草》序例"证类本草所出经史方书"项统计出的书目有 247 种,包括宋代及其以前的本草、方书、经史、笔记、地志、诗赋、佛书、道藏等。通过转录《嘉祐本草》《本草图经》二书的全部内容,保存了《神农本草经》《名医别录》《本草经集注》《雷公炮炙论》《新修本草》《本草拾遗》《重广英公本草》《开宝本草》等重要古代本草的主要或大部分内容,反映出原书的基本结构;还转引了《吴普本草》《李当之药录》《药对》《药性论》《食疗本草》《食医心鉴》《海药本草》《日华子本草》等本草的部分内容。这些本草大多佚亡,因此,《证类本草》为辑校研究上述古本草提供了重要参考。故李时珍赞誉《证类本草》"使诸家本草及各药单方,垂之千古,不致沦没,皆其功也"。

综上,宋金元时期本草学的成就丰硕,百花齐放。其对后世影响最深远的是北宋本草文献的校订刊印,药物普查及品种考订,以及金元时期对性能理论的进一步充实。两宋时期由于帝王对于医药的喜好和重视,设立药局,任命药材检验官员,开办榷场、舶司和药市,使本草学在收集药物品种、考订基源、药材鉴定、整理编纂、发挥药理、炮制制剂、商贸流通等方面,都有了长足的进步和发展。宋代是本草书籍由手抄转向版刻的历史转变时期,官修的《开宝本草》《嘉祐本草》《本草图经》等,个人著作《证类本草》等因版刻技术的普及得以存世,从而使本草文献达到了前所未有的高度。金元时期,本草学在形式和内容上发生了变化,较注重对药性理论和用药知识的探究。药理学说兴盛,以药物法象与人身法象相类比,将药物的形、色、性、味与脏腑证治相联系,用升降浮沉、引经报使、补泻等药物的基本性质来阐释药性。

第六节　纲举目张:明清时期的本草文献

一、概述

明代在天文学、地理学、水利学、农学等许多方面涌现出不少有贡献的科学家和重要著述,医药方面的成就尤为突出。本草著作不仅数量迅速增多且富有特色,呈现出前所未有的繁荣局面。在药物的品种基源、生境生态、栽培、采收、药材鉴定、炮制、功用的总结研究,以及新药数量的增加等各方面,都有很大的进步与发展。明清时期,官方对本草学术的关注程度下降,仅在弘治年间编辑了一部《本草品汇精要》,却因为卷入政治斗争而未能顺利颁布。明清时期私家著述众多,其中李时珍《本草纲目》是继陶弘景"苞综诸经,研括烦省"撰成《本草经集注》后,本草之又一次大结集,影响清一代,至今未衰。

地方性本草主要记录某一区域范围内出产的药物,与方志"物产"部分仅载药名、风物志兼记人文不同,地方本草本质上仍是为临床药物治疗服务的著作。其著名者如明代兰茂《滇南本草》、清初广东何谏《生草药性备要》、清末四川龚锡麟《天宝本草》等。明清时期十余种地方本草皆是实用性著作。不仅如此,从地域来看,这些本草主要集中在远离政治文化中心的边远地区,尤其以云南、四川、岭南为大宗。

《滇南本草》作为地方本草,极具特色。该书作于明代,作者一般认为是云南著名学者兰茂(1397—1470),较晚出的版本有题"明滇南杨林和光道人止庵兰茂撰并识"的序言,称自幼"酷好本草,考其性味,辨地理之情形,察脉络之往来"。身处滇南,"乃昆仑之总脉也,而又近于西天之地,故有逆水绕之,往往奇花异草产于滇域而人不识",因此"留心数年,审辨数品仙草,合滇中蔬菜草木,种种性情,著《滇南本草》三卷,特救民病,以传后世,为永远济世之策"(书影见图2-10)。

此外,《救荒本草》出于救荒活民之需,虽然借用"本草"之名,其实是"度荒植物谱";《本草原始》在药材学方面价值甚高;《本草蒙筌》虽是普及性读本,影响亦大。

清代本草著作有近四百种之多,内容多有雷同。在综合性本草方面,清代唯一的官修本草《本草品汇精要续集》,其编纂质量不能与唐宋同类本草相提并论,因此实用价值和学术水平不高,对后世影响不大。这一时期对药物品种、炮制、制剂等方面的研究十分薄弱,单味药的论述大多择其部分内容一再发挥,导致本草学整体发展不平衡。比较突出的是出现了若干优秀的临床实用性本草,格调新颖,在学术性和可读性方面都有提高。尤其是《本草备要》开始单列药物功能条目,使得以功效为核心的药性理论得到进一步阐释。

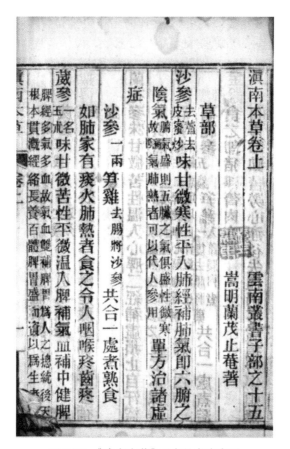

图 2-10 《滇南本草》云南丛书本书影

二、《救荒本草》

朱橚此书专为"救荒"而作,卷下同的序言详述寓意云:"敬惟周王殿下体仁遵义,孜孜为善,凡可以济人利物之事,无不留意。尝读孟子书,至于五谷不熟,不如荑稗,因念林林总总之民,不幸罹于旱涝,五谷不熟,则可以疗饥者,恐不止荑稗而已也。苟能知悉而载诸方册,俾不得已而求食者,不惑甘苦于荼荠,取昌阳弃乌喙,因得以裨五谷之缺,则岂不为救荒之一助哉。于是购田夫野老,得甲坼勾萌者四百余种,植于一圃,躬自阅视,俟其滋长成熟,乃召画工绘之为图,仍疏其花实根干皮叶之可食者,汇次为书一帙,名曰《救荒本草》。"白话言之,藩王朱橚,心地仁善,有感于黎民受困于水旱饥馑,努力寻求荒年可以代粮的植物,访问田夫野老,获得四百余种,种植在园圃中,亲自观察尝试,记录食用部位,命画工对物写生,编成这本《救荒本草》。

《救荒本草》分为上、下两卷,按草、木、米谷、果、菜分为 5 部,其下再按照食用部位细分为叶可食 237 种、实可食 61 种、叶及实皆可食 43 种、根可食 28 种、根叶可食 16 种、根及实皆可食 5 种、根笋可食 3 种、根及花可食 2 种、花可食 5 种、花叶可食 5 种、花叶及实皆可食 2 种、叶皮及实皆可食 2 种、茎可食 3 种、笋可食 1 种、笋及实皆可食 1 种,总计 414 种。每一植物皆有图有文,"图以肖其形,说以著其用。首言产生之壤、同异之名,次言寒热之性、甘苦之味,终言淘浸烹煮、蒸晒调和之法"。

本书插图的目的,乃是方便不识字的人能够按图访求,故图例皆由王府画工写生,绘制逼真,部分具典型特征的植物,甚至能够鉴定到种。如绞股蓝,根据图例可以确定其为葫芦科植物绞股蓝[*Gynostemma pentaphyllum*(Thunb.)Mak.],与今用品种一致。又如淫羊藿,《救荒本草》描述说:"今密县山野中亦有。苗高二尺许,茎似小豆茎,极细紧,叶似杏叶颇长,近蒂皆有一缺,又似绿豆叶,亦长而光,稍间开花,白色,亦有紫色花,作碎小独头子,根紫色有须,形类黄连状。"所谓"近蒂皆有一缺",结合所绘图例,应该是指小叶基部不对称。箭叶淫羊藿[*Epimedium sagittatum*(Sieb. et Zucc.)Maxim.]这一特征最明显,但箭叶淫羊藿为3出复叶,与图例所见2回3出复叶不吻合,淫羊藿(*Epimedium brevicornu* Maxim.)符合2回3出复叶的特征,其侧生小叶基部裂片略偏斜,应该就是《救荒本草》所描述的品种了。

《救荒本草》的版本甚为复杂,需要略加说明。永乐四年(1406年)初刻本已经失传,今存以嘉靖四年(1525年)山西太原重刻本为最早。此本将原书上、下两卷析分为上之前、上之后、下之前、下之后四部分,以"元亨利贞"为标记。嘉靖三十四年陆柬据山西本重刻,附刊《野菜谱》;四库所收即陆柬刻本,只是将两卷四册进一步拆为八卷。至于李时珍说"近人翻刻,削其大半",乃指嘉靖四十一年胡乘节略本,仅有112条,分上、下两卷;万历二十一年(1593年)胡文焕据此辑入格致丛书(图2-11)。《农政全书》卷43至卷60为荒政,其中卷46至卷59为《救荒本草》正文,尽管卷45"救荒本草总目"仍称"草木野菜等共四百一十四种",而正文却脱漏了"木部叶及实皆可食新增"之山莴树,故实际只有413种,顺序也与《救荒本草》原本不同。日本享保元年(1716年),松冈恕庵据《农政全书》的内容辑出《救荒本草》14卷,目录1卷,附刊《救荒野谱》,书前题"徐光启纂修,张国维鉴定,方岳贡同鉴",共413条,卷帙及每卷内植物顺序皆与《农政全书》同。咸丰元年(1851年)来鹿堂刻本则是据日本刻本重刻。

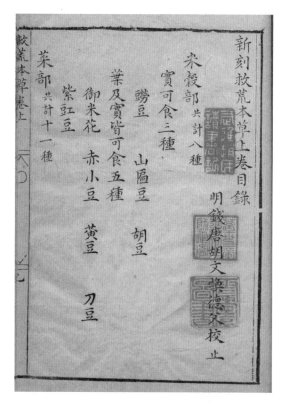

图2-11 《救荒本草》万历二十一年刻节略本书影

三、《本草纲目》

作者李时珍,字东璧,号濒湖,湖北蕲州(今湖北省蕲春县蕲州镇)人。时珍幼习举子业,年十四补诸生,三举于乡皆不售,乃闭门读书,举凡子史经传、声韵农圃、医卜星相、佛老稗说、乐府诸家,莫不备究。后虽从父李言闻行医,依然保持儒生本色,其撰著《本草纲目》,不仅在纠正校订旧经古注之舛谬差讹遗漏,凡例专门指出:"虽曰医家药品,其考释性理,实吾儒格物之学,可裨《尔雅》《诗疏》之缺。"

"纲目"本来是史书之一体,源自朱熹的《资治通鉴纲目》,论者谓此书"以纲提其要,以目纪其详。纲仿春秋,而兼采群史之长;目仿左氏,而稽合诸儒之粹。褒贬大义,凛乎烈日秋霜,而繁简相发,又足为史家之矩范"。史学以外的著作未必适合于这一体例,但著述者出于对朱子的仰慕,也在书名中添上"纲目"二字,其著名者如舒天民《六艺纲目》、楼英《医学纲目》、李时珍《本草纲目》。

《本草纲目》的版本大致可分为"一祖三系":即约在万历二十一年(1593年)由金陵书商胡成龙印刷发行的原刻祖本,称为"金陵本"(书影见图2-12);万历三十一年(1603年)夏良心、张鼎思江西南昌重刻本,及以此为底本的若干覆刻本,习称"江西本系统";崇祯十三年(1640年)钱蔚起杭州六有堂重刻本,及以此为底本的若干覆刻本,习称"钱本系统",或"武林钱衙本";光绪十一年(1885年)张绍棠南京味古斋重刻本,及以此为底本的若干覆刻本、石印本,习称"张本系统"。

不同版本除了文字差异,冠于书首的千余幅图例也有不同。金陵本两卷共1 109幅图例,由李时珍的儿子李建元、李建木绘制;江西本除极少数修饰加工外,基本忠实于金陵本的图样;钱本图例改为3卷,将金陵本所缺的藤黄图补完,共1 110幅图例,由陆喆绘图、项南洲镂版;张本图例3卷,参考钱本重绘,部分植物图例参考《植物名实图考》绘制,共有1 122幅图例,由许燮年绘图。

该书既以"纲目"为名,体例则与前代本草有所不同,在卷1"《神农本经》名例"之下,李时珍说:"今则通合古今诸家之药,析为十六部。当分者分,当并者并,当移者移,当增者增。不分三品,惟逐各部。物以类从,目随纲举。每药标一总名,正大纲也;大书气味、主治,正小纲也;分注释名、集解、发明,详其目也;而辨疑、正误、附录附之,备其体也;单方又附于其末,详其用也。大纲之下,明注本草及三品,所以原始也;小纲之下,明注各家之名,所以注实也。分注则各书人名,一则古今之出处不没,一则各家之是非有归,虽旧章似乎剖析,而支脉更觉分明。非敢僭越,实便讨寻尔。"

析言之,其体例可以分为三个层次:区分物类,以部为纲,以类为目;规划品种,基源为纲,附品为目;叙说药物,标名为纲,列事为目。

先说"以部为纲,以类为目"。面对数以千计的药物名目,首要工作是"析族区类、振纲分目"。针对《证类本草》"玉、石、水、土混同,诸虫、鳞、介不别,或虫入木部,或木入草部""或一药而分数条,或二物而同一处;或木居草部,或虫入木部;水土共居,虫鱼杂处;淄渑罔辨,玉珷不分"的情况做了较大调整。《本草纲目》共分水、火、土、金石、草、谷、菜、果、木、服器、虫、鳞、介、禽、兽、人16部,所谓"首以水、火,次之以土。水、火为万物之先,土为万物母也。次之以金、石,从土也;次之以草、谷、菜、果、木,从微至巨也;次之以服、器,从草、木也;次之以虫、鳞、介、禽、兽,终之以人,从贱至贵也"。尽可能把所有药物安排在恰当的部类,如"紫艸麒麟竭",旧本草为一条,先后安排在玉石部、木部,李时珍考察后认为:"麒麟竭

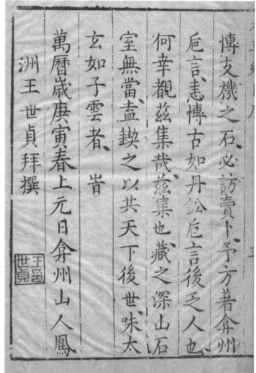

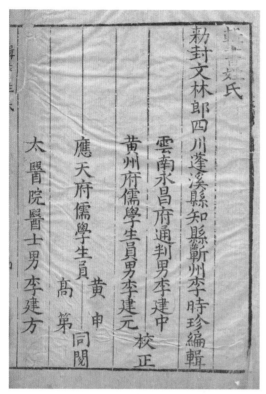

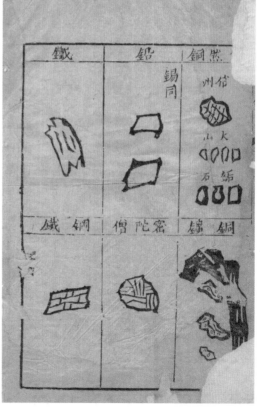

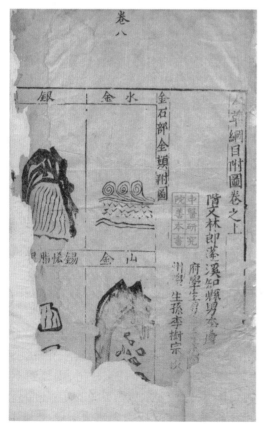

图2-12　《本草纲目》金陵本书影

是树脂,紫鿏是虫造。"于是麒麟竭留在木部香木类,将紫鿏改到虫部卵生类。16部是总纲,其下又分60类,其中草部最细,共分山草类、芳草类、隰草类、毒草类、蔓草类、水草类、石草类、苔类、杂草类等11类,部与类之间构成纲目关系。可贵的是,李时珍对物类关联性已经有所感知,如在"壶卢"条释名项提到"凡蓏属皆得称瓜",这个"蓏属",几乎都是葫芦科的物种。在草部芳草类,当归、芎䓖、蘼芜、蛇床、藁本数条相连续,均是伞形科植物。

再说"基源为纲,附品为目"。同一动植物的不同药用部位,旧本草有时候被分为不同条目,混乱不堪,《本草纲目》在凡例中规定:"唐、宋增入药品,或一物再出、三出,或二物、三物混注。今俱考正,分别归并,但标其纲,而附列其目。如标龙为纲,而齿、角、骨、脑、胎、涎,皆列为目;标粱为纲,而赤、黄粱米,皆列为目之类。"此即以药物基源为纲,药用部位为目,按照"目随纲举"的原则,药用部位只能以附品的形式附属于主药之下。例如"牛"条,其下附列黄牛肉、水牛肉、牛头蹄、牛鼻、牛皮、牛乳、牛血等38个可以入药的部件作为子目。这样处理,条目清楚,检索容易。

具体药物条文则"标名为纲,列事为目"。《证类本草》及其以前的主流本草,各药条下的内容乃层叠累加,重点不突出,读者面对诸如"本草经云""陶隐居注""唐本注""今注""图经曰""日华子曰"之类的提示词,倍感茫然。《本草纲目》以药名为纲,统率释名、集解、正误、修治、气味、主治、发明、附方8个子目。凡例阐释说:"诸品首以释名,正名也。次以集解,解其出产、形状、采取也。次以辨疑、正误,辨其可疑,正其谬误也。次以修治,谨炮炙也。次以气味,明性也。次以主治,录功也。次以发明,疏义也。次以附方,著用也。或欲去方,是有体无用矣。"

"释名"在于解决与药名有关的问题。首先确立正名,附列古名、异名、俗名,尽可能地解释这些名称的来历。如药物"黄芪",明代已经俗写作此。李时珍仍据《证类本草》以"黄耆"为正名,将"黄芪"列为别名,在释名项还特别指出,写作"蓍"是错误的。李时珍说:"耆,长也。黄耆色黄,为补药之长,故名。今俗通作黄芪。或作蓍者非矣,蓍乃蓍龟之蓍,音尸。"

"集解"涉及药物名实、产地、采收等问题。集解项下不仅集中前代本草的意见,并搜罗子史百家关于物类的文字,无论与医药是否相关,皆汇总在条目之下,由此获得"中国古代百科全书"的称誉。如李时珍在金鱼条集解项说:"金鱼有鲤、鲫、鳅、䲙数种,鳅、䲙尤难得,独金鲫耐久,前古罕知。惟《北户录》云:出邛婆塞江,脑中有金。盖亦讹传。《述异记》载:晋桓冲游庐山,见湖中有赤鳞鱼。即此也。自宋始有畜者,今则处处人家养玩矣。"达尔文在《动物和植物在家养下的变异》中辗转引录这条材料,作为金鱼驯养的证据。

集解项并不是简单的文献堆砌,许多药物条下都有作者自己的见解。如白花蛇以蕲州产者为著名,称"蕲蛇",蕲州是李时珍的家乡,集解项对此描述甚详:"花蛇,湖、蜀皆有,今惟以蕲蛇擅名。然蕲地亦不多得,市肆所货、官司所取者,皆自江南兴国州诸山中来。其蛇龙头虎口,黑质白花,胁有二十四个方胜文,腹有念珠斑,口有四长牙,尾上有一佛指甲,长一二分,肠形如连珠。多在石南藤上食其花叶,人以此寻获。先撒沙土一把,则蟠而不动。以叉取之,用绳悬起,剺刀破腹去肠物,则反尾洗涂其腹,盖护创尔。乃以竹支定,屈曲盘起,扎缚炕干。出蕲地者,虽干枯而眼光不陷,他处者则否矣。故罗愿《尔雅翼》云:蛇死目皆闭,惟蕲州花蛇目开。如生舒、蕲两界者,则一开一闭。故人以此验之。又按元稹《长庆集》

云:巴蛇凡百类,惟褰鼻白花蛇,人常不见之。毒人则毛发竖立,饮于溪涧则泥沙尽沸。鹳鸟能食其小者。巴人亦用禁术制之,熏以雄黄烟则脑裂也。此说与苏颂所说黔蛇相合。然今蕲蛇亦不甚毒,则黔、蜀之蛇虽同有白花,而类性不同,故入药独取蕲产者也。"此即蝰蛇科的尖吻蝮(*Agkistrodon acutus*)。此蛇头大呈三角形,与颈部可明显区分,有长管牙,即李时珍所说"龙头虎口";吻端由鼻间鳞与吻鳞尖出形成一上翘的突起,即"褰鼻""反鼻";体背有灰白色大方形斑块 20 余,即"方胜文";尾末端鳞片角质化程度较高,形成一尖出硬物,称"佛指甲"。

"正误"乃是针对前代争论极大,对学术影响较深的问题设立的条目。如凝水石载于《神农本草经》,陶弘景描述"此石末置水中,夏月能为冰者佳",后世本草学家觉得不可思议,于是异说纷呈。李时珍在分析前人论述之后,确认陶弘景说的"盐精"才是正品,而"唐宋诸医不识此石,而以石膏、方解石为注,误矣"。这种凝水石为含结晶水的硝酸盐矿石,在溶解时能够吸热,可以使水温下降,甚至局部结冰。确实如正误项所感叹的,"凝水之误,非时珍深察,恐终于绝响矣"。

修治、气味、主治、发明、附方 5 项主要是医药学内容,"发明"乃是其中的精华。"灯花"条发明项提到他自己的一个医案:"我明宗室富顺王一孙,嗜灯花,但闻其气,即哭索不已。时珍诊之,曰:此癖也。以杀虫治癖之药丸服,一料而愈。"这是寄生虫疾病导致异食癖,因为诊断明确,所以投以杀虫药,很快取得疗效。

四、《本草原始》

《本草原始》是第一部药材学的专书,作者李中立字正宇,明末雍丘(今河南杞县)人。李中立自幼聪明多才,少从罗文英业儒,博及秦汉诸书,虽为一介儒生,却兼通医药,深得杞县县令马应龙的赏识。明末医药分家,医不知药的现象已很普遍,李中立因有感于当时一些医家"谬执臆见,误投药饵,本始之不原而懵懵",遂对当时市售的药材"核其名实、考其性味、辨其形容,定其施治",且"手自书而手自图之",于万历四十年(1612 年)著成图文并茂的《本草原始》。所谓"原始",意即推原药物的本始。

全书共 12 卷,分草(草部分上中下,各占一卷)、木、谷、菜、果、石、兽、禽、虫鱼、人 10 部,共载药物 452 种,加上附品(某药项下附带论述之药),实际药物数量超过 500 种,并有药图 379 幅。每药项下,首先介绍药材的来源,以植物药为例,包括植物的形态、生境、产地等,有时还兼有释名,此段内容以大字书写,突出此部分是该书推原究始的重点;之后转为小字,依次介绍气味、主治、修治、禁忌、前人经验及复方等。

该书对一些易混淆的品种详加考辨,区别真伪,并揭露不法商贾作伪掺伪的手法。如指出沙参、桔梗、荠苨三药"市者彼此代充,深为可恨"。在区分沙参与桔梗、荠苨时云:"沙参形如桔梗,无桔梗肉实,亦无桔梗金井玉栏之状。又似荠苨,无荠苨色白,亦无荠苨芦头数股之多。"后又区别荠苨与桔梗:"有心者为桔梗,多芦者为荠苨。"最后指出用沙参宜择"独芦,无心,色黄,肉虚"者真,鉴别要点突出,至今尤可借鉴。该书正品药与伪品药常同时绘图对比,并加注解区分真伪。如郁李仁有真、假两图,真者注:"粒小而光,皮黄白者真";而假者注:"颗大皮皱,如小杏仁"。除图绘外,还记录许多以伪充真的恶劣手段,如贝母条云:"今有无耻小人,以制过半夏削成两瓣,内入须心,合为一颗仿佛西贝母,形状欺人,深为可恨。"

《本草原始》论述药材的形质性状,多是从实际观察中得来的经验,足以补前人之不逮。

如五味子条注："雷公云：凡小颗皮皱泡者，有白扑盐霜一重，其味酸咸苦辛甘，味全者真也。"该书则指出："南五味陈久自生白朴，是雷公之言，是南而非北。"又云："(雷公)不知南北各有所长，风寒咳嗽南五味为奇，虚寒劳伤北五味为佳。"对于菖蒲，历来以一寸九节为佳，本书则指出："不必泥于九节，多节者良。"比较符合实际。炮制方法得当与否与临床功效十分密切，如木香条"凡入理气药，只生用不见火。若实大肠，宜面裹煨熟用之"；又谓栝楼"子，去外壳用仁，渗油只一度，免人恶心。毋多次，失药润性"；又如天冬"去心但以水渍漉使周润，渗入肌候软缓缓劈取，不可浸出脂液。不知者乃以汤浸多时，柔则柔矣，然气味却尽，用之不效"等。

　　《本草原始》在文字叙述中插入精美的药材图，以前诸本草的插图多以植物图为主，而该书则侧重描绘药用部位。药图均由作者实际观察，亲自绘制，图旁配有文字，注明药用部位、采收时月、鉴别要点及优劣标准，图注使用了许多药工辨药的经验术语，简洁形象，一语中的。如远志图(图2-13)，在图中插入说明文字："入药根苗俱用，皮皱粗大者良。"车前图(图2-14)不仅图绘准确，还在叶穗间插入说明文字："穗类鼠尾，叶似牛舌。"图侧记录采收时间："五月五日采苗，七月、八月采实。"肉苁蓉图(图2-15)绘肉苁蓉两枚，其侧批注性状特征："色黑；皮有鳞甲，肉有筋膜；长五六寸及一尺以来。"

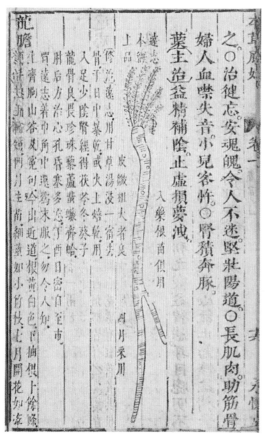

图2-13　《本草原始》远志图

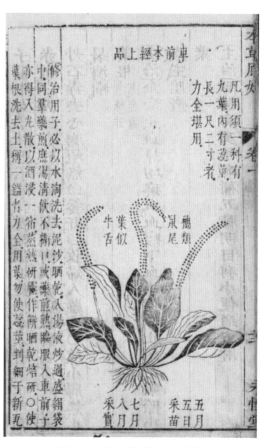

图2-14　《本草原始》车前图

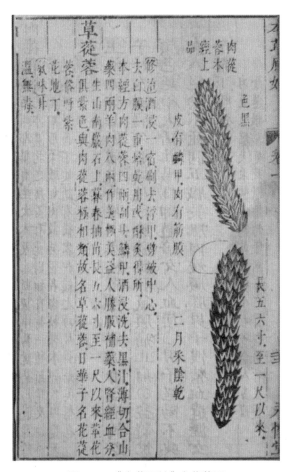

图 2-15　《本草原始》肉苁蓉图

五、《本草备要》

本草著作汗牛充栋,著作体例千差万别,艰深浅白各有不同,但几乎都以医药从业人员为读者对象,如《本草备要》这样"写给普通人看的本草书",可算是凤毛麟角。

汪昂字讱庵,晚号浒湾老人,安徽休宁人。早年操举子业,"以古今文辞知名乡里",无奈科场不利,于是在苏杭等地开设书坊,经营图书。甲申(1644 年)明朝覆亡,汪昂更加无心仕进,觉得医药"或可有功前贤,嘉惠来世",于是以纂集医书为己任,所撰《素问灵枢类纂约注》《医方集解》《汤头歌诀》《本草备要》被称作"汪氏四书",皆多次重印翻刻,足见其流行畅销的程度。

《本草备要》的编辑缘起见于凡例,其中专门提到:"是书之作,不专为医林而设。盖以疾疢人所时有,脱或处僻小之区,遇庸劣之手,脉候欠审,用药乖方,而无简便方书与之较证,鲜有不受其误者。是以特着此编,兼辑《医方集解》一书相辅而行。篇章虽约,词旨详明,携带不难,简阅甚便。倘能人置一本,附之箧笥,以备缓急,亦卫生之一助。"为便于普通读者接受了解,此书的篇章结构与药物各论皆与一般本草有所不同,"主治之理,务令详明,取用之宜,期于确切",总以简明易晓为原则。

书首为"药性总义",略同于总论,内容远较他书为简。如言"凡药色青、味酸、气臊、性属木者,皆入足厥阴肝、足少阳胆经",小字注释"肝与胆相表里,胆为甲木,肝为乙木"。寥寥数语便把五行、五味、五脏、归经串联在一起。此外也兼及药名、配伍、炮制、道地、真伪的一般知识，但都如蜻蜓点水，泛泛而论。所选400余种药物，皆是临床最常用之品，按照自然属性分为草、木、果、谷菜、金石水土、禽兽、鳞介鱼虫、人，共8个部类。

前代本草功效与主治夹杂，读者不易把握，《本草纲目》虽单列主治项，对诸家论述加以剪裁，仍不够醒目。《本草备要》将功效提炼为两字、三字或四字的词语，置于页眉，一目了然。如黄芪"补气、固表、泻火"，人参"大补元气，泻火"，栝楼仁"泻火润肺、滑肠止血、治热痰"，附子"大燥回阳、补肾命火、逐风寒湿"等，许多表述沿用至今。

正文也围绕功效展开。如苍术条，页眉功效"补脾燥湿，宣，升阳散郁"9字，正文亦要言不烦："甘温辛烈。燥胃强脾，发汗除湿，能升发胃中阳气。止吐泻，逐痰水；消肿满，辟恶气；散风寒湿，为治痿要药。又能总解痰、火、气、血、湿、食六郁，及脾湿下流，肠风带浊。燥结多汗者忌用。"每句之后，多引据经典，以双行小字的形式对正文内容加以解释说明，并附记简要方剂。如在"散风寒湿，为治痿要药"之后，注释说："阳明虚则宗筋纵弛，带脉不引，故痿躄。苍术阳明经药。经曰：治痿独取阳明。合黄柏为二妙散，加牛膝名三妙散。"

《本草备要》初刊于康熙二十二年（1683年），即由汪昂自己的书坊还读斋发行。因为刷印次数太多，十余年后"原刻字已漫灭"，于是乘着重梓的机会"更增备而可用者约六十品"，书名改为《增订本草备要》（书影见图2-16）。增订本乾隆时经《医宗金鉴》的总修官太医吴谦审定，添药图一卷，因图文并茂，流传甚广；民国初年，商务印书馆又用铅字排印医

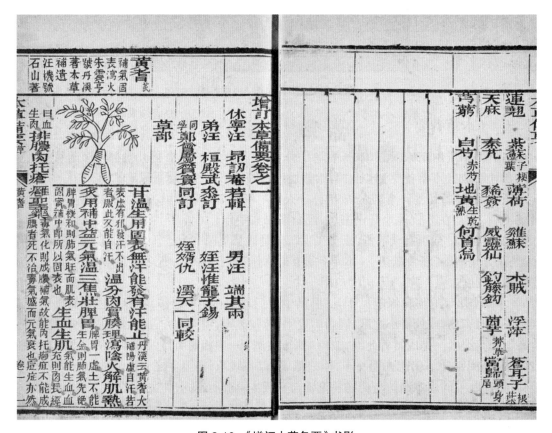

图2-16　《增订本草备要》书影

药学家谢观评校本,称《全图本草备要》,更是风靡一时。据《中国中医古籍总目》统计,《本草备要》现存刻本、石印本、铅印本 200 种以上,若加上各类抄本,晚近标点整理本、影印本,其版本之巨,流行之广,影响之大,在本草书中恐无出其右者。

综上,明代的本草文献在金元学派争鸣的基础上,在中药基础理论、药效与临床应用总结、药物分类、品种、栽培、鉴别、炮制、制剂等方面均有极大的创新与开拓。这一时期的药学著作,既有鸿篇巨制的综合性本草,也有侧重于某一领域的专门性本草;既有风靡民间的形形色色的药性歌赋,又有专门研究经典的药学专著。尤其是李时珍的《本草纲目》一书,是我国 16 世纪以前药学的全面总结,不仅对此后我国药学产生了极为广泛而深远的影响,也对世界药物学和自然科学的许多领域也作出了卓越的贡献。清代的本草著作近四百种,其数量为历代空前。学术性方面,尤其以单列功效专项条目使得本草体例为之一新,注重以功效为核心,联系药物性能及临床应用,使得本草的可读性和实用性明显增强,本草学的学术水平随之进一步提升。

第七节　西学东渐:晚清民国时期的本草文献

一、概述

晚清民国时期的医药学发生了前所未有的变化。19 世纪西方资本主义急于想打开中国的大门,派遣大批医务人员来华开办医院、诊所,又创办了医药学校。随着西方医药学的广泛传入,逐渐形成"中医""中药"和"西医""西药"等名词,医药界出现了中西两种医药学并存的局面。

民国时期本草著作大量增加。据不完全统计,现存者有 160 多种。此时,对《神农本草经》(简称《本经》)的注释更注重实用,资料较丰富。1942 年,刘复根据《太平御览》《大观本草》和孙星衍、顾观光辑本,重加考订,辑成《神农古本草经》5 卷,其中辑录各家论述合《本经》原文 3 卷,增辑《本经》逸文 1 卷,又附"逸文考异"1 卷,对研究《本经》具有一定的参考价值。此外,高峻松《神农本草经注》、陈善华《本草十三家注》等,均属《本经》注释类文献。

这一时期临床实用本草在体例上有所创新,一般采用按药物功能分类,以突出实用性和普及性的特点。较有影响力的有蒋玉柏所著的《中国药物学集成》和王一仁的《饮片新参》。《中国药物学集成》成书于 1925 年,分总论与各论两大部分。总论 9 章,系统概述药物功用、用药大法、配伍用法、服法、制贮法等基础理论知识。各论载药 400 余种,按功能分类,共 22 章。每药分别记述别名、气味、形状、功用、制法、有毒无毒、用量、禁忌、处方等 11 项,是一本较好的本草著作。《饮片新参》成书于 1935 年,载药 700 余种,亲自尝验药物饮片,考其形色、性味、功能、分量、用法、禁忌等。在性味方面,王一仁认为辛、酸、苦、甘、咸五味之分太笼统,因此五味之外又分出腥、涩、腻、淡、臭、腐、焦、香、润、燥、平、爽、激烈、麻、臊、霉、陈、宣、猛、辣、浊等味。虽划分太繁,但也体现了作者的求实特点。

西风东渐,本草学术也受影响。一些受"中学为体,西学为用"改良思想影响的医药学家,试图通过中西汇通的道路,吸取西方医药学的内容,取长补短,提高中药学术水平。《本草纲目拾遗》第一次引用西方药学文献《本草补》,其中虽以天然物居多,亦有如精油一类人工制成品;《植物名实图考》出自吴其濬的手笔,其中透视绘图之法应该自泰西传来。晚近生药学家进入本草领域,涉足品种资源及药材真伪鉴别,结合化学、药理研究,现代中药学渐具雏形。如赵燏黄在国立北平研究院生理学研究所生药学研究室工作期间,多次赴河北祁州(今河北省安国市)、河南禹州等药市实地调查,采集标本,考察药物名实,于1936年撰成《祁州药志》。《祁州药志》为我国最早用现代生药学方法研究中药混乱品种的著作,并按植物自然分类系统将祁州和北京市售药材进行整理,第一集整理菊科和川续断科植物药材50余种。

本草辞书的产生和发展也是西学东渐的产物之一。1921年谢观编纂的《中国医学大辞典》,收录了大量药物条目。此后,上海卫生报馆编撰的《中药大辞典》(1930年)、江忍庵《中国药物新字典》(1931年)、吴克潜《药性字典》(1933年)、吴卫尔《中华新药物学大辞典》(1934年)、潘杏初《标准药性大字典》、胡安邦《实用药性辞典》等十余部辞书相继问世,其中影响较大的是陈存仁所编的《中国药学大辞典》。《中国药学大辞典》成书于1935年。全书约270万字,引用了200多种中文文献和180多种杂志及论文资料,收药目4 300余条。每药分列命名、处方用名、古籍别名、外国名词、基本、产地、形态、种类、采取、种植、性质、成分、效能、主治、历代记述考证、国外学说、辨伪、近人学说、配合应用、用量、施用宜忌、参考资料等22余项,广罗古籍,博采新说,汇集了古今有关论述,并附彩色标本图一册,成为中药发展史上第一部大型辞书。

曹炳章《增订伪药条辨》与陈仁山《药物出产辨》是民国时期出版的两部药材学著作,前者偏重药材的真伪鉴别,后者侧重产地优劣,皆是研究道地药材的重要参考文献。此外尚有地方性本草《岭南采药录》,主要收载两粤(指以今福建省为中心的东粤和以今广东省为中心的南粤)所产之草木类药,所录药效多为经验之谈,为研习草药治病之重要参考书。

本节主要介绍赵学敏《本草纲目拾遗》、吴其濬《植物名实图考》、曹炳章《增订伪药条辨》。

二、《本草纲目拾遗》

赵学敏(1719—1805)所著的《本草纲目拾遗》(图2-17)是《本草纲目》的续书,全书10卷,"专为拾李氏之遗而作,凡《纲目》已登者,或治疗有未备,根实有未详,仍为补之"。全书载药921种,其中716种为正品,205种为附品,皆为李时珍未言,或言之不详,或言之有误的药物。

明清时期,中外交流较多,《本草纲目拾遗》兼收并蓄,既有美洲的外来物种,也有欧洲的近代药物。如载入诸蔬部的"辣茄",即是今天广泛使用的茄科植物辣椒(*Capsicum annuum* L.),至迟在明代传入中土,《遵生八笺》称其为"番椒",清代已是常见物种。《本草纲目拾遗》说:"辣茄,人家园圃多种之,深秋山人挑入市货卖,取以熬辣酱及洗冻疮用之,所用甚广。"其中引用赵学楷《百草镜》说"以象牙辣茄红熟者,锉细,甜酱拌食",竟然用来治疗"外痔"。

清康熙时由传教士带入中国金鸡纳,是治疗疟疾的"神药"。《本草纲目拾遗》称其为"金鸡勒",先述自己的见闻和思考:"嘉庆五年,予宗人晋斋自粤东归,带得此物,出以相示,细枝中空,俨如去骨远志,味微辛,云能走达营卫,大约性热,专捷行气血也。"然后记录治疟的处方:"澳番相传,不论何疟,用金鸡勒一钱,肉桂五分,同煎服,壮实人金鸡勒可用二钱,一服即愈。"此属于已经"中医化"的用法了。

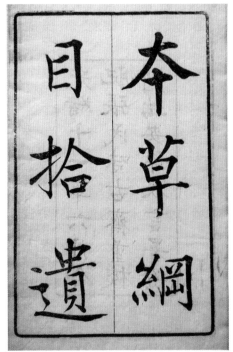

图 2-17　《本草纲目拾遗》书影

　　《本草纲目拾遗》言出有据,除作者耳闻目击以外,征引文献 600 余种,价值亦高。如正误项引《白猿经》,详细记录用草乌提取乌头碱结晶体的过程,颇为化学史家重视。又多处引用《本草补》,其中吸毒石条提到"泰西石振铎《本草补》"云云。此为明代来华墨西哥方济各会士石铎琭(汉文名石振铎)所著的西洋药书,可以作为中外药学交流的重要物证。对此,《历代中药文献精华》评论说:"西洋药学文献传入这一事情本身,已不同于单纯的药品输入,它伴随着药学理论思想等内容的输入,因而也就影响着传统的本草学。"

　　其中"日精油"与今天流行的植物精油当属同类,赵学敏说:"其药料多非中土所有,旅人九万里携至中邦,决非寻常浅效,勿轻视焉可也。"用于创伤,"止痛敛口,大有奇效",具体用法如下:"先视伤口大小若何,其长阔而皮绽,先以酒洗拭净,随用线缝,大约一寸三缝合,不可太密。伤口小者,无用缝矣。既缝,以酒又洗拭净,将洁净瓷器盛油烘热,以男人所穿旧绵布,取经纬长短以伤口为度,逐缕蘸油,贴满疮口。又以男人所穿旧布包裹,忌用女人所穿者,至三四日后解开,润油少许,如前包固,数日即愈。如伤久血干,略爪破或刀刮,俾令血水以通药气,如前包固。但血多则至流药,故无血不可,多血亦不可也。伤处忌水与口涎,最宜防之,若伤已含脓及骨折者,此油无益,不必用矣。"

三、《植物名实图考》

　　吴其濬(1789—1847)字瀹斋,河南固始县人,嘉庆二十二年(1817 年)状元及第,授翰林院修撰,两放学政,历官多地督抚。吴其濬虽是方面大员,但政务之暇对植物有浓厚兴趣,道光初连续丁父母忧,居家守制八年,于是构筑东墅园林。小园的门联据说是吴其濬自撰,其文曰:"荒地十亩,亦种奇花亦种菜;茅屋数间,半藏农具半藏书。"蒔花种草,读书著述,最称写实之作。

　　《植物名实图考》在钩沉文献、考订名物方面并没有特别的创新,但较前代诸家,吴其濬更注意实地考察。他在书中经常有这样的议论,"不睹其物,无由识之""不至其地,乌知其是耶非耶";感叹只知道从文献到文献的训诂考订家们,"何能上测高深"。

　　《植物名实图考》(书影见图 2-18)收载植物 1 714 种,远远超过《本草纲目》。书中所载植物,涉及全国 19 个省区,其中江西植物近 400 种,湖南植物 280 余种,云南植物约 370 种,最为大宗,恰好与他道光十七年(1837 年)提督江西学政,二十年授湖南巡抚,二十三年任云南巡抚,次年署理云贵总督的经历完全吻合。而这些植物信息,当然是由作者亲自采集获得。

　　该书以"图考"为名,通过图例补充文字描述之不足,全书插图 1 800 幅,其中多数是真实物种的写生图,许多植物图像可以直接精确到种(图 2-19)。这些图例风格统一,可能是吴其濬亲手绘制,值得注意的是,所描绘的植物,无论是构图、视角、剪裁,都与传统白描迥然不同,对西洋透视、写生可能有一定的了解。从插图史、美术学的角度,还有深入研究的必要。

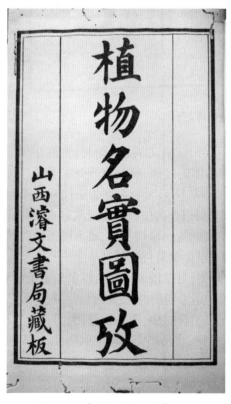

图 2-18　《植物名实图考》书影

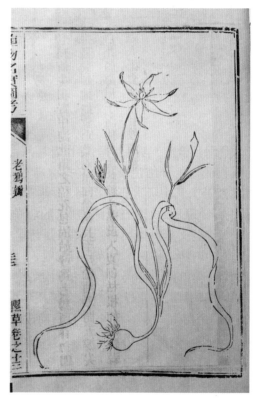

图 2-19　《植物名实图考》老鸦瓣图

　　《植物名实图考》并非严格意义之本草,而是名物研究类著作,按照现代图书分类,此书应该属于植物学科范畴,是传统植物学巅峰之作。现代植物学引入中国以后,一些科属的拉丁名之汉译,都借鉴《植物名实图考》,足见其影响力。科名如八角枫科(Alangiaceae)、小二仙草科(Haloragidaceae)、大血藤科(Sargentodoxaceae)、粟米草科(Molluginaceae)、瓶尔小草科(Ophioglossaceae)、白花菜科(Capparidaceae)、旱金莲科(Tropaeolaceae)、花蔺科(Butomaceae)、合囊蕨科(Marattiaceae)、水龙骨科(Polypodiaceae)等,属名中这种情况更多,不一一列举。

《植物名实图考》全书 38 卷,按照谷、蔬、山草、隰草、石草、水草、蔓草、芳草、毒草、群芳、果、木分为 12 类,看似井然有序,但逐卷翻阅,则可以注意到蔬类卷 5、隰草类卷 12、木类卷 35,恰好 200 条,图文皆出自《救荒本草》,绝大多数条目仅止于此,没有吴其濬的分析研究,也没有写生图例。但《救荒本草》记录的就是吴其濬家乡河南的植物,《植物名实图考》何以简略草率如此呢? 吴其濬的写作计划可能非常庞大,但调任山西巡抚监管提督盐政之后开始患病,一年多的时间就去世了,甚至没有来得及为《植物名实图考》撰写序言、凡例。推测当年吴其濬自感时日无多,乃将手中的存稿简单厘定,《救荒本草》中的 200 种植物早已选定,或许计划留待告老返乡时认真研究之,奈何天不假年,只存下残章断稿。吴其濬去世后两年(1848 年),继任山西巡抚陆应谷根据遗稿将《植物名实图考》和《植物名实图考长编》刻印出版。

四、《增订伪药条辨》

《增订伪药条辨》是近代讨论药材真伪优劣的专书,是曹炳章在郑肖岩《伪药条辨》的基础上增订而成。

郑肖岩字奋扬,福建闽县(今福州市)人,出生于医学世家,对伪药之弊常有所闻,通过多年留心观察与研究,积累了许多药物鉴别的资料与经验,汇集整理后于 1901 年编成《伪药条辨》,记载药物 110 种,从形态、气味、色泽、产地等方面,论述鉴别药材真伪优劣的方法。书成之后,将书稿寄给绍兴曹炳章,托他评注作序。

曹炳章(1878—1956)字赤电,浙江鄞县(今浙江省宁波市鄞州区)人,出身于商贾家庭,通晓医药。1913 年在绍兴发起创设"和济药局",倡导药品改良。先后出任神州医药总会绍兴分会评议,中央国医馆名誉理事,热心发展中医事业,著述颇多,代表作为《中国医学大成》。曹炳章审读《伪药条辨》以后,发现此书与自己所著《规定药品之商榷》有许多相似之处,于是将郑氏书中所述药材重新分门别类,仍保留郑氏原文,将自己的论述作为按语,附于各药之后,编成《增订伪药条辨》,于 1928 年出版刊行。

该书凝集了两位医学家的智慧与经验,分为 4 卷,共记载 110 种药材的辨识方法,分为山草、芳草、隰草、毒草、木、石、虫介、兽 8 部。书中内容分郑肖岩原文和曹炳章按语。郑氏原文一般较短,对于药材介绍较为随意,一般记述品种、产地、性状等方面内容,曹氏按语则比较有章法,主要是厘定品种及从质量上分优劣等级。

曹氏极重药物品种之辨析,针对品种混乱的药材厘定品种时,一般先以各家本草的论述去考证,之后还要通过亲自种植观察,方下结论。如仙鹤草在《中西医话》《百草镜》《救荒本草》《植物名实图考》《滇南本草》中均有形态描述,而各家说法不一,莫衷一是。曹氏通过种植观察,详细描述其形态,临证试用,最后做出结论:"龙芽草当分二种:金顶龙芽即仙鹤草,紫顶龙芽即马鞭草,石打穿即石见穿,别有一物。"

曹氏善于通过外观性状来区分药材的质量优劣,其对药材的性状观察入微,总结出非常丰富的实践经验。如肉桂一药,品种繁杂,质量悬殊,曹氏总结出一整套鉴别方法,提出"一辨皮色,二辨气味,三辨刀口"的鉴别原则,辨皮须以"结、实、滑、润、净、洁六字为要……皮纹直实,肉如织锦,纹细而明者,为上品。然野生者,间有横纹,其形状必苍老坚结,横直交错,斑点丛生,皮色光润,纹细而滑,亦为野生佳品。若横纹多而色红,皮粗纹粗,如荆棘滞手,皆为下品"。辨气"亦有六法:醇、厚、馨、燥、辣、木虱臭是也……以馨而纯,如花之清香不杂者,为上品。若似花椒、丁香气而燥,如山奈、皂角气而辣,皆下品也"。"试味之法,以百沸汤冲水少许,凉而尝之。当分醇、厚、燥、辣四味……须以味醇厚不燥辣者为最佳"。辨刀口,亦有多种区别,总以刀口整齐、皮肉不起泡点者为佳。由此观之,曹氏掌握的药材种类非常之多,对药材性状观察极其详尽,并且善于归纳总结,这些鉴别经验对于提高药师的鉴药能力大有帮助。

综上,晚清民国时期的本草著作继承了传统中医药的基础理论和研究方法,又在西方文化和科学技术影响下显示出鲜明的特色,对现代中药学发展影响深刻,在本草学史上起到承前启后的作用。

【主要参考文献】

［1］陈力,周一谋,龙月云.对阜阳汉简《万物》所载药物与疾病的整理［J］.湖南中医学院学报,1991,11（2）:53-55.

［2］胡厚宣.论殷人治疗疾病之方法［J］.中原文物,1984(4):27-30.

［3］黄胜白,陈重明.本草学［M］.南京:南京工学院出版社,1988.

［4］刘桓.新见汉牍《仓颉篇》《史篇》校释［M］.北京:中华书局,2019.

［5］李科.《汉书·艺文志》著录《神农黄帝食禁》考［J］.北京大学中国古文献研究中心集刊,2015(1):136-149.

［6］马伯英.《山海经》中药物记载的再评价［J］.中医药学报,1984(4):7-11.

［7］森立之.本草经考注(修订版)［M］.郭秀梅,点校.北京:学苑出版社,2020.

［8］吴普.吴普本草［M］.尚志钧,辑校.北京:人民卫生出版社,1987.

［9］陶弘景.本草经集注(辑校本)［M］.尚志钧,尚元胜,辑校.北京:人民卫生出版社,1994.

［10］苏敬.新修本草［M］.辑复本.2版.尚志钧,辑校.合肥:安徽科学技术出版社,2005.

［11］尚志钧,林乾良,郑金生.历代中药文献精华［M］.北京:科学技术文献出版社,1989.

［12］李珣.海药本草(辑校本)［M］.尚志钧,辑校.北京:人民卫生出版社,1997.

［13］唐慎微.证类本草［M］.尚志钧,校点.北京:华夏出版社,1993.

［14］王家葵,张瑞贤.神农本草经研究［M］.北京:北京科学技术出版社,2001.

［15］袁珂.山海经校注［M］.上海:上海古籍出版社,1980.

［16］郑金生,张志斌.本草纲目导读［M］.北京:科学出版社,2016.

［17］祝亚平.《雷公炮炙论》著作年代新证［J］.中华医史杂志,1992,22(4):217-221.

［18］祝亚平.道家文化与科学［M］.合肥:中国科学技术大学出版社,1995.

第三章 本草史料类别

　　史料,也称历史资料。广义的史料,应包括人类社会在历史发展过程中所遗留下来的一切遗迹。我国著名史学家傅斯年说"史学便是史料学",这是强调史料的挖掘、堆积对史学研究的重要性。我国药物使用历史悠久,鉴于本书对"本草"概念的界定,本章所讲的本草史料主要是指与具体的药物、与药物著作相关的历史遗迹,其内容应涵盖前人对药物品种、产地、种植采收、加工炮制、功效主治、配伍应用、药物剂量、剂型、药性理论、药物的民俗、文化以及与药物著作相关的作者、书籍内容、版本、校勘、流传、影响等方方面面,对于学习传承传统本草学知识、研究与发展本草学理论体系有着至关重要的作用。"上穷碧落下黄泉,动手动脚找材料",史料的挖掘与搜集工作是艰辛的。学习与了解史料类别的相关知识,对如何全面、快速而准确地查找相关研究史料将大有裨益。史料的存在形式千差万别,现在史学界通常把史料分为三大类,即实物史料、文字史料和口传史料。本草史料有哪些? 实物史料主要有遗址、墓葬、遗物等,遗址、墓葬等虽对本草研究也有重要的价值与意义,但这些与本草学相关的内容甚少,本章主要介绍遗物,通常又被称为历史文物,历史文物又有考古实物(或称考古文物)与其他历史文物二类。文字史料是指用文字记录的形式体现和保存下来的人类活动遗迹,通常主要指各种书籍,但也包括各种铭刻及其他非书籍形式的散存文字材料。文字史料除经史子集所涵盖的书籍外,早期的文字史料如商周甲骨文、金文,秦汉简牍、帛书,以及历代石刻文字,私人的信札、笔记,宗族的族谱,各种契约、账簿、函电、章程以及报纸杂志、传单广告、医药处方等都是文字史料。口传史料,又称口述史料,主要指以口头流传为显著特征的史料。由于口传史料在本草史料中极少,本章主要介绍实物史料和文字史料两大类。

第一节 实 物 史 料

一、考古实物史料

　　考古实物史料主要是指地下出土的遗物,由考古遗物本身所包含的历史价值而确定的实物资料,通常也被称作考古文物。经历数千年的不断发展,劳动人民创造产生了大量的物质文化财富。由于年代变革,战乱、动荡,部分物质财富被埋葬于地下。所幸通过考古工作者的辛勤劳动,这些深埋于地下的宝贵文物被不断挖掘出来,其中就有一些医药相关的文物。医药文物的挖掘与再次现世,对本草学术史、文化交流史、药物品种的考证、医药度量衡的考察等诸多方面均有着极为重要的参考价值。选择各地出土的与本草相关文物中具有代表性的内容简述如下。

1953 年在长沙左家公山战国墓葬中出土的称量药物的衡器,包括 1 个天平和大小 9 个砝码。这些砝码最重者不过 4 两,余者只有数钱或数分重。

1965 年南京北郊象山 7 号墓(东晋升平三年王丹虎墓)出土安放在一漆盘内(盘已朽)的 100 余粒粉红色丹丸,呈颗粒状。为古代道家、神仙家炼制的丹药。

1973 年在福建泉州湾后渚港挖掘出土的一艘宋代海船中存放的由檀香木枝干制成的一批香料,断枝状,表面有轻度风化。这反映了当时中外商贸香料交易的一些情况。

1974 年初在湖南省长沙市马王堆三号墓棺椁边箱的一些容器(香囊、枕头、薰炉)内盛装的药物,有桂皮、茅香、辛夷、花椒、杜衡、藁本、佩兰、姜、高良姜、牡蛎、丹砂、苏合香等。这些药物的出土,为了解当时使用的药物品种提供了重要的证据。

1983 年在广州市番禺区出土的南越王墓中发现的承盘高足杯、五色药石(紫水晶、硫黄、雄黄、赭石和绿松石)、银盒内盛装的丹药,反映了当时社会求成仙炼丹服食的风气,此外还有捣药铜臼和杵,装药的陶罐和一些药物。

浙江 3 个新石器时期遗址中共发现了 5 份疑似史前灵芝样本,且均出土于文化层灰坑。经 ^{14}C 放射性同位素质谱分析,证实田螺山遗址出土的 G1 样本距今约(6 817 ± 44)年,余杭南湖遗址出土的 G2 样本距今约(5 379 ± 59)年,千金塔地遗址出土的 G5 样本距今约(4 508 ± 50)年,分别属于河姆渡早期和良渚文化时期。经环境扫描电子显微镜和光学显微镜观测,根据担孢子表观形态鉴定 G1~G5 样本为担子菌纲灵芝属真菌。河姆渡是中华文明的发祥地之一,史前灵芝与双鸟木雕头饰、玉器等巫用文物一起出土,推测当时巫已经在使用灵芝。史前灵芝样本的发现,将人类使用灵芝的时间从汉朝推进到距今 6 800 年。2016 年江西省南昌市海昏侯墓出土有医疗器具以及医药等相关医疗的随葬品,其中 M1 椁室出土的盛于精美木制漆盒中的药物为迄今报道的古代最早的中药辅料炮制品,即经淀粉与蔗糖辅料炮制的玄参科地黄属(Rehmannia)植物的根。

此外,1925 年在安徽亳州出土汉末陶制药罐和陶勺;1940 年淮南出土楚汉之间合药罐;1955 年南京中医药展览会上还展出了春秋战国时期其他一些可供作药用的器物,如陶鼎、骨瓶及铜豆等;1974 年云南省大理国境内一宝塔(大宝七年,即 1152 年建)塔基内发现多种中药药品,等等。随着考古工作的深入开展,势必会有更多的医药文物出土。

二、其他历史文物

除出土的考古文物外,一些博物馆或民间收藏家也收藏有世代相传或经他人之手辗转购得的历史文物,有些文物往往与本草相关,值得我们关注。如故宫博物院馆藏有清代宫廷使用的珍贵药材和饮片(鸡爪黄连、佛手参、三七、蟾酥等)以及药酒,据考证来源于各省征收、官员进贡、外国使节馈赠、外购药材和成药、宫中自制药品等。此外,清代宫廷特有的煎药记名牌、盛药工具等文物,对考察当时名贵药材及其使用、中药学史具有一定参考价值。

国外博物馆中也藏有大量本草相关文物,如在维也纳自然史博物馆(Naturhistorisches Museum)中藏有 17 世纪欧洲传教士从中国南方带回的药用植物标本。位于伦敦的英国自然历史博物馆中珍藏了一批古代中药饮片,客观记录了 300 年前中药商品的实际情况。美国西北部俄勒冈州约翰日的金华昌公司博物馆中保存了金华昌使用的中药饮片 400 余种以及部分本草书籍,还有处方、货单、信函和名帖等。这些标本对考察当时药用植物(动物、矿

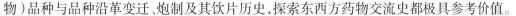

物）品种与品种沿革变迁、炮制及其饮片历史,探索东西方药物交流史都极具参考价值。

2017 年,西安交通大学出版社出版了李经纬主编的《中华医药卫生文物图典》,依据文物质地、种类分为 9 卷,计有陶瓷、金属、纸质、竹木、玉石、织品及标本、壁画石刻及遗址、少数民族文物等卷,共计收载医药文物图片 5 000 余件,且对每件文物从质地、规格、馆藏及民生健康中的作用进行描述,是目前最为全面的一部医药文物图谱巨著,为我们进一步查阅原始资料,研究本草学术提供便利。

<h2 style="text-align:center">第二节　文　字　史　料</h2>

一、考古文字史料

考古史料除了实物史料外,还有一部分是地下出土的遗文文献,是考古文字史料。这些文字史料从文献载体这一角度又可进一步分为甲骨文、金文、简牍、帛书、卷子、石刻文字等,以下主要概述与本草有关的文献。

（一）甲骨文文献

甲骨,指龟甲和兽骨。龟甲主要指龟的腹甲,较平整。兽骨则主要是牛的肩胛骨,兼或有刻记事文字的牛头骨、鹿头骨、人头骨、虎骨等。我国从商汤传到第九代盘庚,迁都殷,直到纣王末期（前 1300—前 1028）,殷人用甲骨刻记占卜文字。殷人凡事要占卜,如祭祀祖先、征伐、狩猎等都要占卜。先在龟甲或卜骨上凿穴,凿而不透,然后再在火上灼,以上面裂纹（兆）来预测吉凶。"卜"字即是裂纹的形状。然后在裂纹附近刻上占辞,包括时间、事件、占卜人、占卜结果。事情发生之后,还要记上灵验与否,谓之验辞。如此内容很丰富,包括纪年、帝王世系、祭祀、战争、畋猎、农业、畜牧业、疾病、灾害、天象、方国等,是十分重要的历史资料。占辞使用象形文字刻在甲骨上,称为甲骨文,是我国最早真正有系统的文字。从甲骨文发现至今,出土的有字甲骨尚无确切统计数字,有 10 万 ~15 万片。

甲骨文被发现以后,引起学者重视,形成新的学问"甲骨学"。一些甲骨文集结专书陆续出版。清刘鹗（1957—1909）的《铁云藏龟》是第一部汇集甲骨文材料的专书。其后又有孙诒让（1848—1908）的《契文举例》,罗振玉（1866—1940）的《殷墟书契》《殷墟书契考释》。郭沫若主编、胡厚宣总主编的《甲骨文合集》,1978 年 10 月至 1982 年 12 月中华书局出版,共十三册,选收甲骨 41956 号,该书是研究甲骨文与殷商史头等重要的工具书,该书的释文《甲骨文合集释文》已于 1999 年 8 月由中国社会科学院出版。1983 年出版的由温少峰、袁庭栋主编的《殷墟卜辞研究——科学技术篇》,1992 年中华书局出版的由姚孝遂、肖丁主编的《殷墟甲骨刻辞摹释总集》等书籍,可作为甲骨文文献研究的重要参考书籍。1999 年语文出版社出版由彭邦炯、谢济、马季凡编的《甲骨文合集补编》,收甲骨 13450 号,体例同《甲骨文合集》。2008 年人民卫生出版社出版的由彭邦炯主编的《甲骨文医学资料释文考辨与研究》,是重要的甲骨文医学文献资料汇编。

记载有关疾病、灾害的甲骨文是我们研究我国殷商时期医药卫生历史的重要参考资料。在丰富的甲骨卜辞中,记载疾病的甲骨有 323 片,共 415 辞。据著名甲骨学家胡厚宣先生在 1944 年所著的《殷人疾病考》中统计,"殷人之病,凡有头、眼、耳、口、牙、舌、喉、鼻、腹、足、趾、尿、产、妇、小儿、传染等一十六种",并与现代医学之分类加以比较,认为"具备今日之内、外、脑、眼、耳鼻喉、牙、泌尿、产妇、小儿、传染诸科",其治疗以灸刺按摩的方法为主,使用药物治病的记载不多。但甲骨文中已经收录了"药"字,并有用枣、鱼治病的卜辞。据统计,甲骨文中记述了30多种现今可以入药的动植物名称。

（二）金文文献

金文主要是指镂刻或熔铸在青铜器上的文字,以使用青铜器为标志的时代被称为青铜时代。我国公元前21世纪开始使用青铜器,到公元前5世纪止,相当于夏、商、周三代。商代中期开始有铭文,大多较短。西周时期有铭文者多而且铭文长,著名的毛公鼎腹内有铭文32行479字,又重文9,合文9,共计497字,是现存铭文最长的一件青铜器。东周时期有铭文者减少,铭文变短,战国晚期铭文多为物勒工名,字数更少,这时冶铁技术已产生并普及,青铜时代最终被早期铁器时代所取代。

中国青铜器的重要特点在于大量的青铜礼器、乐器,这些青铜礼器、乐器主要用于贵族的祭祀、朝聘、宴飨、丧葬等礼仪活动,是权力与地位的象征,极为重要。大概金文史料记载与医药相关内容甚少,目前有关金文的本草史料研究阙如。

（三）简帛文献

简,指简牍。简牍是对我国古代遗存下来的写有文字的竹简与木牍的概称。用竹片写的书称"简策",用木版（也作"板"）写的叫"版牍"。超过100字的长文就写在简策上,不到100字的短文便写在木版上。写在木版上的文字大多数是有关官方文书、户籍、告示、信札、遣册及图画。由于写信的木版通常只有一尺长,故信函又叫"尺牍"。一枚简牍称为简,常写一行直书文字。字数较多的,写在数简上,编连在一起称之为"册"。甲骨文和金文中已有"册"字,故有学者认为殷商时期已利用简为书写材料。已发现的时代最早的简是战国初期的。根据文献记载和考古发现可知,简牍文献流行于先秦,两汉时期最盛,直到东晋末年才被已发明四五百年的纸质文献所取代,作为主要的文献形式在中国使用的时间长达千余年。帛是丝织品,作为书写材料,几乎与简册同时并行。历史上简册出土屡见记载,19世纪末以来,出土简帛文献较多,为学术研究提供了丰富的新材料。单纯的本草简帛文献不多,大多与方剂、经方类等文献并存于医药类文献之中,下面按出土先后时间,择其主要予以介绍。

1. 敦煌汉简　1907年,英籍匈牙利人斯坦因在甘肃西部疏勒河流域汉代长城关塞遗址发现了汉简。这批敦煌汉简被斯坦因带到欧洲,引起中国学界的极大震动。1912年,罗振玉与王国维根据沙畹提供的这批汉简的手校本进行了释文考证,于1914年首先在日本京都出版社出版了《流沙坠简》。该书是国人研究简牍的开端,也是简牍学研究的滥觞。此后,又陆续有汉简出土。1979年,甘肃博物馆、敦煌文化馆在敦煌马圈湾汉代烽燧遗址获简1 217枚,现藏于甘肃文物考古研究所。1990—1992年,甘肃考古工作者对敦煌西北64公里处汉代悬泉置遗址进行发掘,获简25 000余枚。敦煌汉简的时间约为汉武帝时期至东汉中期,其中有一些医方内容,价值极高。

2. 居延汉简　指汉代张掖郡居延都尉和肩水都尉下辖遗址出土的简牍。地点在今内蒙古自治区额济纳旗和甘肃省金塔县境内。1930年发现汉简1万余枚,1980年中华书局出版《居延汉简甲乙编》收罗齐备。1972—1974年又发掘近2万枚,1994年中华书局出版《居延新简（甲渠候官）》上下册,《居延新简（肩水金关）》。居延汉简数量庞大,收录了一些医方内容。

3. 武威医简　1972年在甘肃武威汉墓中出土的医简。甘肃省博物馆、武威县文化馆将其辑为《武威汉代医简》，于 1975 年由文物出版社出版。武威医简的成书年代暂不可考，但由墓葬时间来推断，该书在东汉前就已经成书。该书涉及方剂学、药物学内容。

4. 马王堆医书　1974 年在湖南长沙马王堆三号汉墓出土了大量简帛文献，其中包括 15 种古佚医书，被称为马王堆医书，被整理小组编为《马王堆汉墓帛书（肆）》，由文物出版社于 1985 年出版。其中与本草相关的文献有 6 种：①《五十二病方》，这是我国现已发现的最古医方著作，如以《黄帝内经》主体成书于战国时期来推定，那么该书的成书年代至少可以上溯到春秋战国之际甚至更早。②《养生方》和《杂疗方》，二书行文风格和用语与《五十二病方》基本一致，故成书年代与《五十二病方》大致相同，主要内容为养生方术，时杂房中、咒禁内容。③《胎产书》和《杂禁方》，二书应该是在西汉前成书。《胎产书》论有关胎产的禁忌，内含方剂；《杂禁方》为咒禁方术书，内含方剂。④《却谷食气》的成书时间也在西汉前，是目前见到最早的气功文献，书中记载有药物名称。

5. 阜阳汉简　1977 年在安徽阜阳双古堆一号汉墓中发掘出来的汉简。其中有一种类似本草性质的书（可惜残损太多），整理组开始命之为《杂方》，后来正式发表这批医简时更名为《万物》。阜阳汉简的墓主是西汉夏侯婴之子，卒于文帝十五年（公元前 165 年），故《万物》的成书年代不会晚于此，估计此书在西汉前已经成书。该书与《神农本草经》相比较显得更原始，对于每一味药物的记载，还未将药名、性味、主治、产地等信息归纳在内。

6. 周家台秦简　1993 年 6 月，在湖北省荆州市沙市区关沮乡周家台 30 号秦墓中出土简牍 390 枚。湖北省荆州市周梁玉桥遗址博物馆将其整理汇编成《关沮秦汉墓简牍》。周家台秦简中与医药相关的简牍数量不多，涉及治病医方、祝由去病，以方剂为主，是存世最早的医药简帛，至迟应形成于秦始皇时代。

7. 老官山汉墓医简　2012 年 7 月至 2013 年 8 月，成都市金牛区天回镇的一处西汉时墓地出土大量漆木器、陶器及少量铜器和铁器。出土的完整的人体经穴俑，应是迄今为止我国发现的最早、最完整的经穴人体医学模型，与墓葬出土经脉医书相对照，对揭开中华医学经脉针灸理论的起源和发展具有重要意义。首次发现大量西汉时期简牍，出土 9 部书，其中与医学相关的有《敝昔医论》《脉死候》《六十病方》《医马书》。《敝昔医论》可能是失传了的中医扁鹊学经典书籍，《六十病方》记载了大量的药方。据推测墓葬年代在西汉景武时期。

8. 海昏简牍　2011 年 4 月，江西省文物考古研究所对位于南昌市新建区大塘坪乡观西村老裘村民小组东北约 500 米的墩墩山进行发掘，2015 年 7 月在海昏侯墓园六合墓主椁室文书档案库发现 5 200 余枚简牍（包含残断简牍），另在主椁室各处发现 110 枚签牌。海昏侯为西汉所封爵位，后世代承袭，共传 4 代，一直延续到东汉。此次发现的墓葬为第一代海昏侯故昌邑王，即汉废帝刘贺（？—前 59）的墓葬。此次墓葬所保存的海昏简牍中涉及方技大致有"房中""养生""医方"等方面，现存竹简 200 枚。"医方"可见部分方名，其中有与祛除蛊虫有关的方法。

（四）敦煌卷子

敦煌卷子指公元 10—11 世纪收藏在敦煌千佛洞莫高窟中隋唐前后抄写的大批卷子书籍。公元 1899 年，道士王圆箓在清扫莫高窟甬道时，无意中发现藏有大量经卷的石室，内存各种卷子三万余。其中内容多为佛经，也有不少史籍、方志、杂家、书契、语言、文学、艺术、医学等书籍。据统计，医学卷子有 80 余种。其中包含传世古医书，如《素问》《伤寒杂病论》《脉经》等。但大量的是已经失传的古医书，其中有见于古代书目著录者，也有不见于著录者。这些卷子的抄写年代,最早可上限于南北朝时期,大部分是隋唐时期,最晚的写本也不晚于五代。敦煌医学卷子的发现,对于研究我国古代医学成就,尤其是隋唐时期医药成就的意义重大。其中与药物相关的有《神农本草经集注》《食疗本草》《新修本草》《亡名氏本草序例》四种,以及医方类书籍如《杂疗病药方》《唐人选方》《单药方》等21种,收载医方1 000多首。

马继兴先生对敦煌医学卷子进行大量的整理研究工作,1988年由江西科学技术出版社出版的《敦煌古医籍考释》,收录敦煌所出土的医学文献七十余种,兼收少量吐鲁番出土医书。分11类,每种医籍考释分提要、原文、校语、按语、备考五项。此外,1996—1998年江苏古籍出版社出版的由周绍良主编的《敦煌文献分类录校丛刊》中包含《敦煌医药文献辑校》一册。

(五)石刻文献

石刻文献的载体主要分为碣、摩崖、碑三种。碣就是高石柱子,上小下大,形在方圆之间。摩崖是崖壁,天然之石。碑之名起于周朝,墓所用之碑用木,庙门之碑用石。西汉开始有碑刻文字,但极少。东汉开始勃兴,现在所说的汉碑,一般是指东汉碑。碑文文献除了大量用于丧葬外,还用于记功记事,表彰功德。记录修桥、修路、建庙、修观、诗文法书、名人手迹、进士题名、标准经典、佛经等。中国石刻文献数量庞大,内容丰富,有地下出土的,也有地上保存下来的,为了方便起见,这里一并介绍。

北宋嘉祐八年欧阳修撰《集古录》10卷,为汇集"上自周穆王以来,下更秦汉隋唐五代,外至四海九州,名山大泽,穷崖绝谷,荒林破冢"的金石拓本,系撮其大要而编成,这是今存最早的金石学著作。此外还有宋赵明诚《金石录》30卷;宋洪适《隶释》27卷,《隶续》21卷;清孙星衍、邢澍《寰宇访碑录》,收录周秦至元代石刻8 000余种,其后又有为该书订补者,如罗振玉《再续寰宇访碑录》等;清王昶《金石萃编》160卷;清叶昌炽《语石》10卷;1988年河南中州古籍出版社影印出版的由北京图书馆选编《北京图书馆藏中国历代石刻拓本汇编》;1992年上海古籍出版社出版周绍良的由主编的《唐代墓志汇编》;中国文物研究所编的《新中国出土墓志》,时代上起先秦,下至民国初年;以及杨殿珣撰的《石刻题跋索引》等,为检索历代石刻题跋出处的索引工具书。

与本草相关的石刻类文献多集中在摩崖石刻和碑文上。摩崖石刻有:河南洛阳龙门石窟"药方洞"所刻的"龙门药方",是我国现存最早的石刻药方(现有1998年河南医科大学出版社出版张瑞贤主编《龙门药方释疑》);陕西耀州药王山选刻孙思邈医药著作(包括《备急千金要方》《孙真人海上方》《福寿论》《风药论》等);桂林南溪山《养气汤方》;伏波山《傅伦还珠洞题诗并序》等。

碑文文献以墓志碑文为主。墓志一般在志文开端介绍墓主的世系。其中有关医药学家的内容为我们考察医药学家功绩及其学术传承提供一手资料。如义兴蒋氏家族,《大唐故朝散大夫上护军行魏州武圣县令蒋府君墓志铭并序》记载"府君讳义忠,字子政,吴郡义兴人也……父孝璋,朝议大夫、上柱国、行尚药局奉御"。《新唐书·艺文志》著录《本草》20卷、《本草目录》1卷、《图经》7卷,参与修订的有李勣、长孙无忌、辛茂将、许敬宗、孔志约、许孝崇、胡子彖、蒋季璋、蒋季瑜、吴嗣宗、蒋义方、蒋季琬、蒋茂昌等。"季"或"孝"形近而误,共同参加其事的蒋氏有太子药藏监蒋孝瑜,"太子药藏局丞飞骑尉臣"蒋义方。按蒋季琬与苏敬共同纂修本草,时为朝请郎太常寺太医令。蒋孝瑜与蒋孝璋的名字都有一个"孝"字,且名字最后一个字皆为王字旁,说明他们可能是同辈。蒋义方与蒋义忠可能是同辈,是蒋孝璋的另一个儿子或侄子。又如《唐故处士张公墓志铭》记载："张从古（773—842）好药术，乐山水，于天坛学道，得绝粒休粮、龙虎还转服饵之术，游洞穴，止居嵩岳数年。公以膝下之养，丹霞不可充甘旨，遂却归寰宇，隐于都市，托药肆鬻术，非为酒直，实缘供侍，亦假此而救人济世……终丧期，授以鬻药之室付甥。"张从古学道修道于嵩山，与其药材经营的经历、发展密不可分，死后托药肆于甥，形成了家族学习医术、经营药材的佐例。结合上述医者家世与家族行医的记载，或可从中发现更多药肆的经营与往来。除墓志碑记外，还有建庙、修观等碑记值得关注，如江苏省常州市所收藏的明代崇祯四年刻《重修常州府医学碑记》，其中记载有常州府惠民药局的变迁历程等。

二、存世文献

（一）医药书籍中记载的本草史料

1. 本草著作　本草著作是指集中记载本草相关知识的书籍，应该说所有的本草著作均是本草史料。本草著作依据其内容大致可分为综合性本草和专类本草两大类。

（1）综合性本草：综合性本草一般包含总论和各论两大部分，总论主要讨论药物的分类原则、君臣佐使配伍、七情、四气、五味、采造时月、真伪陈新、用药大法、服药时间、大病之主、诸病通用药等药性理论内容；各论部分则按照味、性、良毒、主治、用法、别名、产地、形态、采收、附方、炮制等方面来论述药物。综合性本草主要有《神农本草经》《名医别录》《本草经集注》《新修本草》《开宝本草》《嘉祐本草》《证类本草》《大观本草》《政和本草》《绍兴本草》《本草衍义》《宝庆本草折衷》《本草元命苞》《本草品汇精要》《本草纲目》《本草纲目拾遗》等。由于综合性本草的编著方式往往是以《神农本草经》为基础，采用层层加注的方式进行编著，因此后出的本草著作常包含前代本草的主要内容。

（2）专类本草：专类本草是指其内容偏重本草学某一类知识体系的本草著作。简要分述如下：

1）配伍宜忌类本草：即讨论药物配伍使用的本草著作。如《雷公药对》、徐之才《药对》等。

2）炮制类本草：论述药物炮制方法的本草著作，如雷敩《雷公炮炙论》、王文洁《太乙仙制本草药性大全》、庄继光《炮炙大法》、张叡《修事指南》等。

3）食疗、救荒类本草：以偏重饮食、食疗、救荒或营养类内容为主的本草著作。如孟诜《食疗本草》、昝殷《食医心鉴》、林洪《山家清供》、忽思慧《饮膳正要》、吴瑞《日用本草》、贾铭《饮食须知》、朱橚《救荒本草》、周履靖《茹草编》、薛己《食物本草》等。

4）单味药本草：论述单味药的本草著作，如李翱《何首乌传》、杨天惠《彰明附子记》、陆烜《人参谱》、唐秉钧《人参考》、郑昂《人参图说》等。

5）图谱类本草：有绘制药图的本草著作，如苏颂《本草图经》、王介《履巉岩本草》、朱橚《救荒本草》、周履靖《茹草编》、刘文泰《本草品汇精要》、陈嘉谟《本草蒙筌》、王文洁《太乙仙制本草药性大全》、李时珍《本草纲目》、李中立《本草原始》、鲍山《野菜博录》、倪朱谟《本草汇言》、周祜和周禧《本草图绘》、吴其濬《植物名实图考》等。

6）临床类本草：这类本草著作的内容虽然类似于综合性本草，但其重心是围绕临床用药。如甄权《药性论》、佚名氏《日华子本草》、皇甫嵩《本草发明》、方谷《本草纂要》、杨崇魁《本草真诠》、卢复《芷园臆草题药》、张介宾《本草正》、李中梓《本草通玄》等。

7）节要性本草：这类本草著作是对已有本草著作（多为综合性本草）进行节纂、改编，以便使其简便,易用易记。如杨损之《删繁本草》、王纶《本草集要》、汪机《本草会编》、陈嘉谟《本草蒙筌》、薛己《本草约言》、倪朱谟《本草汇言》、沈穆《本草洞诠》、汪昂《本草备要》等。

8）音义及异名类本草:指对药物注音或列举阐述药物异名的本草著作,如李含光《本草音义》、异名类本草如梅彪《石药尔雅》等。

9）域外类本草:这类本草著作内容主要是记载外来药物,如郑虔《胡本草》、李珣《海药本草》等。

10）辑佚类本草:对已亡佚本草进行辑佚的本草著作,如卢复《神农本草》、孙星衍《神农本草经》、顾观光《神农本草经》、黄奭《神农本草经》、王闿运《神农本草经》、姜国伊《神农本经》等。

11）药物歌诀类、歌括本草:指以歌诀形式撰写,"以便童蒙"性质的本草著作,这类著作在明代较为流行。如胡仕可《图经节要补增本草歌括》、钱允治《珍珠囊指掌补遗药性赋》、龚廷贤《药性歌》和《药性歌括》、蒋仪《药镜》等。

12）药性理论类本草:以偏重探讨药性理论的本草著作,如张元素《珍珠囊》、李杲《用药心法》《用药法象》、王好古《汤液本草》、缪希雍《神农本草经疏》、贾所学《药品化义》、卢之颐《本草乘雅半偈》、张志聪和高世栻《本草崇原》、张璐《本经逢原》、徐大椿《神农本草经百种录》、唐宗海《本草问答》等。

13）药材鉴定类本草:以药材鉴别为主要内容的本草著作,如李中立《本草原始》、万学贤《尝草分笺》、郑肖岩《伪药条辨》、曹炳章《增订伪药条辨》等。

14）地方本草:为论述地方特色药物的本草著作,如嵇含《南方草木状》、兰茂《滇南本草》、何谏《生草药性备要》、刘善述《草木便方》等。

2. 医经中的本草史料　医经主要指探讨医学基础理论的书籍,比如《黄帝内经》及其注释本系统,《难经》及其注释本系统等。医经中虽也涉及一些关于药物功效的内容,如《黄帝内经》中有"治之以兰,除陈气也",这里指佩兰具有除陈气的功效,但这些内容非常有限,大部分是与本草学理论相关的内容,如《黄帝内经》中有涉及本草"四气""五味"理论的诸多方面内容,刘完素《素问病机气宜保命集》中有"本草论"专章,涉及药性理论诸多内容以及具体药物的简单功效记载。

3. 方书中的本草史料　方书意即专门收载方剂的著作,或以方剂为主要内容的著作。汉代《伤寒论》《金匮要略》中就记载了与本草学相关的内容,这些内容主要涉及药物炮制、配伍和煎服法等。后世《伤寒论》《金匮要略》的注本和派生著作中则更多涉及讨论药物功效的内容。如金代成无己《注解伤寒论》:"白散方……辛散而苦泻。桔梗、贝母之苦辛,用以下气;巴豆之辛,用以散实。"清代尤怡《金匮要略心典》:"百合病　百合味甘平微苦,色白入肺,治邪气,补虚清热,故诸方悉以之为主。"这些内容既紧密与临床结合又贴近本草。另有一些大型方书还列有专门篇章来论述药物,内容涉及药物的栽培、采集、鉴别、产地、食疗等内容。如唐代孙思邈的《备急千金要方》,作者在这部 30 卷的著作中,除第 26 卷为全卷食治本草外,在第 1 卷第 6 节中著有如何用药;在第 24 卷前三论中记有解食毒、解百药毒、解五石毒内容,对草药的用药宜忌做了进一步阐述。而第 26 卷的食治本草则是第一次系统地介绍了药食同源、膳食治病的理论、方法及配伍等多方面的本草学知识,为食疗本草作为本草学的独立分支的建立打下了重要基础。这些宝贵的本草内容虽不是源于本草专著,而是首先载于方书中,但无疑应是本草学中不可分割的重要部分。这一类著作还有唐代《千

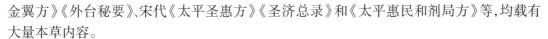

金翼方》《外台秘要》、宋代《太平圣惠方》《圣济总录》和《太平惠民和剂局方》等,均载有大量本草内容。

4. 临床各科著作中的本草史料 中医临床各科包括内科、外科、妇科、儿科、眼耳口齿咽喉科等科,这些临床各科著作中也有大量的本草文献资料。这些书籍中的本草文献除了散在于医家对药方阐释中涉及药物性味、归经、良毒、功效、炮制、产地等知识外,有的医书中还直接设有本草专章或专篇来集中论述本草。如南宋刘昉《幼幼新书》为一部系统的儿科专著,该书共 40 卷,其中第 40 卷"论药叙方"除后面少量内容涉及方书名及作者外,绝大部分为本草内容,可视为本草专卷。共列本草 12 部,分为玉石、草部、木部、人部、兽部、禽部、虫鱼部、果部、米部、菜部、本草虽无而人可识者与本草既无而人未识者,载药物 197 味,基本为儿科临床常用有效药物,论药内容较少述及药物功效与炮制,多是一句提示,或为异名,或为鉴别。南宋医家陈自明的《妇人大全良方》为妇科专著,书中设有"辨制药物法度",共论及 233 味药物,这些药物均为书中方剂中所用到。其内容除主要涉及药物的产地加工与炮制方法外,还包括药物的鉴别、产地等内容,如辰砂"如镜面粉,旋者为上……"滑石"出桂府者,明白而坚者方可用……"元代李杲所撰的《内外伤辨惑论》一书分 3 卷,上卷以医论为主,载述辨阴证阳证、辨脉、辨寒热、辨外感八风邪、辨手心手背等 13 篇有关内外伤辨证的内容;中卷论述饮食劳倦、四时用药加减、暑伤胃气及补脾益气诸方共 24 首;下卷着重介绍内伤饮食的治法。其中卷中与卷下分别有"四时用药加减法"及"随时用药"的本草专篇。明代医家龚廷贤《寿世保元》,该书共 10 卷,分卷论述了内、外、妇、儿、针灸等各科临床常见病证的诊疗方药。在此书第 1 卷,除有五脏、经脉、病因等学说外,特设"本草"一论,包括 3 部分内容:①药物总论。②汤、膏、散、丸、渍酒五种剂型的适应证。③四百味常用中药的药性歌括,包括简明药性、功能主治及常用的炮制方法。又如明代《韩氏医通》中有"药性裁成章",贺岳《医经大旨》中有"本草要略"专章,清代《血证论》中有"用药宜忌论"专章……

5. 其他一切与医学有关的医书中的本草内容,如医案、医话等 医案、医话中也涉及大量本草内容,尤其是医话往往有本草的专论,多为医者个人的思考与见识,其内容十分精彩。如清代医家张志聪《侣山堂类辨》,书中内容短小精悍,其内容多为作者个人经验之谈,作者在"女贞实"节中说"女贞虽与冬青同名,其种实异。冬青名冻青,叶微圆,子赤色,虫不造蜡为别也。世俗混用冻青,实二物,功用迥别,采折者不可不辨",是对药用植物基源的区分;在"姜附辨"一节中有:"有以生附配干姜,补中有发,附子得生姜则能发散之说者;有以附子无干姜不热,得甘草则性缓之说者,盖以姜附为同类疑惑后人,误事匪细。"为临床用药的经验之谈。又如清代医家陆以湉所著的《冷庐医话》,书中设有"慎药""用药"及"药品"专篇论述药物,如"桃仁最易发胀,震泽某氏子甫十余岁,食之过多胀死,棺殓即殡之效,逾年启棺焚葬,其尸覆卧棺中,手足皆作撑抵势,盖桃仁之性既过而苏,棺甚脆薄,得不闷死,转侧其身以求出,力微卒不能破棺而死耳"。这些夹叙夹议的本草内容在临床应用上发挥了重要作用,亦补充和完善了本草专著中尚缺的内容。此外,张杲《医说》中有"本草""服饵并药忌",周恭《医说续编》中有"用药药戒"等,都属于本草学知识的专章。

以上各类医药著作中除本草著作外,其他著作中所论及与本草相关的史料内容丰富,体量庞大,但多不够集中。我们除了要了解哪些书籍中可能存在本草文献以及其可能存在的篇章外,平时也要留心整理、搜集与归类。

(二)非医药类书籍中记载的本草史料

1. 地方志 地方志是一地方之史,它以地域为记载中心,所记包括历史与现状,如疆域分界、山川产物、风土民情、人物故事、建置沿革等。《禹贡》对后世方志有深远影响，被汉晋人称为"方志之祖"，故方志和地理书本同一源。宋元以来一般地方志都是地方史与地理相结合。各种地方志的门类不尽相同，大体包括舆图、疆域、山川、名胜、建置、职官、学校、赋税、物产、乡里、风俗、人物、艺文、金石、灾异等内容。地方志在宋代走向成熟。宋代方志北宋有 20 余种，南宋 200 余种，两宋现存 20 余种。元代方志可考者 200 余种，存者仅 10 余种。宋元方志有中华书局 1990 年影印的《宋元方志丛刊》可查阅。明清时期是我国方志的全盛期。明代方志多达 3 000 余种，现存 1 000 余种；清代现存方志多达 5 000 余种。民国时期社会动荡，修方志亦有 1 500 余种。中华人民共和国成立以后，各地延续修志。

地方志可分为总志、省志、府志、州志、厅志、县志、乡镇志、都邑志、卫生志、边关志、土司志、盐井志、专志（专门性地方志书，如《麻姑山志》）。目前，查阅地方志较方便的工具书有《中国地方志联合目录》，由中国科学院北京天文台编著，1985 年中华书局出版。该书著录我国旧方志 8 000 余种。从 1991 年起，江苏古籍出版社、上海书店和巴蜀书社三家出版单位启动了影印出版 1949 年以前各类旧志的项目，完成了一部《中国地方志集成》书目，并以省为单位分辑，择优选择资料性强、内容最丰富的志书逐年推出，至今已经连续不间断地出版了 25 个省的《府县志辑》和 1 个《乡镇志专辑》。此外还有中国科学院图书馆编、中国书店影印本《中国稀见地方志汇刊》，计 195 种；台北成文出版社影印《中国地方志丛书》，约 2 000 种等。均网罗丰富，方便检索。

与本草学相关的方志内容较为集中在物产、矿藏、人物、方技、艺文、经籍等项目中。其中物产、矿藏集中记载了地方特产的中药材资源，这些特产资源也被称为"方物"或"贡品"。如《元和郡县图志》记载了当时全国郡县贡药的情况，对研究道地药材是不可多得的史料；人物、方技中记载有地方上著名的本草学家及其生平事迹；艺文、经籍中记载有地方著名医药学家所著的本草学著作，有时还会著录当地民间常用的经验良方。这些都是研究本草学的重要史料。

2. 家谱　家谱又称"族谱""宗谱""世谱""家牒"。皇帝家谱为"玉牒"。家谱的中心内容是记世系，以男子为主干，按照血缘关系，先父后子，先兄后弟，依次排列。女子附于男子，儿女附于父亲，妻子附于丈夫。一般只记男子的名字，妇女不记名。1997 年中华书局出版《中国家谱综合目录》，著录 1949 年以前出版的现藏国内外的家谱 14 719 条。此数目并不完全，仅可供参考。

家谱内容大致包括以下几方面。①世系：又称世表，实际是血缘关系图。②世系录：是对世系表中每个人简历的记录，不单独列出，而是与世系融为一体。一般包括所出及排行、字、号、科第、官历、封赏、生卒年月日时等。世系是家谱中的主体部分。③谱序：有旧序、新序、跋，可帮助了解家谱历次修纂情况及此次修谱经过，刊刻情况。④恩荣录：或称丝纶录，记历代皇帝对家族或某成员的褒奖。主要是诰命、敕书、御制碑文、匾额等。多在卷首。⑤谱例：修谱凡例。⑥像赞：始祖及显达者有画像及赞，在卷首。⑦图：祖庙、祖茔、祠堂、住宅等绘图。⑧传志：家族中重要人物有专门的传、墓志、墓表等。⑨诵芬录：外人为家族中人物题诗、作词、赠文、通信，这一部分往往保存重要文献。⑩懿行录：妇女中有懿言嘉行者之传记、寿序及外人投赠诗、词等。⑪宗规家训：宗规是宗族内带有法律色彩的条规；家训是教育族内子弟的训词。⑫文献：本族著述、诗文、目录等。⑬志：科名、节孝、仁宦、宗行、宗寿、宗才、封赠、祖屋、祖茔、祖产等专门记载。⑭修谱人员：参与修谱者名单。⑮陈设图：许多家谱末都附有这种祭祀时陈设祭品的次位图。⑯领谱字号：家谱是分房领收的，都有

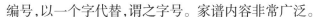

编号,以一个字代替,谓之字号。家谱内容非常广泛。

目前利用家谱文献开展本草学研究较少,值得进一步挖掘。家谱中的世系、世系录、传志、诵芬录、文献往往涉及与本草学,尤其与本草学家传记的相关内容。国史、方志虽有传记,但往往不如家谱详细。比如清代著名的本草学巨著《植物名实图考》的作者吴其濬传记在史书和方志中记载较少,仅能从陆应谷《植物名实图考》序文,民国时期《中州三十乡贤事略》和《国朝耆献类征初编》中了解一些内容,但不全面。吴其濬家族是明清时期河南固始县的望族,通过考察其家谱——《固始吴氏一线谱》,即可对吴其濬的生平事迹、家族源流和世系分列有更深入的认识;并且由此了解吴氏家族中吴其浚系吴其濬堂兄,字淇瞻,一字潏圆,嘉庆十三年(1808 年)中二甲第 61 名进士,曾入选翰林庶吉士,散馆授刑部奉天清吏司主事候补郎中,诰授奉政大夫。如此则不至于把《植物名实图考》的作者误为吴其浚(按:"濬"是"浚"的异体字,一般情况下当改写为"浚"),犯常识性的错误。

3. 笔记小说、诗词歌赋　笔记是一种专门文体,指文人的随笔杂录以及一些零星琐碎的记载。小说是指有人物,有情节,以散文语言为表现手段,广泛地反映社会生活的体裁。笔记小说从魏晋时期的《博物志》《列异传》到清代《阅微草堂笔记》《淞滨琐话》,可谓多不胜举。笔记小说、诗词歌赋内容丰富,可谓包罗万象,其中也会涉及与本草学相关的内容。

如宋代笔记小说中记载了 75 种含有本草学内容的书目,本草文献 285 条,总计 50 324 字,本草学记载分布广泛而散在,同一部笔记中的本草学记载分散在不同章节;部分笔记将药物文献按类编入;记载同一药物的史料在不同的笔记中重复出现;不同笔记中文献互相引用。按内容分为九类,包括:药物名称;药物品种、产地及形态;药物考辨;药物炮制;药物功效与附方;外来药物;药铺药市;药事管理;其他。宋代笔记小说部分本草史料填补了本草学上的空白,展现了当时社会本草学的发展风貌。

诗词歌赋中涉及古代药物相关的内容更是多不胜数,诗词歌赋的内容也可以作为考证研究的重要资料。如"蕲春四宝"之一的蕲簟已经消失,但唐宋以降,历代都有许多有关"蕲簟"的诗文存世,体现了丰富的蕲簟文化。例如明代诗人郭凤仪《蕲州竹簟歌》:"齐安土瘠百不宜,蕲春竹箭生独奇。疏节洞干袅烟雾,色参碧玉多华滋。尤物自合神理惜。良工竞采含苞枝。……几经折镂等薙叶,一加织组同缲丝……稀有价重锦绣霞,展舒光映黄琉璃。三叠九折柔耐卷,八尺半握行堪随。"其中"良工竞采含苞枝""几经折镂等薙叶""三叠九折柔耐卷"等诗句体现了蕲簟采收、加工与成品特点,为蕲簟相关考证提供了重要信息。

中华书局从 1959 年起陆续出版了《历代史料笔记丛刊》,包含《唐宋史料笔记丛刊》《元明史料笔记丛刊》《清代史料笔记丛刊》《近代史料笔记丛刊》四大类;上海古籍出版社自 1999 年起陆续出版了《历代笔记小说大观》,包括《汉魏六朝笔记小说大观》《唐五代笔记小说大观》《宋元笔记小说大观》《明代笔记小说大观》《清代笔记小说大观》五大类;1994 年,河北教育出版社出版了周光培编著的《历代笔记小说集成》。2006 年,人民卫生出版社出版了陶御风主编的《笔记杂著医事别录》,专门摘录了笔记小说的医药内容。

《昭明文选》简称《文选》,选录东周至梁代八百年间诗文 752 篇。《文苑英华》为宋四大书之一,此书选录内容起于梁末,是接续《文选》之著。《先秦汉魏晋南北朝诗》,为逯钦立先生编辑校勘,共 135 卷,收录上古至隋朝诗歌谣谚,是迄今为止最完备的唐以前诗歌总集。《全唐诗》收录唐五代诗人 2 200 余人,诗作 48 900 多首。1992 年中华书局出版《全唐诗补编》以补《全唐诗》遗漏或修改其错误。《全宋诗》于 1998 年由北京大学出版社出齐,收作者 9 097 人,诗 247 183 首。《全金诗》收金代 358 位诗人 5 544 首诗。此外还有《全元文》

《明诗综》《全清词钞》《全明散曲》《全清散曲》等。以上所列文献均较为全面地整理收集了笔记小说、诗词歌赋的历代史料，是我们从事本草研究的重要参考书籍。

4. 类书与丛书 类书是抄集群书词、句、段、篇，分类排纂，以供查检的工具书。丛书则是指把多种不同的书编在一起，冠以一个总名。类书和丛书都属于编纂而成的书，但体例不同，类书要打乱拆散原书，摘取各书的词句或段落，按照内容类别重新分类编排；丛书则保持原书的完整性，把各书整部完整收入。二者相似之处在于对原文一般不做改动。

历史上重要的类书有唐虞世南编《北堂书钞》、唐欧阳询编《艺文类聚》、唐徐坚等编《初学记》、宋李昉等编《太平广记》《太平御览》、宋王钦若等编《册府元龟》、明谢缙等编《永乐大典》、清陈梦雷等编《古今图书集成》。重要的丛书有元陶宗仪辑《说郛》、明周履靖《夷门广牍》、明胡文焕《格致丛书》、清《武英殿聚珍版丛书》、清《四库全书》、清黎庶昌《古逸丛书》、清张元济《续古逸丛书》《四部丛刊》、王云五《万有文库》、顾廷龙《续修四库全书》《中国丛书综录》等。对于本草学而言，宋代《证类本草》属于本草学专科类书；当代郑金生主编的《中华大典·医药卫生典·药学分典》也属于资料非常丰富的本草学专科类书。

类书、丛书中均有大量的本草学资料。由于类书以类编排，为读者查找史料带来极大的方便。如《古今图书集成》中包括《古今图书集成·草木典》320卷，将植物分为701部，《古今图书集成·禽兽典》192卷，将动物分为318部，其中集中记载了大量药用植物、动物的图片以及药物文字资料。此外，由于类书大量摘引古书，所以也是辑佚书籍的重要来源。如《太平御览》引书1 689种，十之七八都已不传，大量佚书赖《太平御览》保存了若干佚文，《太平御览》也成为辑佚的宝库。东汉时期本草专著《神农本草经》在宋代已经亡佚，后代对《神农本草经》的辑佚除了主要引自《证类本草》所保存下来的内容（白字内容）外，孙星衍、孙冯翼和森立之、马继兴等辑佚的《神农本草经》多以《太平御览》相关内容为主校本，而其他唐代类书如《初学记》《北堂书钞》也皆引用过《神农本草经》，只是内容较少，也是重要的参校书籍。

【主要参考文献】

［1］安作璋.中国古代史史料学［M］.3版.福州：福建人民出版社，2010.

［2］王军，陈平，杨永鹏，等.成都天回镇老官山汉墓发掘简报［J］.南方民族考古，2016（1）：215-246.

［3］陈自明.妇人大全良方［M］.北京：人民卫生出版社，1992.

［4］杜泽逊.文献学概要（修订本）［M］.北京：中华书局，2008.

［5］关雪玲.清宫医药来源考索［J］.哈尔滨工业大学学报（社会科学版），2007，9（4）：19-26.

［6］关雪玲.清宫药酒摭拾［J］.紫禁城，2016（2）：86-97.

［7］胡厚宣.论殷人治疗疾病之方法［J］.中原文物，1984（4）：27-30.

［8］湖南省博物馆，中国科学院考古研究所.长沙马王堆二、三号汉墓发掘简报［J］.文物，1974（7）：39-48.

［9］江西省文物考古研究所，南昌市博物馆，南昌市新建区博物馆.南昌市西汉海昏侯墓［J］.考古，2016（7）：45-62.

［10］江西省文物考古研究院，北京大学出土文献研究所，荆州文物保护中心.江西南昌西汉海昏侯刘贺墓出土简牍［J］.文物，2018（11）：87-96.

［11］李杲.内外伤辨惑论［M］.2版.田翠时，校注.北京：中国医药科技出版社，2019.

［12］成无己.注解伤寒论［M］.田思胜，马梅青，校注.北京：中国医药科技出版社，2011.

[13] 李经纬,梁峻,刘学春.中华医药卫生文物图典[M].西安:西安交通大学出版社,2017.

[14] 李良松.甲骨文中的医学史料简述[J].中医药文化,1992(3):12.

[15] 刘昉.幼幼新书[M].幼幼新书点校组,点校.北京:人民卫生出版社,1987.

[16] 陆以湉.冷庐医话[M].吕志连,点校.北京:中医古籍出版社,1982.

[17] 马继兴.中医文献学[M].上海:上海科学技术出版社,1990.

[18] 马继兴.全国各地出土的秦汉以前医药文化资源[J].中医文献杂志,2002,20(3):1-3.

[19] 马继兴.全国各地出土的秦汉以前医药文化资源(续一)[J].中医文献杂志,2002,20(4):7-8.

[20] 马继兴.全国各地出土的秦汉以前医药文化资源(续二)[J].中医文献杂志,2003,21(1):7-10.

[21] 马继兴.全国各地出土的秦汉以前医药文化资源(续三)[J].中医文献杂志,2003,21(2):13-14.

[22] 马继兴.全国各地出土的秦汉以前医药文化资源(续四)[J].中医文献杂志,2003,21(3):14-16.

[23] 马继兴.全国各地出土的秦汉以前医药文化资源(续完)[J].中医文献杂志,2003,21(4):12-14.

[24] 龚廷贤.寿世保元[M].谷建军,校注.北京:中国医药科技出版社,2011.

[25] 彭华胜,徐长青,袁媛,等.最早的中药辅料炮制品:西汉海昏侯墓出土的木质漆盒内样品鉴定与分析[J].科学通报,2019,64(9):935-947.

[26] 尚志钧,林乾良,郑金生.历代中药文献精华[M].北京:科学技术文献出版社,1989.

[27] 万芳,钟赣生.方志与药学史研究之刍议[J].中国药学杂志,1998,33(3):174-176.

[28] 王家葵,张瑞贤.神农本草经研究[M].北京:北京科学技术出版社,2001.

[29] 王咪咪.简论临床医书中的本草内容与特点[J].中医文献杂志,2003,21(2):1-3.

[30] 王世民,陈公柔,张长寿.西周青铜器分期断代研究[M].北京:文物出版社,1999.

[31] 王帅.从唐墓志看石刻资料在医疗社会史研究中的价值[J].河南牧业经济学院学报,2018,31(4):54-59.

[32] 吴其濬.植物名实图考校释[M].张瑞贤,王家葵,张卫,校注.北京:中医古籍出版社,2007.

[33] 鄢洁.宋代笔记小说中的药物文献研究[D].北京:北京中医药大学,2016.

[34] 杨德铭.吴其浚就是吴其濬吗[J].文史杂志,2001(3):49.

[35] 尤怡.金匮要略心典[M].上海:上海卫生出版社,1956.

[36] 于赓哲.唐代疾病、医疗史初探[M].北京:中国社会科学出版社,2011.

[37] 张桂远,陈寿同.吴其濬的家族世系与东墅植物园考[M]//河南省科学技术协会.吴其濬研究.郑州:中州古籍出版社,1991.

[38] 张志聪.侣山堂类辨[M].王新华,点校.南京:江苏科学技术出版社,1982.

[39] 赵中振,赵凯存,白效龙.伦敦自然历史博物馆珍藏古代中药考[J].中国中药杂志,2015,40(24):4923-4927.

[40] 赵中振.沧海遗珠:被遗忘的中医药博物馆[J].中华医史杂志,2018,48(1):7.

[41] 甄志亚.中国医学史(修订本)[M].上海:上海科学技术出版社,2008.

[42] 朱定华,王淑民,马继兴.敦煌医学卷子研究概述[J].中医杂志,1986,27(4):57-59.

[43] 查良平,彭华胜,于大庆,等.明代蕲簟的来源及工艺的考古研究[J].科学通报,2018,63(13):1189-1198.

第四章 本草文献基础知识与
重要本草著作体例

第一节 本草文献基础知识

一、目录学

目录是"目"和"录"的合称,"目"指篇名或书名,"录"是对某书或某篇章旨意、要点的说明。把一批篇名或书名与其说明合在一起就是目录。目录学是研究目录、目录工作和目录事业规律的一门学科。中国古籍以"浩如烟海""汗牛充栋"而著称,如何在古籍中全面而准确地查找研究所需内容,则必须要学习目录学知识和原理。清代王鸣盛在《十七史商榷》一书中就曾多次谈到目录学的重要性,他在该书第一卷就指出"目录之学,学中第一紧要事,必从此问途,方能得其门而入"。最早的目录学专著产生在西汉时,刘向、刘歆父子就撰有《别录》《七略》等目录书籍。虽然这两部目录均已亡佚,但班固《汉书·艺文志》是根据《七略》简编而成,基本保存了《七略》的面貌。所以《汉书·艺文志》是我们认识西汉及西汉以前中国学术史的重要门户。书中将图书分为六大类(六艺略、诸子略、诗赋略、兵书略、数术略、方技略)三十八小类,与医药相关的主要在"方技略"类中,包括医经、经方、房中和神仙四小类。以后历代均有目录学专著,而唐代初年官修《隋书·经籍志》是现存较早的按照经、史、子、集四部分类的目录书,四类的内容包括:

经:易、书、诗、礼、乐、春秋、孝经、论语、纬书、小学。

史:正史、古史、杂史、霸史、起居注、旧事、职官、仪注、刑法、杂传、地理、谱系、薄录。

子:儒、道、法、名、墨、纵横、杂、农、小说、兵、天文、历数、五行、医方。

集:楚辞、别集、总集(以上四部四十类,医学书目集中在子部医方类中)。

其后,随着文化发展,典籍的增多,书目的编纂日益引起官府和学者的关注,目录也是不断地向前发展。目录书按照类型大致可分为古典目录和现代目录两大类,本书重点介绍古典目录。

(一)古典目录

古典目录是指从西汉时期目录事业肇始,直至 20 世纪初,"五四运动"以后,随着我国目录学者对中外目录学理论方法的消化和总结,目录学新著不断问世,初步形成了我国现代目录学的学科体系。一般来说,古典目录的结构大致有名目、小序、解题和附注四部分。这几部分既相互联系,构成不同体裁的目录书,又是各自独立的内容,具有不同的编撰方法。我国古代目录事业非常发达,积累了大批目录著作,据初步统计有 300 余种(汪辟疆《目录学研究》统计汉魏至明末目录书 151 种,孙殿起《贩书偶记》著录清以后目录书 155 种),而实际数量远不止此。这些目录根据编撰者的目的和目录的社会职能来区分,可分为国家书目、史志书目和私藏书目三类。

1. 国家书目　国家书目,指国家掌握的图书目录,是由政府主持对国家藏书进行整理后编制而成。我国古代从西汉开始,几乎每个朝代都在政府的主持下进行大规模的书籍整理工作,这在文献记载上称为"校书"。校书完毕,再将书籍的状况用各种形式记载下来,就成为国家书目。西汉武帝时杨仆奉命"纪奏《兵录》",成帝时刘向父子编撰的《别录》《七略》,就是这类古籍目录的开创性著作。以后,各个朝代都编有这类国家书目。这类书目主要有:

汉代刘向、刘歆撰《别录》《七略》,佚。

曹魏郑默撰《中经》,佚。

西晋荀勖撰《中经新簿》,佚。

东晋李充撰《晋元帝四部目录》,佚。

刘宋谢灵运撰《元嘉八年秘阁四部目录》,佚。

南朝齐王亮、谢朏撰《齐永明元年秘阁四部目录》,佚。

南朝梁刘孝标撰《文德殿四部目录》,佚。

唐代元行冲撰《群书四录》,佚。

北宋王尧臣主编《崇文总目》,残缺。该书共六十六卷,按四部分类法分类,是中国现存最早的一部国家目录专书。该书收录书籍 3 445 种,共 30 669 卷。

南宋陈骙撰《中兴馆阁书目》,佚。

明代杨士奇主编《文渊阁书目》,存。该书共二十卷,收录书籍 7 297 种,达 43 200 册。书籍按《千字文》排次,按天字至往字,分为二十个字号。列字二橱,收阴阳、医书、农圃等书。

清代纪晓岚撰《四库全书总目》,存。该书基本上包括了清乾隆以前我国重要的古籍,为我国古代最大的官修图书目录,也是现有最大的一部传统目录书。四库全书的馆臣们,对誊录入库的 3 400 余种图书(称"著录书")和抄存卷目的 6 700 余种图书(称"存目书")全部写出提要,这就是《四库全书总目提要》,或简称《四库总目》。其中,医家类共收入著录医书 97 种,存目医书 92 种,附录兽医书 6 种,总计 195 种。

国家书目是记载当时当代现存书籍的目录,因而是对书籍状况较为真实、较为全面的反映,是全面记载书籍状况的第一手材料。后世编写史志目录也常常以国家书目为蓝本;它反映了历朝历代政府对书籍校勘整理及收藏状况;可以看出古籍出现、流传总的趋势,以及具体到某种古籍的分合、存亡、残缺。

2. 史志书目　史志书目包括正史目录、国史目录、专史目录和补史目录四部分。

正史指的是纪传体史书,正史中书籍目录被称作经籍志、艺文志,二十五史中有《汉书·艺文志》《隋书·经籍志》《旧唐书·经籍志》《新唐书·艺文志》《宋史·艺文志》《明史·艺文志》《清史稿·艺文志》,共有 7 家书目。

国史是指当代人写的当代史,宋朝制度要求在编写国史时也根据国家当时的藏书情况编写书籍目录。如北宋有《三朝国史艺文志》，著录太祖、太宗、真宗三朝典籍。南宋有《中兴国史艺文志》，著录高宗、孝宗、光宗、宁宗四朝典籍。明代焦竑著《国史经籍志》。

专史即专业史或专科史，以及地方志所载的目录。专史书目如郑樵《通志》中的《艺文略》，马端临《文献通考》中的《经籍考》等。

补史目录的出现是由于二十五史中的艺文志、经籍志比例较少，因此清代以后有关学者纷纷为二十四史中缺少史志目录的史书作补志。如李正奋《隋代艺文志》、朱文藻《宋史艺文志》、钱大昕《补元史艺文志》、傅维麟《明史经籍志》等。

3. 私藏书目　私藏书目是指由藏书家或书商、校勘者，以及学术研究者所编撰的目录，书目中所记载的书籍基本来自私家藏书，或曾经眼、刊刻的书籍。私藏书目所载书籍很多为公藏书目所未载，在一定程度上弥补了公藏书目的不足。较有影响的私藏书目有：

宋代晁公武《郡斋读书志》是我国现存最早的、具有提要内容的私藏书目。全书 20 卷，著录书籍 1 492 种，基本包括了南宋以前的各类重要著述。

宋代陈振孙《直斋书录解题》。该书效法《郡斋读书志》撰成，著录图书 3 096 种，分 53 类，大致依经、史、子、集顺序编排。各类根据需要撰写小序。该书"解题"于书名之下记载篇帙、作者、版本等情况，并评论图书得失。私家藏书目录在数量、质量方面同时超越官修目录，该书是其转折点。

元代马端临《文献通考·经籍考》。全书著录自古迄宋现存图书约 5 000 种，按经、史、子、集 4 部分类编排。

明代黄虞稷《千顷堂书目》。共三十二卷，全书按经、史、子、集四部五十一类排列，分四部，每部类下先列明人著述，后附南宋咸淳以下和辽、金、元各朝著作，总计收录明人著作 14 000 余种，附载宋、辽、金、元四代著作 2 400 余种，是现在反映明人书籍最全的目录之作。

清代钱谦益《绛云楼书目》。此书目收书近 3 000 种，其中宋版 36 种，元版 14 种。按经、史、子、集四部分类。

清代瞿镛《铁琴铜剑楼藏书目录》。该书为祖孙三代历五十余年编撰而成。共收录图书 1 194 种，其中，宋刻 173 种、金刻 4 种、元刻 184 种、明刻 275 种、钞本 490 种、校本 61 种，其他 7 种。

清代陆心源《皕宋楼藏书志》。这是一部仿元代马端临《文献通考·经籍考》编撰的辑录体的藏书目录，收录陆氏所藏宋、元、明三代旧刻精钞并为世所罕见者 600 余种。其中大部分为苏州黄丕烈士礼居、周锡瓒漱水月亭、袁廷梼五砚楼、顾之逵小读书堆等四大家之旧藏，极为珍贵。每书除记书名、卷数、版刻及撰者姓名外，并详录书中序跋，间录藏章印记；宋、元两代刊本则备载行款缺笔，以便考核；《四库全书总目》未著录之书，更附以题解。传世有光绪八年（1882 年）陆氏 10 万卷楼刻本，陆氏藏书已于 1907 年全部转售于日本岩崎氏静嘉堂文库。

清代丁立中《八千卷楼书目》。全书共 20 卷 10 册，收书目 1.5 万多种，共 20 余万卷。

此外，值得一提的是《通志·校雠略》与《校雠通义》这 2 部目录学理论书籍。《通志·校雠略》为宋代郑樵所著，郑樵在总结前人目录编撰经验的基础上，对目录学理论提出了很多思考和建议。《校雠通义》为清代章学诚所著。该书继承与发展了宋代郑樵的目录学理论，是通过亲身编纂地方志与书目的实践经验而写成的，并提出目录学之目的为"辨章学术、考镜源流"等醒世名言。

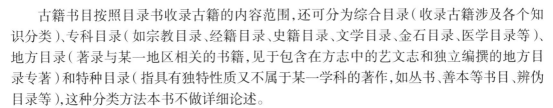

古籍书目按照目录书收录古籍的内容范围,还可分为综合目录(收录古籍涉及各个知识分类)、专科目录(如宗教目录、经籍目录、史籍目录、文学目录、金石目录、医学目录等)、地方目录(著录与某一地区相关的书籍,见于包含在方志中的艺文志和独立编撰的地方目录专著)和特种目录(指具有独特性质又不属于某一学科的著作,如丛书、善本等书目、辨伪目录等),这种分类方法本书不做详细论述。

(二)现代书目

现代书目指基于现存古籍所编撰的书目。主要有馆藏书目和联合书目两类。

1. 馆藏书目　指各图书馆据现存古籍善本所编撰的善本目录。国内外的图书馆如中国国家图书馆、美国国会图书馆、日本杏雨书屋、日本静嘉堂文库等图书馆多编有馆藏书目,如《北京图书馆古籍善本书目》、《上海图书馆善本书目》、台湾省图书馆善本书目、《北京大学图书馆藏古籍善本书目》等。

2. 联合书目　联合书目是指由各省、自治区、直辖市图书馆,藏书单位联合编撰的书籍目录。如上海图书馆编《中国丛书综录》。该书收录古籍 38 891 种,分《总目》《子目》《索引》三册,《子目》为具体书籍,按经、史、子、集编排。《中国古籍善本书目》编辑委员会编《中国古籍善本书目》。该书收录了辛亥革命前的古籍善本 6 万多种,共 13 万部。按四部分类法排列,并增设丛书部。书末附藏书单位代号及检索表,并另编书名、作者、版本、批校题跋者索引。

(三)医学专科书目

医学为学术专科,又有其自身的专科书目,此处不区分古典书目与现代书目,选择较为重要的医学目录学书籍统一简介如下。

明末殷仲春《医藏书目》,是我国现存第一部医学目录。

清代曹禾《医学读书志》。该书以历代人物为纲,著录历代医籍,将医籍书目列于各医家名下,书目之后附有作者撰写的提要。始自伏羲氏,迄至清代邹澍,共列医家 111 位,著录医书 416 部,撰写提要 99 篇。

日本丹波元胤《医籍考》(原书出版于 1819 年。1956 年人民卫生出版社予以重印,并将《医籍考》改名《中国医籍考》)。该书广泛收录中国历代医籍三千几百种,全部著作分为医经、本草等九类,书名之下记有出处,注明卷数、存佚,列述序跋,有关考证提要敷陈大意并附评论以及作者所加的按语。

日本冈西为人《宋以前医籍考》。该书收集了我国宋以前的医学书目 1 860 种,分为《内经》《难经》、五脏、针灸、妇科、幼科、外科、养生、经方、本草、食经等 23 类。并分医书出处、卷处、存佚、作者及序跋、考证等项对书籍加以介绍。

清代丁福保《历代医学书目提要》。全书分素问灵枢、难经、甲乙经、本草、伤寒、金匮、脉经、五脏、明堂针灸、方书、病总、妇科、小儿科、疮肿、五官、脚气、杂病、医案、医话、卫生、祝由科、兽医等二十二类,分类别具一格,中西合璧,共载书 1 504 部。

尤伯坚《现存本草书录》(1957 年)。全书共七章,收载现存本草书 278 种,分《神农本草经》(类)、综合本草、单味药本草、食物本草、炮制(类)、诗歌便读(类)、杂著(类)等章。每章分若干节;按年代前后,分述书名、卷数、著者版本及刊行年代,并简要介绍各书的内容、特点及文献记载等。

尚志钧等《历代中药文献精华》(1989 年)。该书辑录 1911 年以前见诸记载的本草文献著作约 900 种,并梳理历代本草著作特点,对本草精华文献加以考证和研究。

刘时觉《宋元明清医籍年表》（2005 年）。本书是年表形式的目录学著作，其分《宋代医籍年表》《宋金医籍年表》《元代医籍年表》《明代医籍年表》《清代医籍年表》五表，详细载录了宋、元、明、清以来的古代中医典籍。

薛清录等《中国中医古籍总目》（2007 年）。本书是在《全国中医图书联合目录》的基础上编撰而成。该书收录 1949 年以前来自全国 150 多家藏书机构收藏的中医图书 13 455 种，分医经、基础理论、伤寒金匮、诊法、针灸推拿、本草、方书、临证各科、养生、医案医话医论、医史、综合性著作 12 类，按书籍类号、序号、书名（包括卷数、异名、附录、丛书子目）、成书年、作者（包括朝代、姓名、字号、著作方式）、版本（包括出版时间、地点、出版者版本类别）、收藏馆代号加以介绍。

尚志钧《中国本草要籍考》（2009 年）。本书分上、中、下三篇及附篇。上篇综述清及清以前历代本草概况和特点。中篇以朝代为序，收录清以前及清代本草重要典籍之考证，对每一名著，详细列述其命名、作者、成书、卷次、药数、分类、体例、内容、价值、流传、存佚、刊本等项内容，并对书中所存在的争论性问题详加讨论。资料丰富，考证精详，学术价值较大。下篇列举清以前及清代本草著作，对每一书名，注明作者、著作要点、成书年代等，并加以评价。

通过阅读目录学书籍，可以比较容易地从纷繁的书籍中锁定研究可能所需使用的书籍，然后再通过阅读所锁定书籍的序和目录来了解这本书的内容，以判断对书籍阅读的详略程度，进一步查找需要的文献。

二、版本学

（一）版本与版本学

"版本"是指雕刻木版印刷的书本，所以前人常写作"板本"。在雕版印刷发明以前还没有这个词，雕版印刷发明后，主要是在宋代，人们开始使用这个词，而且仅指雕版印本。宋沈括《梦溪笔谈·技艺》："版印书籍，唐人尚未盛为之。自冯瀛王始印五经，已后典籍，皆为版本。"可见，在宋人眼里版本含义单纯，指雕版印刷的书本。但随着时代推移，排印技术逐步取代雕版印刷，活字本、石印本、铅印本也都属于版本范畴。现在把书籍做成电子形式，叫作"电子版"，也成为一种版本。这样，"版本"的概念大约相当于"异本"，即不同的本子，而不再限于木版印刷本，甚至不再限于各种纸质的书本，因此，广义的版本类型包括甲骨、金文、简帛、简牍、卷子、石刻、写本、刻本、电子版等。甲骨、金文、简帛、简牍、卷子、石刻前文已有所介绍，电子版属于新生事物，好的版本不多，且与纸质的版本在鉴定上也有一定差距。这里主要介绍纸质本。

（二）版本的类型

纸质本又可分为写本和刻本两种。

1. 写本　又叫抄本。在印刷术发明以前，书籍固然都是写本。印刷术发明的早期，仍以写本居多。宋以来，印刷术普及了，写本才逐步减少，但其数量仍然相当大，只是就写本与印刷本的比例而言，写本少，印刷本多。在印刷术高度普及的明清及近代，写本仍发挥着巨大的作用。写本一般又分为：

（1）手稿本：作者亲笔所写，往往多勾改涂乙。如上海图书馆藏清焦循辑《吴普本草》稿本，北京图书馆藏清华墫《编注本草骈文便读》手稿等。

（2）清稿本：有作者亲手誊写的，但大多是请人誊清，往往作者校过，有少量添改，添改为作者手迹。这种清稿本往往有作者印鉴。

（3）抄稿本：从稿本直接过录，仅次于稿本，一般根据抄者跋语来定。

（4）影钞本：即照底本影摹的本子。好的影钞往往不爽毫发，接近原本。但近人称为影宋钞本、影元钞本的，往往只是照其行款版式过录，字体与底本颇有差距。

抄本及一般手写本，其中往往有特别罕传的书籍。往往用自家专门抄书格纸，版心或栏外印有堂号，书中常常有校，有抄书题记，钤有印记，这种所谓名抄本大多属于稀见之物，应格外重视。根据纸格的颜色，人们往往称红格抄本、蓝格抄本、黑格抄本，或称朱丝栏、乌丝栏。一般来说，明人多蓝格，清人多红格、黑格。

2. 刻本　从时代早晚看，有唐五代刻本、宋刻本、金刻本、元刻本、明刻本、清刻本、民国刻本。从刻书地域看，南宋有四川地区刻蜀本、浙江地区刻浙本、福建地区刻建本（或叫闽本），金、元时期有山西临汾刻的平水本等。从出资者看，有官刻本、家刻本、坊刻本。从刊刻先后看，有初刻本（如《本草纲目》金陵本）、重刻本（如崇祯十三年钱蔚起《本草纲目》重订本，光绪十一年张绍棠《本草纲目》重刻本等）、增修本、三朝本、递修本等名目。从墨色看，有蓝印本、朱印本、墨印本，明人多蓝印，清人多朱印。从开版大小看，开版小的又叫巾箱本（或袖珍本）。从版式看，有黑口本、白口本。从行款看，有十行本、八行本。从字体大小看，有大字本、小字本。

3. 套印本　指用两种或两种以上颜色、经过多版次印刷而成的版本。过去多用刻版的方法，每一页上需要几种颜色就刻几块版，每版刷印一色，合之即成多色印刷品。如日本大正十年（1921年）日本刊刻岩崎正《本草图谱》92卷，是用木刻彩色套印而成（中国中医科学院图书馆藏有一部）。书中所刻绘的本草原植物形态均由多种色彩印出，在版刻本草古籍中十分罕见。

4. 饾版与拱花印本　饾版即将画稿按深浅、浓淡、阴阳、向背各刻一板，依次套印，有至十多次者。拱花即现今印刷术中之凸版，将纸压在板上，花纹就凸显在纸上，书中鸟类羽毛，流水行云，多用此法。

5. 活字本　雕版印刷属于整版印刷，一页一块版。活字则不同，每个字一个字模，制版时用一块底盘把活字一个个检出排上，然后压平固定，即可印刷，印完拆版，字模可再排他版，经济方便。鉴定活字本，一般看版框四角有无缝隙，另看摆字有无歪斜，第三活字版面不平，墨有浓淡差别；第四活字本上下字之间笔画不会交叉，而雕版印刷则不免有交叉现象。活字根据其质地可分为泥活字、木活字、铜活字、铅活字、锡活字等。清代后期，西方铅字传入我国，后逐步取代了传统雕版印刷和传统木活字、铜活字印刷，而西方铅活字原本是我国活字传入西方之后的演变物。如上海中华新教育社铅印本《芷园臆草题药》，清光绪二十年（1894年）上海图书集成印书局铅印本《本经逢原》等。

6. 石印本　用石材制版印刷的书本。其方法是用富于胶着性的药墨，直接描绘字画于天然多微孔的石印石面上；也可写原稿于特制的药纸上，待稍干后将药纸覆铺于石面，强力压之，揭去药纸。印刷前，先用水拂拭石面，其字画因系油质，不沾水，余处则沾水。趁水未干，滚上油墨。凡石版沾水处均不沾油墨，其字画则均沾油墨，然后铺纸印刷，即成一页。清末、民国时期出现大量本草书籍石印本，如《本草原始》有清代石印本、上海扫叶山房石印本（四卷），《本草备要》有清石印本（八卷）、1912年上海同文书局石印本（八卷）等。

7. 油印本　是民国以后利用写刻在蜡纸上印刷的，油印术虽然简单易行，但印数不多，质量欠佳,多用于初稿或未定稿印刷。如 1962—1963 年芜湖中医专科学校油印尚志钧《补辑新修本草》《本草经集注》《吴普本草》等均是油印本。

8. 珂罗版印本 多属于影印本。其法是以厚磨砂玻璃版,涂上硅酸钠溶液,用水洗净,干后再涂以珂罗丁和重铬酸钾混合液,以无网阴图底片覆盖并使曝光,底片形象即留版上。印刷时先用水浸版,拂去湿气,再滚上墨,铺纸印刷,即得一页。石印和珂罗版印刷术都是外来技术。

9. 批校本、题跋本 写本或印本,经过读书人批注、校勘或加写题跋,就成为批校本、题跋本。

(三)善本

通常意义上讲,善本有两个含义。其一,是指具有较高文物价值的古书版本,体现了书籍的文物价值。其二,是指讹错少,不残缺,或精校、精注的古籍版本,体现了书籍的学术价值。张之洞《书目答问·輶轩语·语学篇》载:"善本之义有三:一曰足本(无阙卷,未删削);二曰精本(精校,精注);三曰旧本(旧刻旧抄)。"前两条是学术意义上的善本,第三条则是文物意义上的善本。学术意义上的善本不受时代早晚的限制,而且经常表现为"后出转精"。

三、校勘学

(一)校勘与校勘学

校勘是指一本书,利用不同的版本和相关资料,通过比较核对和分析推理,发现并纠正古籍中的文字错误,以还原古籍最佳版本的方法。校勘学是研究古籍校勘理论和方法的一门学科。

(二)校勘的内容

古籍文献经过传抄、刻印、排印等,都会出现错误,校勘的主要目的就是订正错误,恢复古书原貌,正本清源。主要错误的类型有:

1. 讹 即文字错误。

2. 脱 即漏掉文字,也叫脱文、夺文。

3. 衍 即多余的文字,由后人传写、传刻中不小心混入或者重复而造成,也有无知者擅自补入而造成的。

4. 倒 即文字颠倒。

5. 错乱 即一段文字乱了次序。

(三)校勘主要方法

1. 对校法 是在一部书不同的传世版本之间进行对比,相互校勘的方法。对校的方法,早在刘向校书时就大量采用了。《太平御览》记载"刘向《别传》曰:雠校者,一人持本,一人读析,若怨家相对,故曰雠也",非常形象地描述了雠校的方法:是由两人进行的,两人拿着不同的本子,一人拿着书本,另一人读,遇到有异文就标示出来。这就是过去称校勘为"雠校"的来历。

现在我们进行对校时,不一定要两人对唱,一个人也可以对校。把两个本子摊开,一个作为对校本,一个作为工作本,遇到两本异处,就把异文记在工作底本上。假如异本不多,可以逐一对校。假如异本较多,则不可能逐一对校,那就要先弄清版本系统。分出系统后,每个系统依据年代先后找出祖本,这样通校的功夫可限于祖本与祖本之间,其余从祖本衍生的

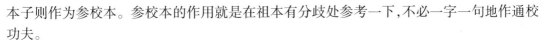

本子则作为参校本。参校本的作用就是在祖本有分歧处参考一下,不必一字一句地作通校功夫。

2. 他校法　就是用他书校本书。其书有采用前人书籍的,可用前人的书来校勘。书中内容有被后人所引用的,可用后人的书籍来校勘。他校法也是一种对校,只不过不是全书对校,而是片段对校。无论他书引本书,还是本书引他书,这些词句都仍是出自这一部书,仍属于对校。

3. 本校法　是以本书校本书,在本书内部寻找证据进行校勘的方法。本校法要掌握本书的文法、文例,熟读本书。目录与正文可以互校,注文与正文可以互校等。

4. 理校法　是据理推测正误的校勘方法。理校法一般用于无古本可据,或数本互异而无所适从之时。

校勘方法虽有对校、他校、本校和理校之别,但在实际工作中常常需要将四种方法综合应用,多方求证。

（四）校勘结果的处理与校勘记书写

校勘前言必须说明本书有哪些传本,这些传本的源流如何,以何者为底本,何者为校本,何者为参校本。一般来说,底本应是传本中学术价值最大的善本,即讹误最少的本子。校本,则是较早的祖本。校本可以是一个,也可以是几个,要根据实际情况来定。

底本与工作本不同,工作本是自己容易弄到的本子,而底本是各本中讹误最少的本子。因此,初校时应采取死校法,把所有异同都校出来。经过分析后,选定底本,然后对初校结果进行分析处理,处理的方法主要有以下 3 种。

一是主张所有异同都罗列成校勘记,而原文不予改动,是非判断写在校勘记当中。这种方法可以保证底本的原始面貌,又可以借校勘记了解各种版本面貌,同时对是非判断的意见也可体现于校勘记当中。这种点校方法在目前本草文献的书籍点校中被采用得较少。

二是选定底本后,对于底本错误予以改正,但在校勘记中说明原作某字,现据什么本子或什么理由予以改正。其余不能肯定是非的异文,也一律写入校勘记中,供人参考。但底本不误,校本错误的,就不再入校。这样可以抓住要领,避免校勘记过于烦琐。这种点校方法被一些本草文献研究学者所推崇和采用。如 2007 年人民卫生出版社出版郑金生点校的《南宋珍稀本草三种》,采用的就是此种校勘方式。

三是错误要改正,但必须在校勘记中说明。对于主要对校本,应全部罗列异文。对于参校本的异文,则择要写入校勘记。有的古籍能网罗到的稀见本较多,则全部通校,全部罗列异文。这样等于保存了多种版本的面貌,对研究极为方便。这实际上是第一、第二种方法的一种折中的方法,既不妨碍对校勘后文献阅读的流畅度,又保留了版本的原貌。这种校勘方法是目前本草文献书籍的点校中最为广泛流行的方式。如 1993 年由华夏出版社出版尚志钧、郑金生、尚元藕等点校的《证类本草》;2008 年由中医古籍出版社出版张瑞贤、王家葵、张卫点校的《植物名实图考校释》以及 2011 年由华夏出版社出版的刘衡如、刘山永点校的新校注本《本草纲目》,都是采用此种校勘方式。

这些方法用途不同,应根据实际情况来选择。

校勘语的写法一般有以下几种:

1. 有版本依据的讹文,可采取以下说法,如"某字某本作某,是……""某字当依某本作某""某字原作某,今据某本改"。

2. 有版本依据的脱文,可采取以下说法,如"某下某本有某字,当据补""某下某本有某字,是也""某字原脱,今据某本补"。

3. 有版本依据的倒文,可采取以下说法,如"某某二字某本当作某某,当据乙""某某二字某本互乙,是……""某某二字原误倒,今据某本乙正"。

4. 有版本依据的衍文,可采取以下说法,如"某字某本无,当系衍文""某下原有某字,今据某本删"。

5. 有版本依据的错乱,可采取以下说法,如"某某某某几字,某本作某某某某,当据正""某某某某几字原作某某某某,今据某本订正"。

6. 义可两通或不辨是非者,可以这样说"某字某本作某"。

7. 据他校所得的成果,可采取以下说法,如"某字某书引作某,当据订正""某字原作某,今据某书引改正""某字原脱,今据某书引补""某字下某书引有某字,当据补""某句某书引作某句,又某书引作某句,某字下均有某字,当据补""某某,某某书引作某某,当据乙"等。

8. 据理校考证所得结果,应当以按语形式出校。如"按:某字当作某字(下举证据)""按:某下当有某字(下举证据)""按:某某二字误倒(下举证据)""按:某至某若干字当系注文误入正文(下举证据)""按:某字当系衍文(下举证据)"。

9. 疑而不能决者,可以表述为"某字疑当作某"。

校勘语一般应简明扼要,不宜冗长。

四、训诂学

训诂就是用语言解释语言。即以今语解释古语,用通语解释方言,以通俗的语言解释难懂的语言。"训诂"一词起源很早,但最初多单称为"训",或单称为"诂"。《说文解字》中说"训,说教也""诂,训故言也"。训诂两个字连用,最早见于汉代毛亨《毛诗故训传》,说明从汉代起"训诂"一词成为传统语言学的专用名词。训诂学,是研究对我国各时期的文献进行注释的方法和规律的一门学科。

(一)训诂学的内容

训诂学的内容,涉及各个时代的整个语言现象,凡是今人不易通晓之处,皆是训诂解释的对象。因而训诂的内容包括解词、解句、分析篇章、阐述语法、说明修辞手法及典章制度、考证名物习俗等诸多方面。其中以解释词义为核心内容。

(二)训诂常用的方法

1. 以形说义 是指通过对字形的分析来推求和解释词义的训诂方法,又名"形训""以形索义""据形说义"。汉字六书中的象形字、指事字、会意字、形声字都可以使用此法。一般来说,形训的方法适用于分析本字字形,分析笔意,探求本义。如在《名医别录》茯苓条七情旧注中有:"马间为之使。"陶弘景注:"按:药无马间,或是马茎,声相近故也。"但陶氏这种说法出于揣测,并没有根据。因此,《新修本草》注指出:"《李氏本草》云'马刀为茯苓使',无名马间者,间字草书,似刀字。写人不识,讹为马间耳。陶不悟,云是马茎,谬矣。"《新修本草》不仅从草书字体考证上订正了"间"为"刀"的错误,而且引用李当之《本草》作为旁证,让人信服。

2. 因声求义 是根据词与词之间的声音关系来推求词义的训诂方法,又名"声训""音训",即用音同或音近的词释词义的方法。声训的主要对象是同源词和假借字。如《名医别录》中有"勒草"一药,但到了陶弘景时期也不知其是何物,将其列入"有名未用类"。《新修本草》仍将勒草列于"有名未用"类,但根据民间医疗经验,同时首载了药物"葎草"。实际上,葎草与勒草为一种植物,直到《本草纲目》将二者合并为一,指出"此草茎有细刺,善勒人肤,故名勒草,讹为葎草,又讹为来莓,皆方音也"。

3. 据文证义 是利用语言环境来确定词义的一种训诂方法,又名"义训",是一种不借助于字音和字形,而是直接解释词义的释义方法。它所依据的是语言环境,是根据文意来推求词义。如"冶"字在中医古籍中为研末之义,如在汉简《五十二病方》《治百病方》中凡表达药物加工成粉剂之义时均用"冶"。但在很多后代传世医书中,表达此意时,"冶"被改写为"治"。如今本《备急千金要方》卷十三细辛散方、蜀椒散方,卷十四北平太守八味散方等均写为"治下筛"。语义不同,应改为"冶"。

上述 3 种方法,虽然各有侧重,但在训诂实践中常常需要综合应用,注重形、音、义的密切关系,多方取证,这样才会做出可靠、令人信服的解释。

（三）训诂常用的术语

1. 谓之、曰、为 这三个术语均为释词时使用,被训词要放在术语之后,写作"乙曰甲""乙为甲""乙谓之甲"。

2. 谓、言 这两个术语既可解词,又可解句。就其功能而言,二者又有侧重:在解词时,"谓"的使用比"言"广;在解句方面,"言"的使用比"谓"广。

3. 犹 是解词术语,相当于现代汉语的"如同""等于说"。被训词放在术语之前,写作"甲,犹乙"。用"犹"表示解释词与被解释词的词义本无关联或关联很小,通过各种关系,如文字通假、文字古今、词义引申等而使其关联起来。

4. 读曰、读为 是以本字解释借字的训诂术语。

5. 读若、读如 这两个术语主要功能是注音,此外有时兼有明假借的作用。

6. 之言、之为言 是用来表示声训的术语,表示释词与被释词之间往往有一定的声音联系。用这两个术语的目的是顺着声音线索探求词义。被训词放在术语之前,写作"甲之言乙也""甲之为言乙也"。

7. 当为、当作 主要用来纠正误字。

8. 貌、之貌 表示被释词的性质或状态,有描写的作用,相当于现代汉语"……的样子"。被释词多为形容词、副词和动词。

9. 对文、散文,统言、析言 用来辨析近义词,强调的是词与词意义上的区别与联系。

（1）对文:指同一句中或相近的几个句子中,同一语法地位上处于相对应位置上的几个近义词意义有别。作者将几个近义词如此使用,意在强调其区别。

（2）散文:指文献中单独使用一组近义词中的一个来表述这组近义词的类义,上下文中没有与这个词对举、比较的近义词。作者所强调的是该词与其他近义词相同的含义,而这往往又是这一组近义词的类义。在训诂学著作中,"对文"与"散文"常常并举,其作用在于辨析近义词。

（3）统言:又称"浑言""通言",指一组近义词具有共同的类义,可以互相通用,互相训释。"统言"由"散文"发展而来,但不再是仅就某个特定文句中近义词的使用进行诠释,而是脱离开具体的语言环境,对近义词进行客观的归纳比较,有较强的理论性。

（4）析言:又称"细言""别言",就是分析而言。与"统言"相对,是一组近义词之间各有自己的特点,并不完全等义。"析言"由"对文"发展而来,但不再是仅就上下文相对应位置上的几个近义词随文而释的注解,而是脱离开具体的语言环境来对词义进行细微的辨析,显示出较强的理论性。

第二节　本草文献资料的整理与利用

一、分析资料

运用目录学方法收集到本草文献资料后,通常我们会对这些资料加以归类整理。在归类整理比对文献的过程中,往往发现不同的原始资料有其不同的特点,内容也不尽相同,因此如何判断是非,比较优劣,进行取舍,就涉及对资料的分析与核实。马继兴先生《中医文献学》中指出,分析医学资料有文献学逻辑推理法与验证法类方法,值得借鉴,可作为分析本草文献资料的基本方法。

（一）文献学逻辑推理法

文献学逻辑推理法,包括外证、内证、正证、反证、复证、理证和多证。

1. 外证法　外证法主要是寻找该资料以外的文献资料进行分析与核对的方法。如《刘涓子鬼遗方》卷三"治炎疽枳实汤方"中有"夜干"一药。夜干是什么药,原书中没有说明。但此方又见于《医心方》卷十五引《备急千金要方》"漂疽秘方",同样作"夜干"二字。"漂疽秘方"又见于今本《备急千金要方》卷二十二"治漂疽秘方",而"夜干"二字作"射干",其余药味组成与以上二书全同。通过上述外证,可知夜干即是射干。

2. 内证法　即从资料本身的特征分析中找出矛盾之处,用其本身资料加以分析,也就是查找资料本身的内部证据来分析资料的方法。如《苏沈良方》一书为《苏学士方》与《良方》二书合编而成,由于没有明确的文献辨识,很难辨认书中哪部分内容出自《苏学士方》,哪部分内容出自《良方》。但仍可以通过内证帮助辨识内容出处。如《苏沈良方》卷一:"论鸡舌香"载"予集《良方》……""论胡麻"中载"……予已于《良方》中论之……"通过以上本书中记载的文字可知,这些内容出自《良方》。

3. 正证法　即通过各种正面证据来分析资料的方法。如王家葵对《神农本草经》(简称《本经》)成书年代的研究中指出:从文化背景来看,第一,《神农本草经》五色石脂和六芝条五色、五味和五脏的对应关系体现了东汉初开始流行的"心属火"学说相一致,据此可以断定,《本经》成书上限当为东汉初。第二,《本经》上中品石药多有"久服通神明,不老神仙之功"。在石胆、朴消、矾石、禹余粮、雄黄等条中还特别提到须"炼饵食之"。故知《本经》在当时除具有医学价值外,与始于东汉,盛于魏晋的服石之风是一脉相承的。综上两点,可证明《本经》为东汉之作品。

4. 反证法　即通过各种反面证据来反证、分析资料的方法。如关于"十剂"一词的出处问题。据李时珍《本草纲目》载:"徐之才曰:药有宣、通、补、泄、轻、重、涩、滑、燥、湿十种,是药之大体……"显然,李氏认为"十剂"最早为徐之才所提出。但李时珍并未见到徐之才所著《药对》原书,其所据资料为《政和经史证类本草》。在《政和经史证类本草》中,并未查到徐之才《药对》中有此段文字,可知李氏所引有误,十剂之说并非出自徐之才。

5. 复证法　即通过采用两种或两种以上的同类文献资料,从不同角度提供证据来分析资料的方法。如上文所述,通过查阅《政和经史证类本草》,证明十剂之说并非出自徐之才。进而从《政和经史证类本草》查出《嘉祐本草》转引陈藏器《本草拾遗》中记载"药有宣、通、补、泄、轻、重、涩、滑、燥、湿十种,是药之大体……"两方面的文献证据说明十剂之说并非出自《药对》,而是出自《本草拾遗》。

6. 理证法 即通过文义或逻辑推理来分析资料的方法。

7. 多证法 即采用两种或两种以上方法来分析资料(如外证加内证、正证加反证等)。

(二)验证法

除了文献学逻辑推理法外,还有通过非文献资料佐证而进行实物或实验验证的方法。这种方法往往用于分析文献资料的证据不足,通过实际的实验方法来验证或通过文物、实验与文献相结合来双重验证分析文献。一般说来,又可分为 4 种方法。

1. 文物验证法 即通过出土文物来加以验证分析,又常被称作"双重证据法"。

2. 临床治疗验证法 即通过临床医学实践加以数据统计分析,来对资料加以比对分析的方法。

3. 科学实验验证法 即通过现代科学实验对古代文献资料来加以验证分析的方法。

4. 社会实践验证法 即通过广泛社会实践来加以验证分析的方法,如对药物的实地考察来验证药物的品种。

二、核实资料

文献在传抄过程中难免有错误,这就需要我们对资料进行核实。核实资料主要是对二手资料的核实,针对作者原创的第一手资料,我们一定要做到忠实原文,即使有错误也不得妄加修改。文献资料内容庞杂,对于资料的核实不可能面面俱到,应着重考虑以下几方面。

1. 核实年代 在本草古籍中,年代的书写大多采用不同朝代帝王的年号及其建元后年代(或干支纪年)的书写方法。为了能准确地将古代纪年方法与今日的公历纪年相换算,我们就需要手头常备历史年表的工具书。如"隆庆辛未夏六月九日","隆庆"是明穆宗的年号,"辛未"是隆庆建元后第 5 年,即隆庆五年,核对历史年表即公元 1571 年。值得注意的是,古代帝王年号名称有相同的,此时必须参考多种旁证来确定具体年代。如"甘露"年号在我国古代被 5 个帝王使用过;"至元"年号被 2 个帝王使用过,都是在元朝。

2. 核实书名 在本草古籍中,很多作者写书名均用简称或者代称。写书作者当时清楚,但后来读者阅读时就会不知具体所指。也有很多书名相同,但作者不同,并非一部著作。还有一本书有多种称谓。种种情况都需要我们进一步考察,核实书名。如在清代吴其濬《植物名实图考》中的《毛诗草木鸟兽虫鱼疏》分别被称为《诗疏》《陆疏》和《草木疏》;《铁围山丛谈》又被称为《丛谈》;《说文解字系传》被称为《说文系传》;《南唐食医方》就是指五代南唐陈士良所著的《食性本草》等。又如《本草纲目》卷二十三"蜀黍"附方,有治小便不同的红秫散医方,注出"张文叔方"。此名没有进入引据书目,也没有被历代书目所著录。经核查元代罗天益《卫生宝鉴》中有"红秫散",该方下也注明了"张文叔传,大妙"。进一步核实,张文叔为元代大臣,《元史》记其名。

3. 核实卷数 本草古籍中存在同一著作,版本不同,卷数不同的情况;也存在一部书中目录所记载的卷数与正文实际卷数不同的情况,要注意比对,核实卷数。

4. 核实版本 本草古籍在版本刊刻中往往存在剔去校刻人姓氏,假冒知名医家的情况,要注意核实。如1921年上海商务印书馆编印《四部丛刊》初编时曾影印过所谓"金·泰和刊本"的《重修政和证类本草》。卷首有该馆题识云:"此为金刻善本,间有原版残损,墨印模糊之字,因医书重要,未敢取校他本率加修补,其中残存字画足以辨正明复本之伪者,触处皆是。"但事实上此本并非真正的"金刊本"。而所谓"金·泰和刊本",是因据本书卷首有题为"金·泰和甲子下己酉冬日南至晦明轩谨记"的墨迹。1957年人民卫生出版社据扬州季范董氏所藏晦明轩本影印问世后,其卷首有同样的上述墨迹,但版本刻工及文字体例远远胜于商务印书馆影印本。可以证明商务印书馆将复刻本错误当成原本。

5. 核实撰修者　古代学者除正式姓名外,尚有别字、别号、室号、堂号或道号等称谓。后人为表尊敬,均不直记其名。因此研究本草古籍时,掌握医家字号有重要的意义,不可因用其字号而误认为另有其人。如李时珍字东璧,号濒湖;徐大椿字灵胎,号洄溪老人;朱权其别号有臞仙、玄洲道人、涵虚子、遐龄洞天太乙丹房等。

6. 核实与中医有关的术语　中医知识流传过程中,抄写者常会根据自己对词语的理解刻意更换字形,书写者当时意中了了,但由此可能造成读者误解。如敦煌文献甘图007作为一张涉及中医病名的佛教戒律写本,因为更换形符而造成了中医疾病的误读。经考证,甘图007中的"干痟"不应为"消渴",而是"干屑"。

7. 核实原文　明代作者引用文献时常常对原文加以增删或修改,要注意核对原始文献。如李时珍在编著《本草纲目》时对《证类本草》多有引用,但其引录文献并非全文照录,而是多有化裁。常常可见撮述大意、增字引录、减字引录、改字引录等几种情况。如《本草纲目》何首乌条:"慎微曰:方用新采者,去皮,铜刀切薄片,入甑内,以瓷锅蒸之。旋以热水从上淋下,勿令满溢,直候无气味,乃取出曝干用。"该条李时珍较《证类本草》原文缺少了大量文字,其中《证类本草》原有"忌铁"二字,说明何首乌与铁相恶,会减效或增毒,有重要的提示作用,李时珍将"忌铁"二字省略,不妥。《证类本草》原文后亦附有详细的使用方法及炮制方法,李时珍的省略易引起歧义。

三、使用资料

分析资料与核实资料的最终目的在于使用资料来论证相关问题。本草文献的研究中使用资料要注意尽可能全面引用资料,不能事先心中已有结论,为了结论而引用资料,断章取义,不能兼顾全面。马继兴先生提出合理使用中医资料的12点要求,同样适用于本草学研究,兹将其引录如下:

（一）关于引录原文

1. 要保存原貌,不可主观修改。

2. 要注明原委,不可任意增删。

（二）关于解释古书

1. 要全面理解,不可断章取义。

2. 要深入浅出,不可顺文敷衍。

（三）关于考证研究

1. 要多方思维,不可粗枝大叶。

2. 要发掘线索,不可墨守成规。

3. 要重点突出,不可繁琐考证。

4. 要大胆质疑,不可盲从附会。

（四）关于评论发挥

1. 要统揽全局，不可以偏概全。
2. 要敢于检查，不可勉强掩饰。
3. 要积极创新，不可曲解谬误。
4. 要谦虚谨慎，不可骄傲自满。

第三节 《证类本草》编写体例

《证类本草》全称《经史证类备急本草》，宋代唐慎微著。因广辑经史百家药物资料，以证其类，故为"经史证类"名书。《证类本草》经医官艾晟等重修后，初刊于大观二年（1108年），后世称作《经史证类大观本草》（简称《大观本草》）。政和六年（1116年），又经医官曹孝忠重加校订，再次改名为《政和新修证类备用本草》（简称《政和本草》）。后于宋淳祐九年（1249年），平阳张存惠把寇宗奭的《本草衍义》随文散入书中，作为增订，遂又改名为《重修政和经史证类备用本草》。南宋绍兴二十九年（1159年），王继先等奉诏再校《大观本草》，增补而成《绍兴校定经史证类备急本草》（简称《绍兴本草》）。《证类本草》编写体例绵密清晰，以《嘉祐本草》为框架，并入《本草图经》，再加增补而成。因此，《证类本草》大体上由三部分组成，其中药图与"图经曰"以下的小字为《本草图经》内容。这两者之间的文字为《嘉祐本草》原文。墨盖子（【 ）以下内容是唐慎微续添。唐慎微引文均以大字表明出处，以小字书其文下。今以人民卫生出版社张存惠原刻晦明轩本影印《重修政和经史证类备用本草》版本为例，对该书的编撰体例细节介绍如下。

一、大字原文

（一）白大字

白大字是《神农本草经》一书的文字（图 4-1）。

（二）黑大字

黑大字有以下几种可能。

1. 来源于《名医别录》一书中的文字　来源于《名医别录》的文字或写在前面，与来源于《神农本草经》的白大字文字间杂一起书写，后面紧接双排小字；或仅为黑大字，其后无提示其来源的文献标识（图 4-2）。

2. 来源于《新修本草》一书中的文字　属于《新修本草》的黑大字有以下特点：①《新修本草》的黑大字均为较前代本草新增药物条文；②新增药物均在同卷卷首的子目录中于该药名项下附有"唐附"的小字注文（图 4-3）；③新增药物内容在正文中书写为黑大字，并在黑大字后记有"唐本先附"小字注文（图 4-3）。

3. 来源于《开宝本草》一书中的文字　属于《开宝本草》的黑大字有以下特点：①《开宝本草》的黑大字均为较前代本草新增药物条文；②新增药物均在同卷卷首的子目录中于该药名项下附有"今附"的小字注文（图 4-4）；③新增药物内容在正文中书写为黑大字，并在黑大字末尾记有"今附"小字注文（图 4-4）。

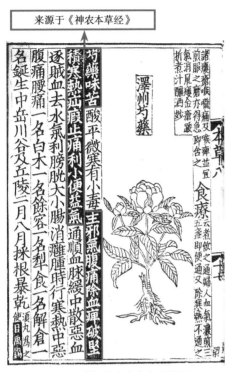

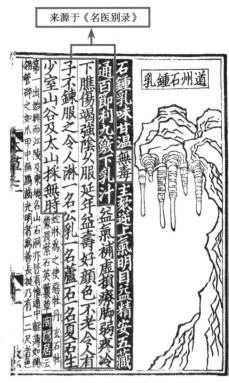

图 4-1 《证类本草》中来源于
《神农本草经》的文字标识

图 4-2 《证类本草》中来源于
《名医别录》的文字标识

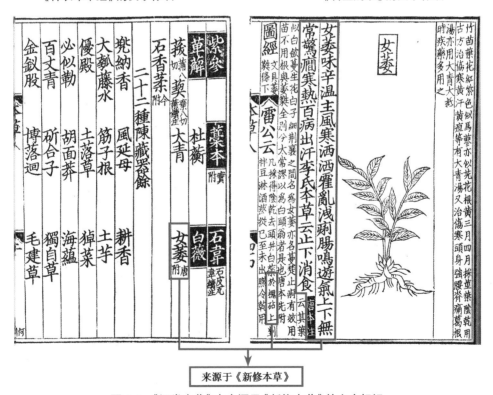

图 4-3 《证类本草》中来源于《新修本草》的文字标识

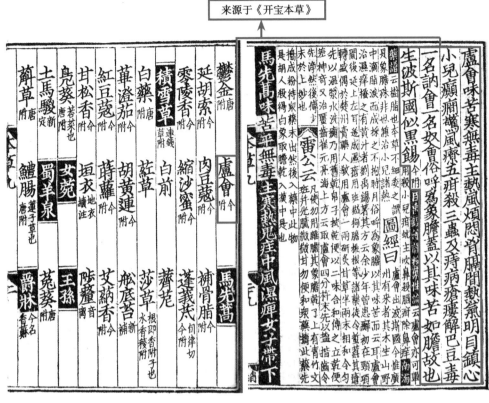

图 4-4　《证类本草》中来源于《开宝本草》的文字标识

4. 来源于《嘉祐本草》一书中的文字　属于《嘉祐本草》的黑大字有以下特点：①《嘉祐本草》的黑大字均为较前代本草新增药物条文；②新增药物均在同卷卷首的子目录中于该药名项下附有"新补"或"新定"的小字注文（图 4-5）；③新增药物内容在正文中书写为黑大字，并在黑大字末尾记有"新补"或"新定"的小字注文，其中"新定"为《嘉祐本草》新增加的药物（图 4-5），"新补"为《嘉祐本草》据前代非官方本草（如《日华子本草》《本草拾遗》等）所新增药物（图 4-6）。

5. 来源于《嘉祐本草》对前代本草新分条产生的新药物条文　在文献体例上可以看到这类黑大字后有"新分条"或"新见"的小字注文。这些新分条药物条文主要来自前代的《神农本草经》《名医别录》《新修本草》《本草拾遗》《日华子本草》《开宝本草》和《嘉祐本草》。如铁浆，药物目录中云"元附铁精下新分条"（图 4-7）。铁精本出自《神农本草经》，但该书中并无铁浆。从铁浆药物正文中的小字注文"见陈藏器"（图 4-7）可知，铁浆一药是《嘉祐本草》据陈藏器《本草拾遗》一书新增的药物，并寻找源头，将其与《神农本草经》中的铁精归为一类。

6. 来源于《证类本草》一书中的文字　属于《证类本草》的黑大字有以下特点：①《证类本草》的黑大字均为较前代本草新增药物条文；②新增药物均在同卷卷首的子目录中于该药名之上冠以墨盖子符号（【）（图 4-8）；③在正文中新增药物内容在该药物前也冠以墨盖子符号（【）（图 4-8）。

7. 来源于《证类本草》所引书籍的名称　在墨盖子符号（【）后，唐慎微所引的书籍名称或方剂名称以黑大字的形式写出（图 4-9）。

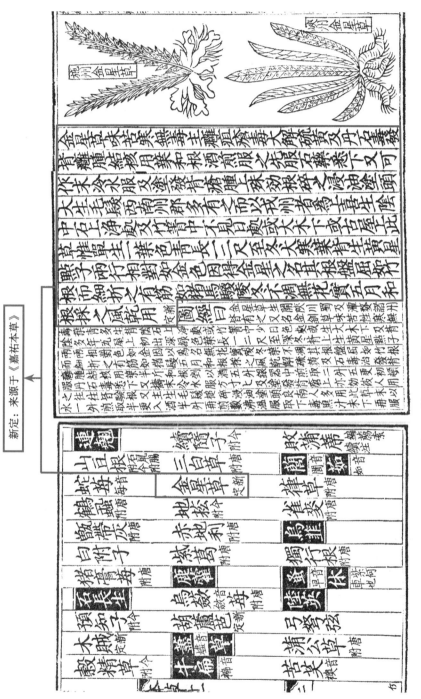

图 4-5　《证类本草》中"新定"的标识

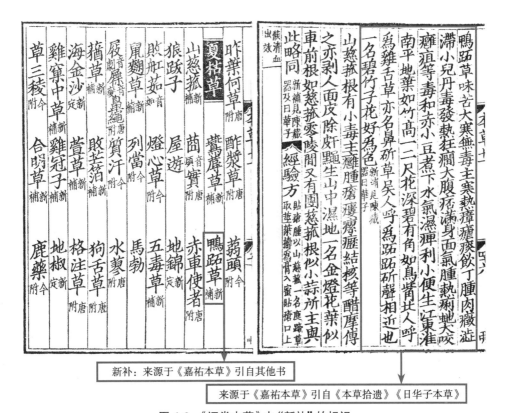

新补：来源于《嘉祐本草》引自其他书

来源于《嘉祐本草》引自《本草拾遗》《日华子本草》

图 4-6 《证类本草》中"新补"的标识

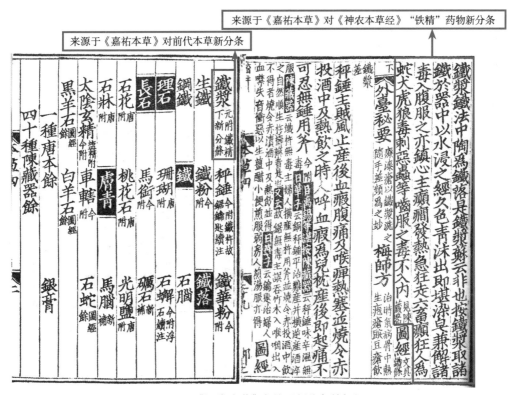

来源于《嘉祐本草》对《神农本草经》"铁精"药物新分条

来源于《嘉祐本草》对前代本草新分条

图 4-7 《证类本草》中关于新分条的标识

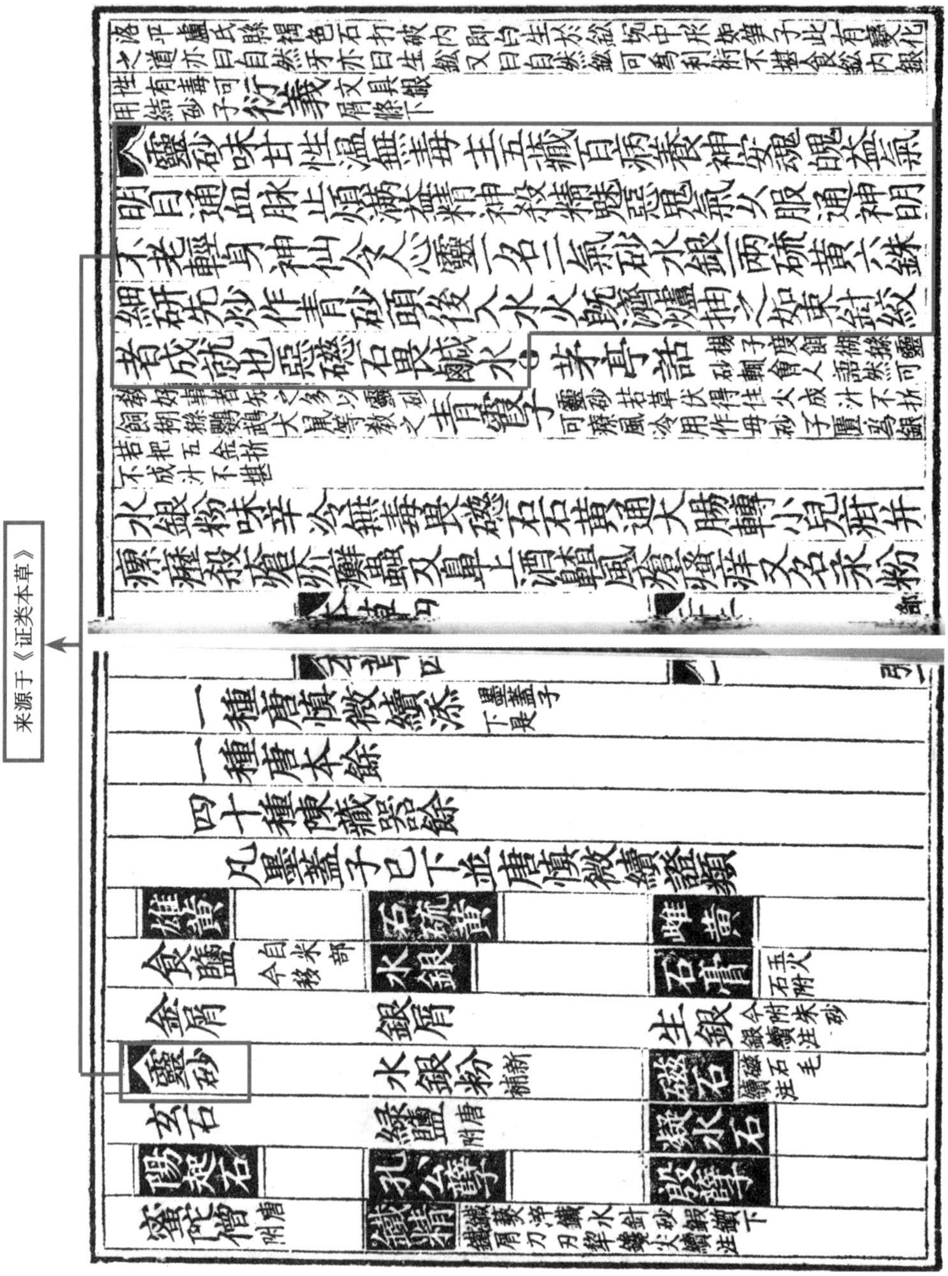

来源于《证类本草》

图 4-8　《证类本草》中新增药物条文的标识

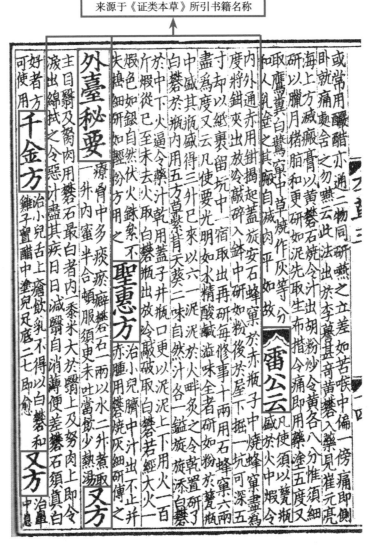

图 4-9　《证类本草》所引书籍的标识

8. 附于各卷卷尾的黑大字　在《证类本草》卷三至二十九各卷卷尾所记的黑大字是直接引自《开宝本草》。其中包括"唐本余""陈藏器余""海药余"和"食疗余"四类，是《开宝本草》作者直接分别引自《蜀本草》《本草拾遗》《海药本草》《食疗本草》四书（图4-10）。值得一提的是，在《证类本草》中除上述四种"余"外，在目录中尚记有"图经余"的药名三种，均在卷四中。这三种是《嘉祐本草》新增之药。但此类药物的本文均记作双行小注，其前冠以"图经曰"，是与上述四者不同之处（图4-11）。

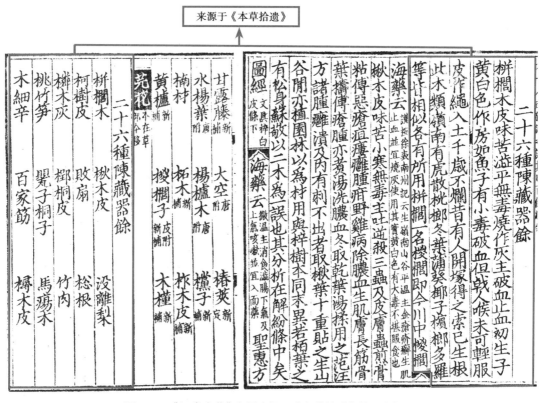

图 4-10　《证类本草》卷尾来源于《本草拾遗》的文字标识

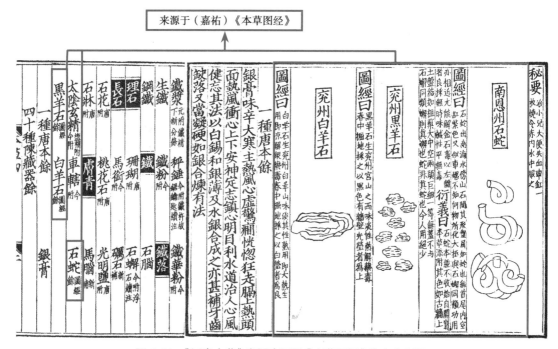

图 4-11　《证类本草》卷尾来源于《本草图经》的文字标识

二、小字注文

《证类本草》中的小字注文为接排于大字原文后的双排小字,有白小字和黑小字两种。根据小字注文前有无书名或作者的标题引导,又可分为无出处的小字注文和有出处的小字注文。

(一)无出处的小字注文

即在小字注文前后看不出注文的来源。此类注文主要有以下 2 种。

1. 小字注文训注音 如"石碱 音减"。"音减"为小字注文,是对碱的注音(图 4-12)。又如"一名鳔 毗眇切"。"毗眇切"为小字注文,是对"鳔"的注音。马继兴认为某些大字记文的读音,均系编辑《开宝本草》时据唐人李含光《本草音义》一书所增之注文。

2. 小字注文为药物七情配伍的注文 如"柏实……长毛发 牡蛎及桂、瓜子为之使。畏菊花、羊蹄、诸石及面麹"。其中"牡蛎及桂、瓜子为之使。畏菊花、羊蹄、诸石及面麹"为小字注文,是对柏实一药七情配伍的说明。马继兴认为关于七情配伍注文来源是《名医别录》一书之旧注(图 4-13)。

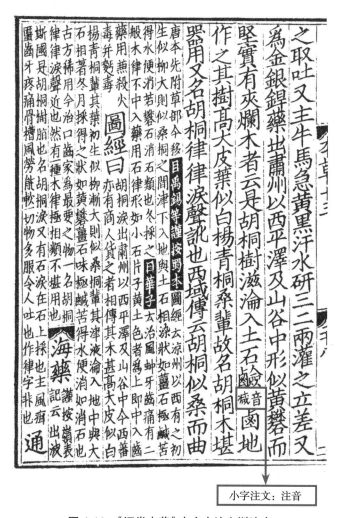

小字注文:注音

图 4-12 《证类本草》中小字注文训注音

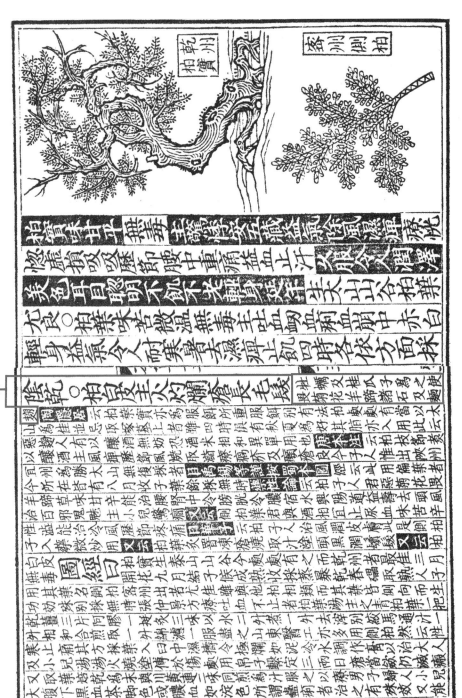

小字注文：七情配伍

图 4-13 《证类本草》中药物七情配伍的注文

（二）有出处的小字注文

有出处的小字注文又可分为出处在后与出处在前两种。

1. 出处在后的小字注文主要有以下几类情况。

其一，在双排黑小字注文末尾记有"唐本先附"四字者，为来源于《新修本草》中的文字（图4-14）。

其二，在双排黑小字注文末尾记有"今附"二字者，为来源于《开宝本草》中的文字（图4-15）。

其三，在双排黑小字注文末尾记有"新补"二字者，为来源于《嘉祐本草》中的文字（图4-16）。

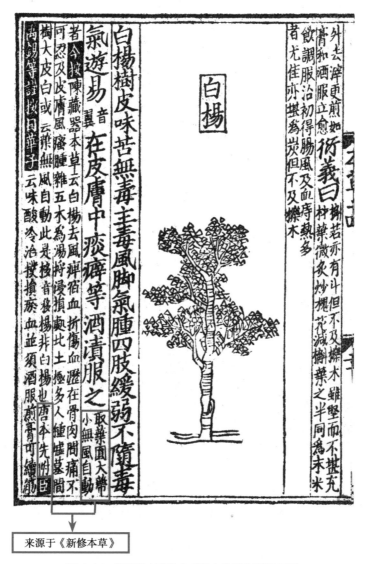

来源于《新修本草》

图4-14　《证类本草》中"唐本先附"尾记标识

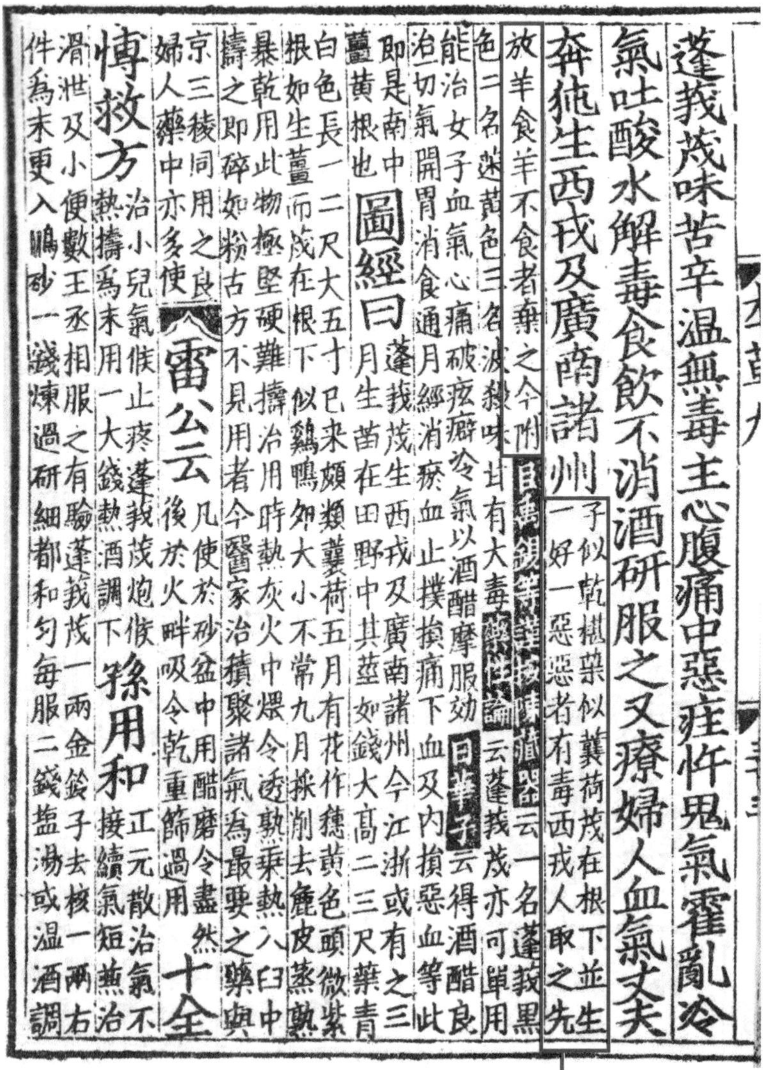
蓬莪茂味苦辛温無毒主心腹痛中惡疰忤鬼氣霍亂冷氣吐酸水解毒食飲不消酒研服之又療婦人血氣丈夫奔豘生西戎及廣南諸州子似乾椹葉似蘘荷茂在根下並生一好一惡惡者有毒西戎人取之先放羊食羊不食者棄之今附臣禹錫等謹按陳藏器云一名蓬莪黑色二名蒁黃色三名波殺味甘有大毒藥性論云蓬莪茂亦可單用能治女子血氣心痛破痃癖冷氣以酒醋摩服効日華子云得酒醋良治一切氣開胃消食通月經消瘀血止撲損痛下血及內損惡血等此即是南中薑黃根也圖經曰蓬莪茂生西戎及廣南諸州今江浙或有之三月生苗在田野中其莖如錢大高二三尺葉青白色長一二尺大五寸已來頗類蘘荷五月有花作穗黃色頭微紫根如生薑而茂在根下似雞鴨卵大小不常九月採削去麄皮蒸熟暴乾用此物極堅硬難擣治用時熱灰火中煨令透熟乘熱入臼中擣之即碎如粉古方不見用者今醫家治積聚諸氣為最要之藥與京三稜同用之良婦人藥中亦多使雷公云凡使於砂盆中用醋磨令盡然後於火畔吸令乾重篩過用十全博救方治小兒氣候止疼蓬莪茂炮候熱擣為末用一大錢熱酒調下孫用和正元散治氣不接續氣短兼治滑泄及小便數王丞相服之有驗蓬莪茂一兩金鈴子去核一兩右件為末更入鵬砂一錢煉過研細都和勻每服二錢鹽湯或溫酒調

图 4-15 《证类本草》中“今附”尾记标识

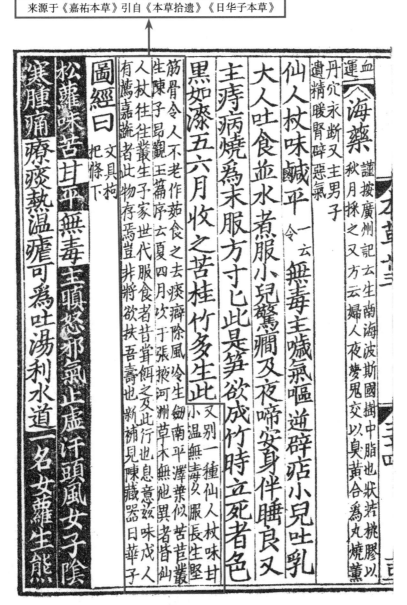

图 4-16　《证类本草》中"新补"尾记标识

2. 出处在前的小字注文有以下几类不同情况。

其一，在双排黑小字前有白小字"陶隐居"云，则双排黑小字为来源于陶弘景《本草经集注》中的文字（图 4-17）。

其二，在双排黑小字前有白小字"唐本注"云，则双排黑小字为来源于《新修本草》中的文字（图 4-18）。

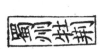
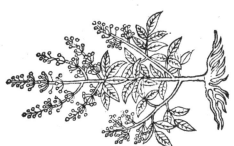

来源于《本草经集注》

图 4-17 《证类本草》中白小字"陶隐居"标识

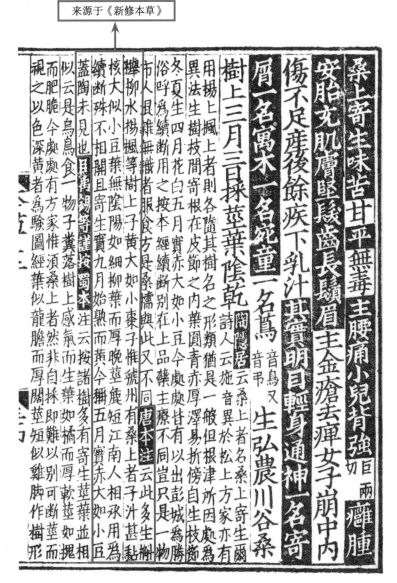

来源于《新修本草》

图 4-18　《证类本草》中白小字"唐本注"标识

其三,在双排黑小字前有白小字"今注""今按""今详""今又详""又今验""又验"或"今附",则黑小字的文献来源又分以下 2 种情况:①以上文字后无其他文献标识者,则双排黑小字为来源于《开宝本草》中的文字(图 4-19);②以上文字后又有白小字"又按"文献标识者,则"今按"后文字来源于《开宝本草》,而"又按"后文字来源于《开宝本草》援引自他书的文献(图 4-20)。

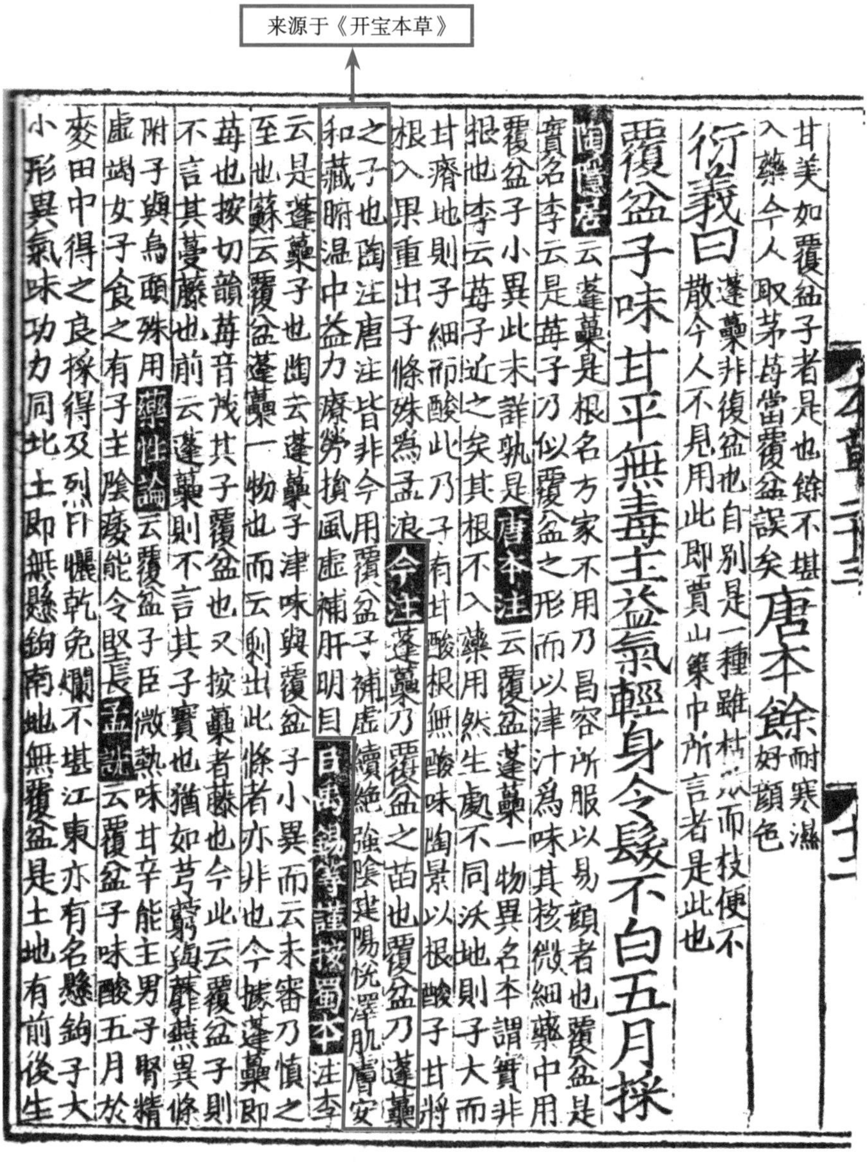

来源于《开宝本草》

覆盆子味甘平無毒主益氣輕身令髮不白五月採

衍義曰 蓬蘽非復盆也自別是一種雖枝苗而枝便不……唐本餘好顏色耐寒濕

甘美如覆盆子者是也餘不堪入藥今人取茅莓當覆盆誤矣即賣山樂中所言者是此也

图 4-19 《证类本草》中小字来源《开宝本草》的标识

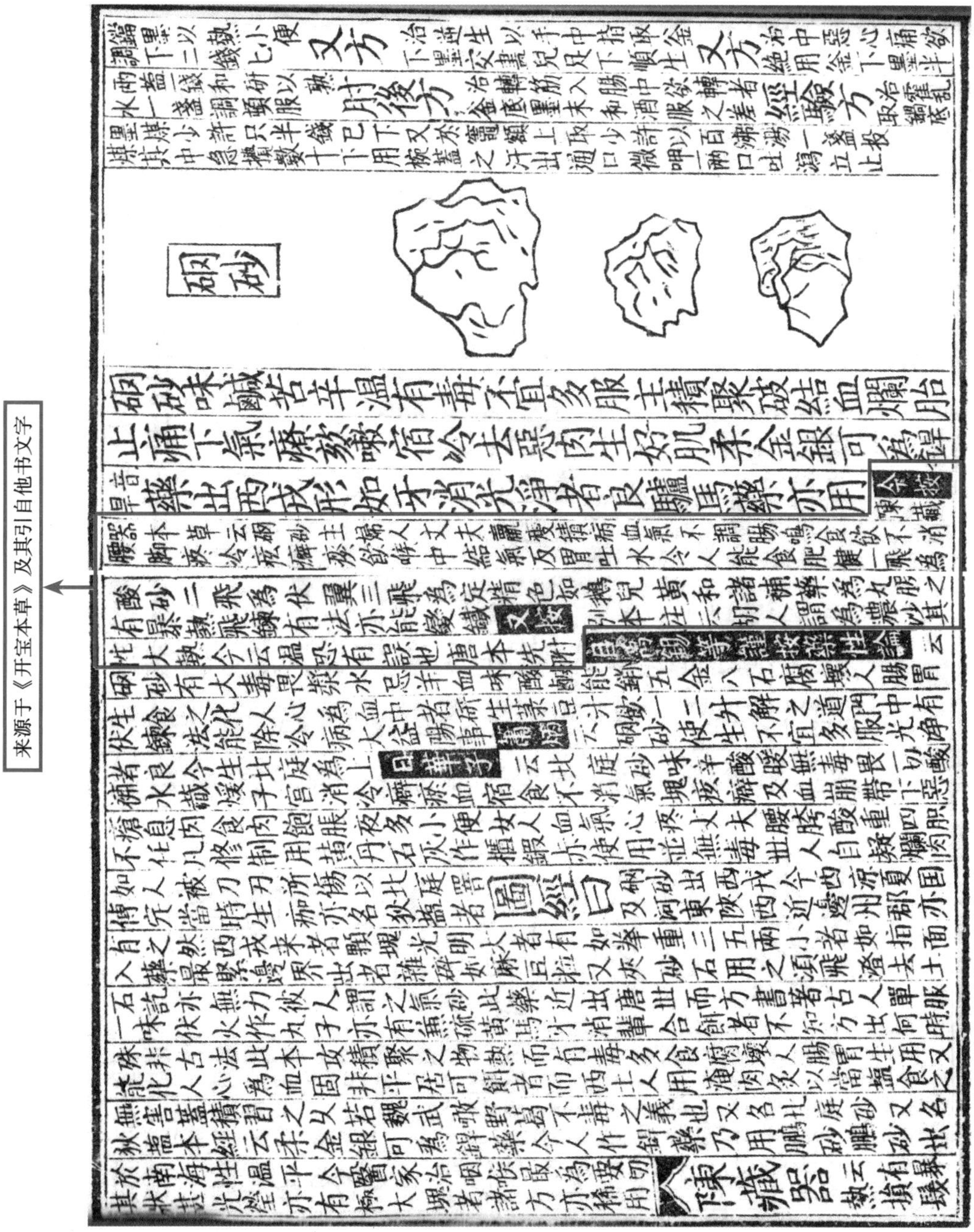

来源于《开宝本草》及其引自他书文字

图4-20 《证类本草》小字中来源于《开宝本草》及援引他书文献的标识

其四,在双排黑小字前面有白小字"臣禹锡等谨按",则黑小字的文献来源又分以下 2 种情况:①以上文字后无其他文献标识者,则双排黑小字为来源于《嘉祐本草》中的文字(图 4-21);②以上文字后又有白小字的书名或人名,则黑小字来源于《嘉祐本草》援引自他书的文献(图 4-22);③若以上文字后有白小字"今据",则"今据"后黑小字为《嘉祐本草》一书作者所加的按语(图 4-23)。

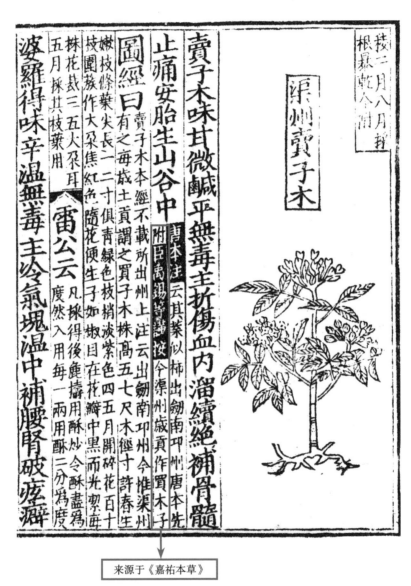

来源于《嘉祐本草》

图 4-21 《证类本草》小字中来源于《嘉祐本草》的标识

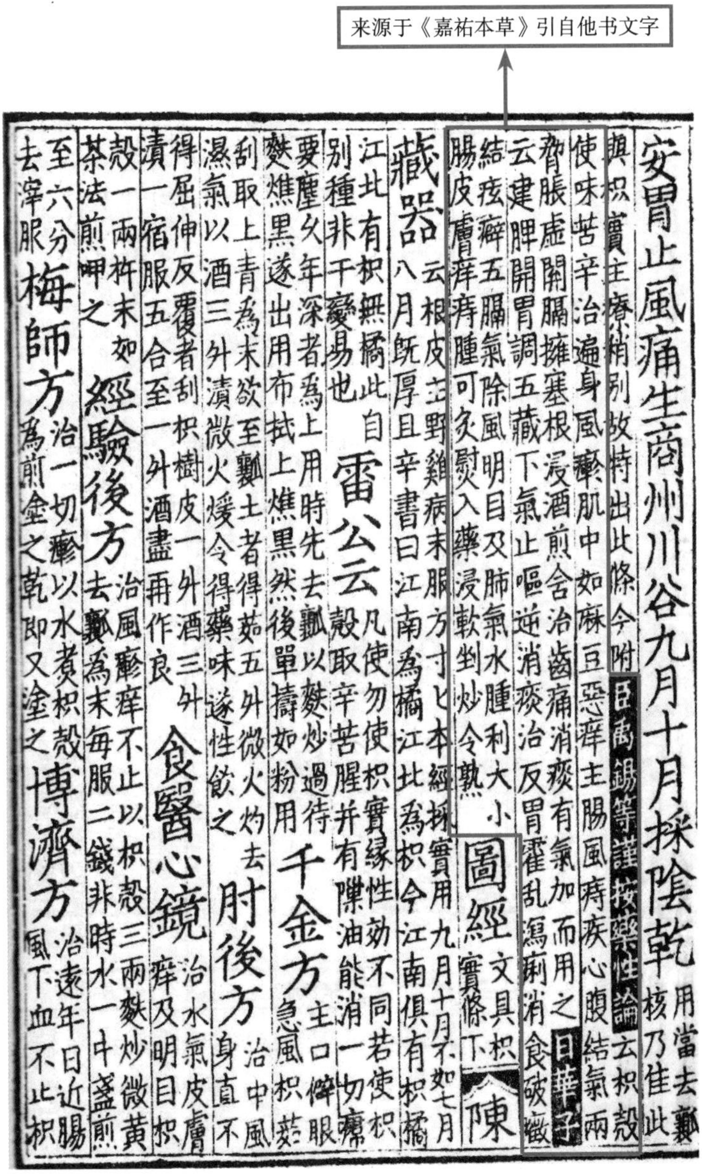

来源于《嘉祐本草》引自他书文字

图 4-22　《证类本草》小字中来源于《嘉祐本草》援引他书文献的标识

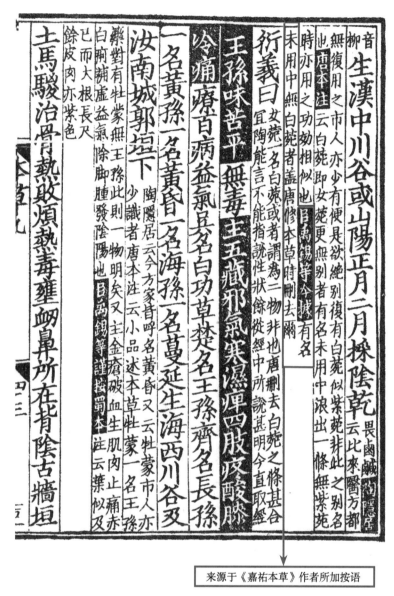

来源于《嘉祐本草》作者所加按语

图 4-23　《证类本草》小字中来源于《嘉祐本草》作者所加按语的标识

　　其五,在双排黑小字前有黑大字"图经(曰)",则双排黑小字为来自《本草图经》中的文献(图 4-24)。

　　其六,在双排黑小字前有黑大字"别说云",则双排黑小字为来自《重广补注神农本草并图经》中的文献(按:宋代陈承将《嘉祐补注神农本草》及《本草图经》二书合而为一,加以自己的注说,纂成《重广补注神农本草并图经》,唐慎微作《证类本草》未引该书,艾晟在增订《证类本草》时将《重广补注神农本草并图经》一书内容以"别说云"为文献标志加双排小黑字注文的形式,附在唐慎微引文之后)(图 4-25)。

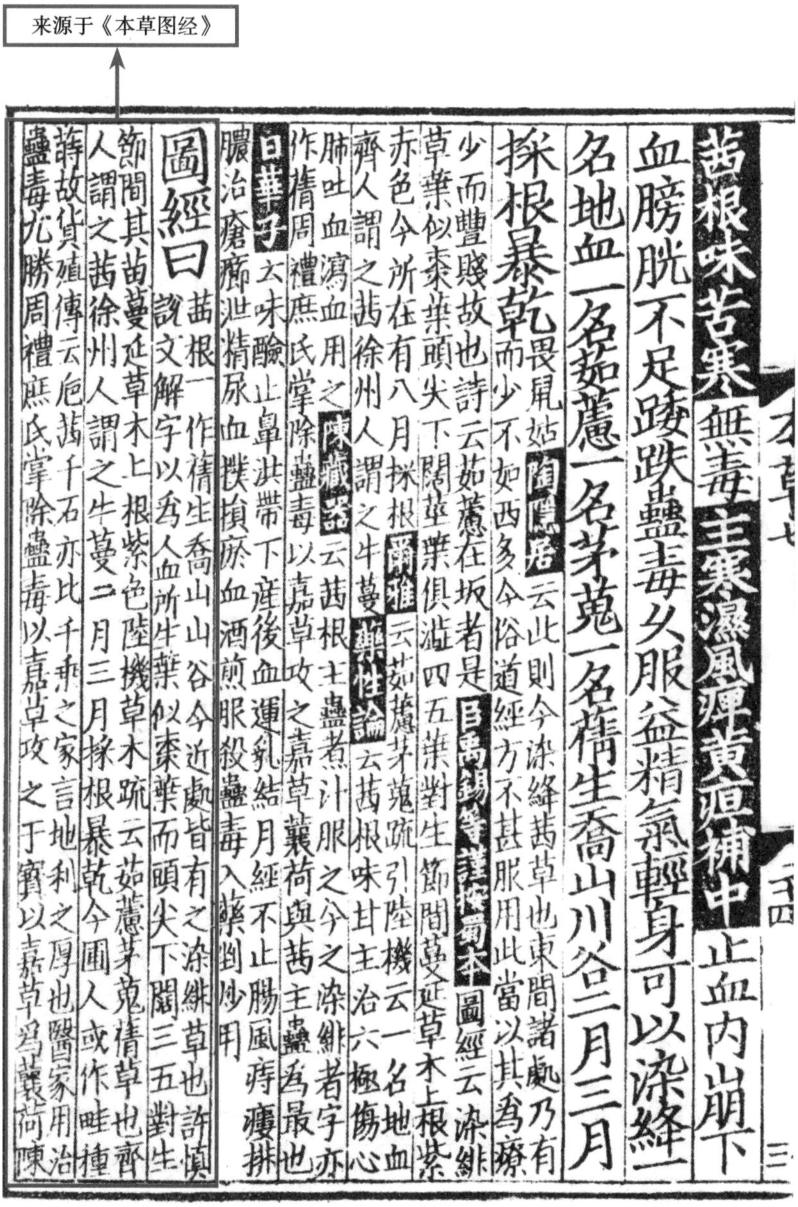

来源于《本草图经》

图4-24　《证类本草》小字中来源于《本草图经》的标识

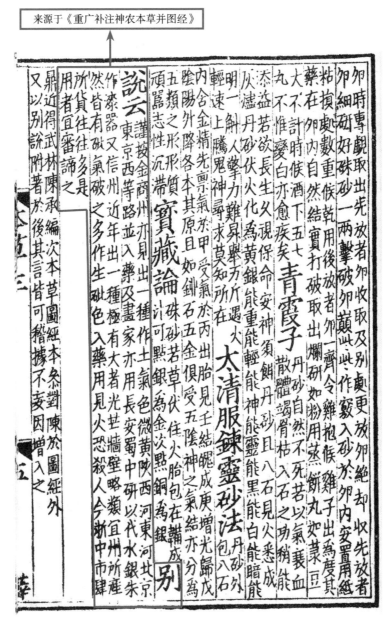

图 4-25 《证类本草》中小字来源于《重广补注神农本草并图经》的标识

其七，在双排黑小字前有黑大字"衍义曰"，则双排黑小字为来自《本草衍义》中的文献（按：在早期《证类本草》的刊本中均无附加《本草衍义》内容。首先加入"衍义曰"者，见于张存惠刊刻的《政和本草》，而自明宣郡王重刊《大观本草》刊本以后，在《大观本草》系统中也加入了《本草衍义》内容）（图 4-26）。

其八，墨盖子下的黑小字注文均为《证类本草》新增或《证类本草》援引他书新增的文献（图 4-27）。

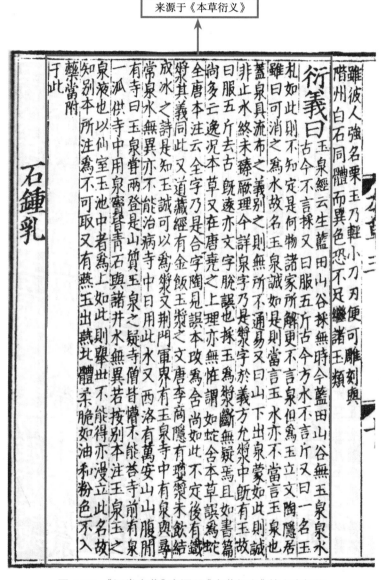

图 4-26　《证类本草》来源于《本草衍义》的文字标识

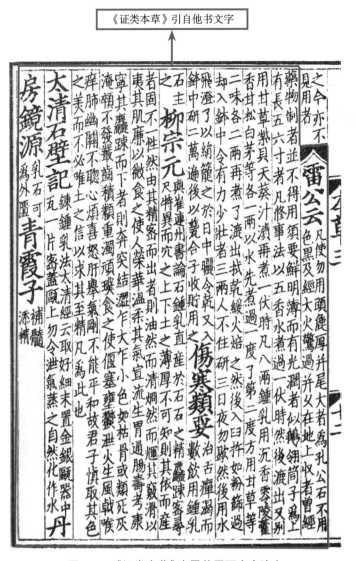

图 4-27　《证类本草》中墨盖子下小字注文

第四节　《本草纲目》编写体例

　　《本草纲目》，明代李时珍经 27 年时间所著，初刊于 1590 年。该书是对 16 世纪以前中医药学的系统总结，被称为"格物之通典"，英国生物学家达尔文誉其为"中国古代的百科全书"，受世界瞩目。《本草纲目》卷帙宏大，若得其编写体例，便能获得更为快速、有效的阅读方法。《本草纲目》的版本很多，其中重要的有明万历十八年庚寅（1590 年）金陵胡承龙刻本，明万历三十一年癸卯（1603 年）夏良心、张鼎思等江西刻本，以及清光绪十一年乙酉（1885 年）合肥张绍堂味古斋刻本等。其中金陵胡承龙刻本（简称为金陵本）被认为是《本草纲目》的祖本（原始刻本），更能反映《本草纲目》的原貌，而成为众多版本中的最善。刘衡如、刘山永先生以金陵本为底本，以江西本为主校本，参校湖北本、钱本、石本、张本等众多

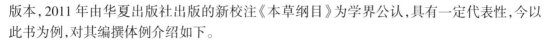

版本,2011 年由华夏出版社出版的新校注《本草纲目》为学界公认,具有一定代表性,今以此书为例,对其编撰体例介绍如下。

《本草纲目》一书由序文、药图和正文 3 部分组成。正文部分共 52 卷,继承本草古籍传统的编写体例,分总论与分论两部分。其中第 1 卷至第 4 卷为总论,第 5 卷以后为分论,分别论述具体的药物。

卷 1、卷 2 为"序例",为前言性质的论述,其范围上取自《神农本草经》《名医别录》,下讫金元医家,其内容涉及历代诸家本草、引据古今医家书目、采集诸家本草药品总数、药物别名、具体的药性理论(包括药物采摘、七方、十剂、气味、升降浮沉、四时用药、引经报使、七情配伍、用药禁忌等诸多方面)。

卷 3、卷 4 为"百病主治药",分 114 种病,较为详细地列述了各种疾病的症状以及相对应的治疗药物、功效及其使用方法。

卷 5~卷 52 为分论,即具体的药物条文,详细论述了 1892 种药物,分 16 部 60 类。《本草纲目》1 892 种药物的编写排列井然有序,体现了"物以类从,目随纲举"的思想。大而言之,目录的编排上"以 16 部为纲,60 类为目,各以类从""首以水、火,次之以土,水、火为万物先,土为万物母也。次之以金、石,从土也。次之以草、谷、菜、果、木,从微至巨也。次之以服、器,从草、木也。次之以虫、鳞、介、禽、兽,终之以人,从贱至贵也"。体现了从无机到有机,从低等到高等的进化思想。小而言之,一药之内"但标其纲,而附列其目。如标龙为纲,而齿、角、骨、脑、胎、涎皆列为目;标粱为纲,而赤、黄粱米皆列为目"。这也是《本草纲目》一书命名的原因所在。

16 部中每一部有一段简短前言,介绍本部药物的特点、书录历代本草的药物数及分类。其中具体药物的论述大体按照[释名][集解][修治][气味][主治][正误][发明][附方]及[附录]等 9 项,其内容详略不同。需要说明的是正文细目有超出上述 9 项之外者,如卷 34 "松脂"下有[别名]一项,卷 42 蟾蜍条"蟾酥"下有[采治]一项,卷 45 水龟条"溺"下有[采取]一项。

[释名]　确定药物的正名和别名,并或引据前人或抒以己见,阐发其名称含义。如方解石引据《开宝本草》说"敲破,块块方解,故以为名"。

[集解]　主要介绍药物产地、生态环境、形态特征、生长过程、栽培、采摘(捕捉)方法、采摘季节、药用部位、炮制方法、鉴别和质量评价等方面。如柴胡"以银州者为良""叶似竹叶者为良""其如邪蒿者最下也"。

[修治]　介绍药物的炮制方法。

[气味]　介绍药物的气味,兼论及归经与配伍。

[主治]　介绍药物的功能及主治病症、治疗方法。

[正误]　主要纠正前代本草中关于药物品种、性质、功效等错误。

[发明]　介绍李时珍和历代医家对药物性味、归经、主治、配伍应用以及注意事项的个人论述,兼及医话、医论。

[附方]　主要介绍病症的治疗方药、药物剂量和用法,兼有历代医家治疗经验等。先列病症名称,下列方药、剂量、用法、疗效等。

[附录]主要介绍类似品种的产地、形态特征、性味及功用、主治等。凡例指出:"诸物有相类而无功用宜参考者,或有功用而人卒未识者,俱附录之。"

在具体药物文献的编写体例上,体现李时珍重视原创性思维的思想,《本草纲目》一书列出了每一味药物的首次记载书籍,并将每一条文的文献来源都进行了严格的区分和标注。从标注的形式上来看,可以分为以书名标注(或以作者名代书名)和以人名"某某曰"的形式进行标注二种。

以书名形式进行标注的项目主要有药名标题、[主治]和[附方],标注在正文之后。如在药名标题后标注首次记载该药书籍的简称。"百草霜(纲目)",表示百草霜这味药首次记载于《本草纲目》。

以人名"某某曰"的形式标注的项目主要有[释名][集解][修治][气味][正误][发明]及[附录],标注在正文之前,以引出正文。如牡丹[集解]项下:"[集解]《别录》曰:牡丹生巴郡山谷及汉中,二月、八月采根阴干。弘景曰:今东间亦有,色赤者为好。恭曰:生汉中、剑南。苗似羊桃,夏生白花,秋实圆绿,冬实赤色,凌冬不凋。根似芍药,肉白皮丹。土人谓之百两金,长安谓之吴牡丹者,是真也。今俗用者异于此,别有臊气也。炳曰:今出合州者佳,和州、宣州者并良。白者补,赤者利。大明曰:此便是牡丹花根也。巴、蜀、渝、合州者上,海盐者次之。颂曰:今丹、延、青、越、滁、和州山中皆有,但花有黄紫红白数色。此当是山牡丹,其茎梗枯燥,黑白色。二月于梗上生苗叶,三月开花。其花叶与人家所种者相似,但花瓣止五六叶尔。五月结子黑色,如鸡头子大。根黄白色,可长五七寸,大如笔管。近世人多贵重,欲其花之诡异,皆秋冬移接,培以壤土,至春盛开,其状百变。故其根性殊失本真,药中不可用此,绝无力也。宗奭曰:牡丹花亦有绯者、深碧色者。惟山中单叶花红者,根皮入药为佳。市人或以枝梗皮充之,尤谬。时珍曰:牡丹,惟取红白单瓣者入药。其千叶异品,皆人巧所致,气味不纯,不可用。《花谱》载丹州、延州以西及褒斜道中最多,与荆棘无异,土人取以为薪,其根入药尤妙。凡栽花者,根下着白蔹末辟虫,穴中点硫黄杀蠹,以乌贼骨针其树必枯,此物性,亦不可不知也。"其中《别录》曰后面的文字"牡丹生巴郡山谷及汉中,二月、八月采根阴干"出自《名医别录》;弘景曰后面的文字"今东间亦有,色赤者为好"出自《本草经集注》;恭曰后面的文字"生汉中、剑南……别有臊气也"出自《新修本草》;炳曰后面的文字"今出合州者佳……赤者利"出自《四声本草》;大明曰后面的文字"此便是牡丹花根也。巴、蜀、渝、合州者上,海盐者次之"出自《日华子本草》;颂曰后面的文字"今丹、延、青、越、滁……绝无力也"出自《本草图经》;宗奭曰后面的文字"牡丹花亦有绯者……尤谬"出自《本草衍义》;时珍曰后面的文字"牡丹……亦不可不知也"出自《本草纲目》。

虽然李时珍引用标注时均使用简称的方式,但在该书"序例"中对其引用书籍有全面的列述,可以通过药物正文中的作者或书籍简称与"序例"中的引书进行对比查询,以明确其引用书籍来源。

值得注意的是,《本草纲目》一书虽为李时珍所著,但并不意味着所有内容都是李时珍所著,只有标注[时珍曰]后面的内容才是李时珍的原创内容。

【主要参考文献】

[1]杜泽逊.文献学概要(修订本)[M].北京:中华书局,2008.

[2]李时珍.本草纲目[M].5版.刘衡如,刘山永,校注.北京:华夏出版社,2013.

[3]马继兴.中医文献学[M].上海:上海科学技术出版社,1990.

[4]尚志钧.《证类本草》"墨盖"下引"唐本""唐本注"讨论[J].中华医史杂志,2002,32(2):85-86.

[5]尚志钧,林乾良,郑金生.历代中药文献精华[M].北京:科学技术文献出版社,1989.

［6］唐慎微 . 重修政和经史证类备用本草［M］. 北京：人民卫生出版社，1982.

［7］余嘉锡 . 目录学发微［M］. 长沙：岳麓书社出版社，2010.

［8］王家葵，张瑞贤 . 神农本草经研究［M］. 北京：北京科学技术出版社，2001.

［9］王家葵 .《神农本草经》成书年代新证［J］. 中医药学报，1990（3）：48-49.

［10］章桂霞，王育林 .《本草纲目》引《证类本草》考［J］. 中医文献杂志，2018，36（6）：1-4.

［11］张瑞贤 . 走进本草纲目之门：中药的发现［M］. 北京：华夏出版社，2006.

［12］张卫，张瑞贤 .《植物名实图考》引书考析［J］. 中医文献杂志，2007，25（4）：11-12.

［13］赵雅琛，张承坤，沈澍农 . 敦煌文献中"干痟"病考［J］. 中华中医药杂志，2020，35（9）：4402-4404.

［14］郑金生，张志斌，汪惟刚，等 .《本草纲目》引文溯源的研究［J］. 中医杂志，2018，59（11）：903-906.

［15］周少川 . 古籍目录学［M］. 郑州：中州古籍出版社，1996.

第五章　本草考证与本草考古

第一节　本草考证

　　考证，按现代汉语工具书的解释为："又称'考据'。研究历史、语言等的一种方法。根据事实的考核和例证的归纳，提供可信的资料，作出一定的结论。"正如元代理学家、诗人刘因《夏日饮山亭》中诗句所云："人来每问农桑事，考证床头《种树篇》。"而"本草考证"即是对现实中药研究领域中出现的任何问题（如中药药性理论、名称、品种、真伪、产地、性味、功用、用法用量、配伍宜忌等方面），对历代本草中的相关记载进行考察、分析、归纳，并得出一定结论的研究方法。

　　本草的文献考证被历代本草学家所重视。唐《新修本草》序："谬粱米之黄、白，混荆子之牡、蔓；异繁蒌于鸡肠，合由跋于鸢尾……更相祖述，罕能厘证。"唐《本草拾遗》由序例、拾遗和解纷三部分组成，其中解纷即通过考证讨论品种混乱以及辨别前代本草舛误。《本草纲目》是明代以前本草文献之集大成者，李时珍十分注重实地调查与文献分析，对很多品种进行品种鉴别与考证，很多成果见于"释名""集解"项。清代《本草纲目拾遗》补《本草纲目》之未备，在篇首专列"正误"三十四条，对《本草纲目》的品种进行考订。古代运用文献考证厘清中药品种混乱的不限于本草学家，如沈括《梦溪笔谈》纠正了"一木五香"、天麻与赤箭等品种名实。此外，《齐民要术》《农政全书》等农学文献也为中药品种考证提供了很多文献依据。

　　19世纪20年代，日本学者伊藤圭介、饭沼欲斋、牧野富太郎、松村任三、白井光太郎等将现代植物分类学引入本草文献考证研究中。我国学者钟观光、赵燏黄、黄胜白和谢宗万等先辈将现代分类学方法应用于中药品种的考证，在本草文献考证领域做出了卓越贡献。1956年，赵燏黄提出"本草学的研究"，即通过分析、对比历代本草文献中记载的内容，对药物的名称、产地、性状、气味以及药性进行考证，以厘清药物的正品、伪品等用药史实；1958年，谢宗万提出"本草学的考证"；1963年，谢宗万首次提出"本草考证"，即指基于历代本草文献并结合植物分类学知识而进行的药物基源品种研究，后被本草学者广泛采纳。《中药材品种论述》系统提出了本草考证的理论和方法体系，并通过很多品种的实践，使本草考证臻于成熟。国家"七五""八五"攻关项目"常用中药品种整理和质量研究"，将"本草考证"独立为一项。1999年出版的《中华本草》，在每项药材的项下设立"品种考证"项，旨在论述古今用药的演变，考订药物品种，以正本清源。

　　经过发展，本草考证已经不限于中药的品种研究，扩展到药材的药用部位、历史资源分布、炮制加工、民族药等。"本草考证"已经发展为"是以本草典籍为依据,追溯中药历代本来面目,包括品种的历史变迁、原动植物的形态、分布区域、生境、栽培技术、药材性状、炮制、药性、功效等等,以帮助我们对现今使用中药的品质作出客观的评价"。

本草考证之所以称之为考证,不是简单地罗列古代文献资料,而是要紧密结合现实问题,从历代本草文献资料中厘清其发展脉络,探明在各历史时期的真正内涵实质,去伪存真并提出正确、合理的见解,这才是真正的本草考证。否则,就失去了本草考证的学术价值和意义。

第二节　本草考证的主要研究思路与方法

(一)注重版本差异,尽量选择善本

运用历代本草文献首先应该注意版本问题,因为一部流传较广的本草著作,在不同的时期往往会有不同的版本。然而,由于各种主客观因素的影响,版本与版本之间也许存在着一定的差异,这种差异很可能将读者引入歧途,茫茫然无所适从,甚至导致得出错误的结论,正所谓"差之毫厘,失之千里"。当然,版本学乃是一专门之学问,必须努力学习与钻研,才能达到运用自如的地步。如《本草纲目》共有一百多个版本,在这为数众多的各种版本中,有的区别是显而易见的,有的则必须仔细比对才能发现。明清时期的古代刻本以金陵本为善本,可惜国内馆藏仅存三部,学者查阅起来很不方便,目前学术界普遍认为人民卫生出版社校注本较好。因此,如果要研究《本草纲目》或者引用其中某些内容,那么最好选择金陵本或者人民卫生出版社校注本,以免出现不必要的讹误。

此外,近些年来各地图书馆对历代医药古籍善本管理日趋严格,导致借阅不便;同时各家出版社针对一些常见著名的本草古籍,邀请专家对其校勘或注释后出版,为广大研读者提供了方便。如宋代的《证类本草》、明代的《救荒本草》、清代的《植物名实图考》均有多个版本出版问世。但由于各位校勘者或注释者水平不一或更是由于学术见解不同,导致同一部书相同章节的文字或内容有所差异,也需要研读者在引用时审慎为宜。

(二)正确引用原文,避免张冠李戴

像《证类本草》这样体例繁杂的本草文献,对宋以前的本草是层层套叠、环环相扣的,如果没有搞清其中的传承关系就贸然引用其中的某段原文,往往容易张冠李戴而闹出笑话。《证类本草》之所以重要,就在于它保存了宋代以前重要本草有关记载的精华,而且还保存了《本草图经》的药图。这部书的优点还在于它忠实于古本草的原文。因此,它是学习研读宋代以前本草的最重要文献。明代李时珍的《本草纲目》较《证类本草》为晚出,所收药物品种远较《证类本草》为多。它是集16世纪以前本草大成的杰出著作,当然更是必读之书。但是它在引用前人有关记述方面对原文时有改动,为该书美中不足之处。因此,凡是《证类本草》与《本草纲目》在引用古文献方面如有出入时,应以《证类本草》为准。这一点是应该值得提请注意的。

同时应该注意的是《证类本草》是一部汇编性著作,绝大部分内容是收载了宋以前历代本草的相关内容,而极少有作者唐慎微的个人见解。因此在引用《证类本草》所收载的内容时,首先应弄清楚要引用的内容是出自哪一部文献,直接书写文献名称后引用其内容,只在文末的"参考文献"中注明引自《证类本草》即可。

(三)语言文字,剖析深透

我国古代语言文字之学,古人称之为"小学",包括字形、字音、字义之学。我们单称语言文字,而音韵、训诂已在其中。所谓训诂,是指我国古代的一种词义解释的工作。即用易懂的、众所周知的语言来解释难懂的或只有少数人能懂的语言,以当代语言解释前代语言,以标准语解释方言,以常用词解释生僻词,都是训诂的内容。把文字、音韵、训诂弄清楚,剖析深透,是整理历代本草文献和品种考证的基本功。

《尔雅》和《说文解字》是本草考证常用的两部古代主要辞书。《尔雅》的作者不可考,大约此书先秦已有,经过许多人的增补,最后成书于汉代。书名《尔雅》,尔,近也,雅,正也。就是取其"近乎正"的含义。"正"也含有正字义、正事物之名的意思。《说文解字》是我国古代流传至今最为完整和最早的一部字典,为东汉人许慎所作。有许多汉字的古义早已失传,幸赖《说文解字》的解说得以保存下来。这对于阅读、解释和印证古籍都有很大的帮助,而且它对于动物、植物、矿物、医学以及天文、地理等方面的知识也非常广博和精深。总之,这两部书都是我国古代的百科性辞书,在考证古代药名字义方面能起到释义解惑的作用。

在上下几千年的历史长河里,中国文字经历了无数次的演变与发展,才最终形成了今天这样的形式。正是由于中国文字的特殊性和复杂性,古代文献中普遍存在一字多音、一字多义的现象,通假字、异体字、避讳字更是层出不穷,令人难以卒读。历代本草也不例外,我们在运用时也必须注意到这个问题。要学会充分利用各种工具书,遇到问题随时翻检、查阅,并认真做好札记。长此以往,锲而不舍,我们在这方面的能力就一定会得到较大提升。

(四)了解作者思想,把握文献宗旨

历代本草的内容和形式往往取决于作者的思想方法,重书轻人则不免会带有局限性,而重人轻书同样也不可取。我们了解某一时期本草作者的总体情况,往往有助于抓住该时期的特色。把握某一时期本草文献的宗旨,各时代本草发展的特点和总趋势就一目了然。例如对早期本草整理作出巨大贡献的陶弘景,自称"以吐纳余暇,游意方技",所以在他的著作中掺杂着大量与方士有关的内容。唐、宋的本草编纂者以名宦大儒为多,自然多从典籍文献入手,勾稽编订,校勘汇纂。金元以至明清的本草作者,大多数是临床医生,因而他们特别注重临床药效与理论的探求。

(五)重视药图,考察版本

在考证本草药物基源的工作中,本草药图的考察一般能起到辅助参考作用。如在文字表达不完备时,药图则就具有关键性的作用。宋代苏颂《本草图经》序云:"昔唐永徽中,删定本草之外,复有图经相辅而行,图以载其形色,经以释其同异,而明皇御制,又有天宝单方药图,皆所以叙物真滥,使人易知,原诊处方,有所依据。"清代黄宫绣《本草求真》药图(乾隆本)之首记曰:"遐方异物,按图可索。"即古人认为药图有帮助辨药真伪和可"按图索骥"之功。吴其濬《植物名实图考》在讨论大血藤时说:"按过山龙,俗名甚多,不图其形,无从审其是否……"显然,附有药图的本草较之没有附图而只有文字描述的本草,对药物品种考证的结果来说,相对更直观一些,使之具有更高的精确性。但如一书由于多次翻刻,其图版亦因之而有所变动的话,则在考证时应以原版或早期版本为准,否则结果是不可靠的,甚至是错误的。例如查考《本草纲目》的药图,就应该以金陵胡承龙本为准,江西夏良心本亦属金陵本系统,在看不到金陵本的情况下,亦可代用。但古临钱蔚起本(武林钱衙藏版,杭州本)和合肥张绍棠本则多有篡改,不足为据。

在分析研究药图时,要运用植物分类学的知识,掌握植物种的特点,方能敏锐地看出药图的特征。例如旋覆花有多种,花序的大小、多少、叶基的形状均与分种密切攸关,审图时就要留心这些特点,而后才能从图上考订其品种。在文图对照时,引用《本草纲目》有关文字,应以近年来人民卫生出版社出版的《本草纲目》校点本为准。

考证中药品种,现时国内有图可供参考的几部重要本草有《证类本草》(含《大观本草》或《政和本草》)《本草图经》《履巉岩本草》《救荒本草》《本草品汇精要》《本草纲目》《本草原始》《植物名实图考》等。

(六)特产药材,查考方志

地方志,简称方志,是记述地方情况的史志。它有全国性的总志与地方志的州郡府县志两类。我国方志起源很早,如《书·禹贡》记载方域、山川、土质、物质、贡献;《山海经》记载山川、形势、土性、怪异、古迹和道里之远近,物产之大概,皆具有总志的性质。地方性的方志,以省为单位的常称"通志",以县为单位的常称"县志"。方志分门别类,取材丰富,不仅为研究历史及地理的重要参考资料,对研究动物、植物、矿产、药材均有参考价值。方志中的科技篇,就记载有医药的史料。我国古代医药学家早就重视利用方志来搜集和考证药物的产地、品种、质量、栽植等。陶弘景曾经参考过班固撰写的《地理志》等方志,李时珍在撰写《本草纲目》时引用参考的经史书目达到四百四十家(种)之多,方志类在三十五家(种)以上。赵学敏在撰写《本草纲目拾遗》时所参考引用的方志又大量增加,各省、州、府、县志合计有九十一种。

地方志对考证中药材品种,特别是当地特产中药和道地药材有重要参考价值。如杨竞生、曾育麟在考证鸡血藤膏时,就查考了云南的《顺宁府志》和《云南通志》;陈毓亨在研究姜黄和郁金(温郁金)时,就查考过浙江的《瑞安县志》。程志立在研究罗汉果药材标准时,起初对其使用历史的考查,遍查历代本草均无载,最后还是从清代嘉庆年间朱依真纂修的《临桂县志》及联丰纂修的《永宁州志》中查得两志都记述有罗汉果,志中不仅有罗汉果其名,并有罗汉果的形态、性味、效用等项记载。如此等等,说明了地方志能提供历代诸家本草未曾提供的,即遗漏于本草以外的资料。这些宝贵资料,有时却能解决在一些药物品种考证中某些关键性的问题。张国淦编的《中国古方志考》(中华书局,1962 年)和朱士嘉编的《中国地方志综录》(商务印书馆,1958 年)等均为查阅地方志的重要参考书。

第三节　中药品种考证的范例

一、茵陈品种的本草考证[①]

茵陈为中医常用的清湿热、利胆、退黄要药。《伤寒论》茵陈蒿汤即用茵陈配以栀子、大黄,用治湿热黄疸,身黄如橘子色,小便不利阳黄之症。《张氏医通》又取茵陈配附子、干姜、甘草,用治肤色暗晦,寒盛阳虚的阴黄证。总之,中医常应用茵陈为君药,随佐使之寒热,而理黄疸之阴阳。

据《古今图书集成》医部全录胆门记载:我国从汉代至明代十五家所载治黄疸方中,用茵陈者达三十七方之多。后世新方更多。茵陈胆道汤(茵陈、栀子、柴胡、黄芩、木香、枳壳、大黄、金钱草)实验证明有显著的利胆作用。近年来有报道以茵陈代茶饮,或以片剂治疗高

---

① 　注:该文原载于《中药材》[谢宗万.茵陈品种的本草考证.中药材,1988,11(2):50-53],辑入本教材时略有改动。

胆固醇血症与高甘油三酯血症。因此,中药茵陈越来越得到了人们的重视。

药用茵陈品种复杂,异物同名品甚多,究竟什么是正品药用茵陈? 应用历史较久的异物同名品在历代本草中所处的地位如何? 这些问题都需要通过本草考证来予以澄清。

（一）正品茵陈的本草考证

茵陈原名茵陈蒿,始载于《神农本草经》,列为上品。《名医别录》载:"茵陈生太山及丘陵坂(坡)岸上。"陶弘景谓:"今处处有之,似蓬蒿而叶紧细,秋后茎枯,经冬不死,至春又生。"陈藏器《本草拾遗》释名说:"此虽蒿类,经冬不死,更因旧苗而生,故名因陈,后加蒿字耳。"韩保昇谓:"叶似青蒿而背白。"

裴鉴、周太炎在《中国药用植物志》第四册中以吴其濬《植物名实图考》所附的茵陈图为根据,认为药用茵陈为菊科植物茵陈蒿（*Artemisia capillaris* Thunb.）。《江苏中药名实考》认为古代本草中的茵陈,即为此种。这个观点,长期以来为人们所接受。

近年来,谢宗万先生对我国传统药用茵陈品种结合调查、采集、鉴定,进行了比较深入的本草考证,认为《名医别录》载"生太山及丘陵坂岸上"的茵陈,即今之猪毛蒿（滨蒿）。《本草图经》的绛州茵陈蒿,从产地分布来考虑,亦为此种。而陶弘景称"经冬不死,至春又生"者,虽未指明出产地区,但可理解为多年生或二年生草本。因此可以认为现时国内各地通作药用的"叶似青蒿而背白"（指幼苗）的猪毛蒿（*Artemisia scoparia* Waldst. et Kit.）和茵陈蒿（*A. capillaris* Thunb.）都属于传统药用茵陈的正品,古今药用品种一致。此二种,现时商品通称"绵茵陈",以嫩叶干后柔软如绵而得名,前者以陕西产者质量最佳,习称"西茵陈",国内驰名。

（二）铃茵陈的本草考证

江苏、浙江、安徽一带有所谓"铃茵陈"者,别称灵茵陈、黄花茵陈或角茵陈,其原植物为玄参科植物阴行草（*Siphonostegia chinensis* Benth.）。本品在江西大部分地区以全草作"土茵陈"入药,江西彭泽叫八角茵陈,江西少数地区和湖北竹溪、福建建阳均直接混称为茵陈,四川叫黑茵陈,湖南叫罐子茵陈,江苏还有叫铁梗茵陈的,但在云南、贵州地区则普遍称"金钟茵陈"。可是在北京中药业则通称"刘寄奴"入药。

按茵陈类和刘寄奴类是两类截然不同的药物,阴行草在历代本草中究竟处于何种地位,应该首先予以查明。

考明代兰茂《滇南本草》卷中载有"金钟茵陈",谓:"性寒,微苦。利小便,疗胃中湿热或瞳人发黄,或周身黄肿,消水肿,服后忌豆。"原书无图,亦无形态描述。云南卫生厅《滇南本草》整理组考订其原植物即为上述之阴行草。因参照云南《玉龙本草标本图影》中的茵陈,即为本品,而现今云南民间仍以此名为金钟茵陈,其地区传统的药名沿用至今未变,且以其花色形态核之,亦均无不合。

明代的金钟茵陈,到了清代则称之为山茵陈。张璐《本经逢原》（1695 年）云:"茵陈有二种,一种叶细如青蒿者,名绵茵陈,专于利水,为湿热黄疸要药。一种生子如铃者,名山茵陈,又名角蒿,其味辛苦,小毒,专于杀虫,治口齿疮绝胜,并入足太阳。"《本草纲目拾遗》（1765 年）对此亦有类似的记载。赵学敏在书首正误篇中讨论茵陈的时候写道:"一种生子如铃者,名山茵陈,又名角蒿,其味辛苦有小毒,专于杀虫,治口齿疮尤妙,今人呼为铃儿茵陈,药肆中俱有之,此不可以不辨而概误用之也。"本品在《植物名实图考》中称之为"阴行草",吴其濬说:"阴行草产南安,丛生,茎硬有节,褐黑色,有微刺,细叶,花苞似小罂上有歧,瓣如金樱子形而深绿。开小黄花,略似豆花,气味苦寒。土人取治饱胀,顺气化痰,发诸毒。湖南岳麓亦有之,土呼黄花茵陈;其茎叶颇似蒿,故名。花浸水,黄如槐花,治证同南安。宋《图经本草》谓

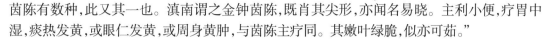

茵陈有数种,此又其一也。滇南谓之金钟茵陈,既肖其尖形,亦闻名易晓。主利小便,疗胃中湿,痰热发黄,或眼仁发黄,或周身黄肿,与茵陈主疗同。其嫩叶绿脆,似亦可茹。"

本品现时在南方广大地区作土茵陈用,有其历史渊源。但在北方地区则作刘寄奴入药,功能主治与茵陈有别。像这样同药异用的情况,值得对其开展深入实验研究,探讨究竟。

(三)山茵陈的本草考证

诸家本草记载的山茵陈有异物同名问题。"山茵陈"之名始见于《日华子本草》,云:"石茵陈味苦,凉,无毒……,又名茵陈蒿,山茵陈。"显然,日华子所说的石茵陈和山茵陈,均系菊科茵陈蒿而言。苏颂《本草图经》载:"茵陈蒿……今谓之山茵陈。"《本草衍义》附方即用山茵陈。李时珍说得很清楚:"茵陈昔人多莳为蔬,故入药用山茵陈,所以别家茵陈也。"故明代以前文献中的山茵陈,实即野生之茵陈蒿。其后,到了清代,如《本经逢原》《本草纲目拾遗》《本草求真》等本草中所述之"山茵陈"皆指玄参科金钟茵陈(阴行草)而言,与菊科茵陈蒿迥别。

(四)白花茵陈的本草考证

江西和云南所销售的白花茵陈,系唇形科植物牛至(*Origanum vulgare* L.)的地上部分。这种植物在科、属形态上与菊科茵陈蒿相差很大,竟然也有"茵陈"之名,何故?查考本草,也能找到历史根源。

按宋《本草图经》云:"江宁府又有一种茵陈,叶大根粗,黄白色,至夏有花实。"观其附图,显然即唇形科植物牛至。《本草蒙筌》江宁府茵陈图亦为此种。宋代以唇形科植物为茵陈,还可以找到依据。例如《本草图经》在论述"苏"时这样说道:"苏有数种,有水苏、白苏、鱼苏、山鱼苏,皆荏类。……鱼苏似茵陈,大叶而香,吴人以煮鱼者,一名鱼舒,生山石间者名山鱼苏。"显然,此处以鱼苏的形状喻茵陈,则此茵陈很可能就是现在的白花茵陈(牛至)了。这说明古今有以牛至混茵陈的事例。

(五)茵陈与青蒿、黄蒿的瓜葛

现时国内有以茵陈蒿因采集季节不同而作不同药物销售的怪现象,春季嫩苗时期采集入药的称绵茵陈,这是对的。但于秋季带果穗时采集的地上部分,在江苏、山东、湖北、湖南、福建、广东、广西、台湾、四川、辽宁等部分地区混作青蒿入药,湖北称鱼子青蒿,湖南花垣与贵州贵阳称小青蒿,浙江平阳称细青蒿,湖南长沙称狗毛青蒿,新邵称青蒿子,湖北巴东称铁青蒿,江苏苏州称黄香蒿,山东、河北、内蒙古和东北部分地区称黄蒿。

茵陈与青蒿相混的情况在清代医药学文献中就有记载,张璐《本经逢原》谓青蒿"茎紫者真"。对于黄花蒿(青蒿)*Artemisia annua* L.,无论是鲜品或者是干燥的药材,茎都是绿色、黄绿色或棕黄色,从来不紫。这里所说的"紫茎"的一种,实际上指的就是老的茵陈蒿或猪毛蒿的茎枝。近代张锡纯《医学衷中参西录》茵陈解谓:"茵陈者,青蒿之嫩苗也。"显然,这里张锡纯是把茵陈和青蒿这两种不同的药物看成是同一植物来源,他就是以春季的幼苗为茵陈,以秋季采收的茵陈地上部分为青蒿,这和现代上述错用情况如出一辙,鉴于张锡纯将茵陈、青蒿二者混为一谈,因此有人误认为张氏治中风证的"镇肝熄风汤"方中的茵陈是青蒿而不是茵陈(张氏认为"茵陈为青蒿之嫩者")。谢宗万先生则认为方中所用的茵陈为幼苗,即一般通称的"绵茵陈"(猪毛蒿),而绝不是青蒿(黄花蒿)。

如上所述,茵陈的老枝尚有称之为黄蒿者,这样,茵陈、青蒿、黄蒿形成"三味一体",只是老嫩不同而已。谢宗万先生认为如果为了医疗的需要,有必要反映不同时期采集药材时,可以用"绵茵陈"和"茵陈蒿"两个处方用名来加以区别。即以春季采收的幼苗为绵茵陈,以秋季采收的地上部分名茵陈蒿,也就可以了。为此,建议取消"黄蒿"和"黄香蒿"这两个药名,以免与另一种药"黄花蒿"之名相混淆。

（六）结论

1. 正品茵陈即绵茵陈,植物来源有二:一为菊科植物猪毛蒿(滨蒿)*Artemisia scoparia* Waldst. et Kit.;二为同属植物茵陈蒿 *A. capillaris* Thunb.。

2. 铃茵陈即《滇南本草》之金钟茵陈,《植物名实图考》之阴行草。植物来源为玄参科植物阴行草 *Siphonostegia chinensis* Benth.。

3. 山茵陈在本草中也有异物同名现象,明代以前的山茵陈实为野生的茵陈蒿,或称石茵陈,以与家茵陈之名相区别;清代以后的山茵陈为玄参科植物阴行草。

4. 现时江西和云南所称的白花茵陈,其原植物为唇形科植物牛至 *Origanum vulgare* L.,《本草图经》和《本草蒙筌》中的江宁府茵陈很可能就是此种。

5. 以绵茵陈以外的品种混称茵陈,均不应该,以茵陈的老枝混称青蒿或黄蒿,也不应该。为了临床的需要,可以正品茵陈的幼苗统称为绵茵陈,秋季采收的地上部分称茵陈蒿,并建议取消"黄蒿"与"黄香蒿"这两个药名。

点评

茵陈为中医临床常用之品,各地民间也为习用之药,既有悠久的传统应用历史,也有品种混杂的应用习惯。考证者紧紧抓住现实用药中存在的实际问题,即商品茵陈中异物同名甚多的情况,依据古代文献记载及传统本草中的药图特征,确认了两种菊科蒿属植物为茵陈的正品品种;同时,对各地多种同名异物品种进行了广泛的调查,厘清这些品种所属的分类地位,并对其中的某些品种分别找到了相应的古代文献记载,可为这些品种依其本来功用加以使用,提供了文献依据。

二、延胡索古今用药品种的延续与变迁 [①]

延胡索亦称元胡、玄胡索,是目前中药临床常用药物之一。各地在探索延胡索的用药品种、挖掘药源方面做了大量工作,提出了不同见解。本文拟通过对历代本草的考证分析,结合"药材品种延续论""药材品种变异论"与"药材新兴品种优选论"等理论观点,试对延胡索古今用药品种的演变情况加以探讨。

（一）延胡索的早期品种

延胡索的最早记载,出自唐代陈藏器的《本草拾遗》(739年);至宋《开宝本草》作为新增药,记有"生奚国,根如半夏,色黄";在唐慎微所撰《证类本草》中引《海药本草》云:"生奚国,从安东道来。"在现存的宋以前本草中,均未见有延胡索原植物形态图或药材形态图,这就对确定延胡索在宋以前的用药正品带来一定困难。对"生奚国,从安东道来"的记述,已有文章做过考证认为:在唐代,"奚国"所辖地区即今辽宁、内蒙古、河北交界之地域;"安东道"实际指隶属于河北道北部的安东都护府所辖地域,包括我国辽宁,吉林、黑龙江、内蒙古、河北等地区的一部分,以及朝鲜的一部分。

---

① 注:该文原载于《中国中药杂志》[郝近大,谢宗万. 延胡索古今用药品种的延续与变迁. 中国中药杂志,1993,18(1):7-9],辑入本教材时略有改动。

我国东北地区产有延胡索多种，以块茎断面的色泽可分为色黄与色白两个类型。色黄的是以齿瓣延胡索 *Corydalis turtschaninovii* Bess. 为代表，色白的是以黑水延胡索 *C. ambigua* Cham. et Schlecht.（*C. ambigua* var. *amurensis* Maxim.）和全叶延胡索 *C. repens* Mandl. et Muehld. 为代表。故早期本草之延胡索品种当以块茎断面色黄者为正，即是指齿瓣延胡索而言，而块茎断面色白的种类，包括黑水延胡索和全叶延胡索等则应该予以排除。

（二）延胡索早期品种的延续

延胡索虽然是从唐宋之际兴起的药物品种，但以其特有的活血化瘀、调经止痛功效，很快成为临床常用药物品种之一。在宋代官修的《太平圣惠方》和《太平惠民和剂局方》中均得到广泛应用。

查考现存宋、金、元、明各代所藏本草及方书可以看出，在明以前的各家著作，对延胡索品种的记述多承袭《本草拾遗》《海药本草》及《开宝本草》之说，直到成书于公元 1496 年的《本草集要》仍只记载："延胡索……生奚国，如半夏色黄。"由此可以认为，产于东北地区的早期延胡索品种在临床应用上一直延续了 700 多年，作为正品品种使用。直至今日，仍在东北局部地区继续使用。

（三）明代中后期延胡索用药品种的变迁

李时珍曾说"古今药物兴废不同"，即是说古今所用药物品种是有变化的。实际上，药材品种的变迁与药材品种延续一样，始终贯穿于整个中医药发展的历史长河中。谢宗万先生对造成药材品种变迁的因素有系统论述，认为某些品种不能被延续使用，其原因有三：①本身疗效欠佳；②虽有一定疗效，但分布不广而难以采得；③早期本草对药物形态无描述或描述过简，不为后人所知。就疗效而言，佳与不佳是相对的。一个品种在长期使用过程中，若未有相似品种与之比较，就无所谓疗效好与差；而一旦出现了新的品种或不同产地的品种，则必然要形成比较结果。孰优孰次，不是几位医家在短期内所能认定的，而是人们在广泛范围内经过长期临床实践所形成的共识。疗效好的品种，自然要后来居上。延胡索品种的变迁恰恰说明了这一点。

延胡索不同用药品种的记载首次出现于《本草品汇精要》（1505 年）。在"产地"一项中仍袭《海药本草》旧说，但在"道地"一项下则注"镇江为佳"，镇江在明代即指当今江苏省镇江市附近地区，别无他指。书中记有："春生苗，作蔓延。被郊野，或园圃间多有，其根如半夏而色黄。"说明此时在江南已有延胡索的栽培品种，并有较好的疗效。《本草蒙筌》（1565 年）一书中仍言"来自安东，生从奚国"，但于药材附图中分别记有"茅山玄胡索"和"西玄胡索"之名，孰优孰劣只字未提。说明茅山玄胡索品种出现不会很久。《本草品汇精要》提到的"镇江为佳"在此时似仍未被广泛认同。《本草纲目》（1578 年）中先引陈藏器曰："延胡索生于奚，从安东道来，根如半夏，色黄。"后李时珍注曰："奚乃东北夷也。今二茅山西上龙洞种之，每年寒露后栽，立春后生苗，叶如竹叶样，三月长三寸高，根丛生如芋卵样，立夏掘起。"并附有植物形态图。从李时珍注文及附图不难看出，这时的延胡索品种即为当前主产于浙江东阳等地的延胡索（*Corydalis yanhusuo* W. T. Wang）。《本草原始》（1612 年）载："玄胡索，生胡国……今茅山玄胡索如半夏，皮青黄，肉黄，形小而坚，此品最佳。"《本草乘雅半偈》（1647 年）记有："今茅山上龙洞，仁和笕桥亦种之……立春后生苗，高三四寸，延蔓布地，叶必三之，宛如竹叶，片片成个，细小嫩绿，边色微红，作花黄色亦有紫色者，根丛生，乐蔓延，状似半夏，但黄色耳。"仁和是杭州的旧称，可见此时延胡索的种植已从江苏扩展至浙江，而且对其原植物形态的描述更加准确。《本草求真》（1769 年）注有"延胡索出茅山佳"，而不提原产何处。《植物名实图考》（1848 年）记有 "延胡索……其入药盖已久，今茅山种之，为治妇科腹痛要药"，对原产地亦未提及。

通过上述本草记载，延胡索用药品种变迁之脉络已清晰可见。产于东北及河北东部的野生齿瓣延胡索在临床应用占主导地位 700 多年之后，在公元 1505 年前后开始出现产于镇江一带的栽培延胡索品种，并被认为疗效优于野生品种。在以后的一段时间内，可能处于野生品种与栽培品种共同使用的阶段，并逐渐形成了以江苏茅山为中心的大片种植区域。之后逐步延伸到浙江一带。至明末清初，经过了 150 余年的广泛临床实践，人们逐渐形成了茅山栽培延胡索疗效最佳的共识。又经历了约 200 年，直到清代中期，主产于江浙的栽培延胡索在临床应用中已在全国处于主导地位。

（四）栽培品延胡索是历史上的药材新兴品种

谢宗万先生指出："凡前代本草未收载的药材，而新近兴起，与某种传统中药的正品在药名上有一定联系，在生物来源上有一定的亲缘关系，也可能截然不同，但在药材质量上或功能主治方面一般认为与之基本等同或较之更优者，即称之为'新兴品种'。"通过考察，可以认为 1990 年版《中国药典》所收的延胡索正品 *Corydalis yanhusuo* W. T. Wang 即是历史上药材新兴品种的典型实例，亦是中药发展史中栽培品优于野生品的早期例证之一。通过延胡索用药正品延续与变迁的历史事实，可以看出 "新兴品种" 是继传统药用正品之后，通过较长时期临床实践的考验，在该药材多来源品种中择优选拔出来的一种优质品种，故视此 "新兴品种" 为新的正品药材应是顺理成章的。同时，由于药材基源可以是多来源的，因而以新兴品种取代传统正品，或在原有正品的基础上适当增加新兴品种，均是历史发展的客观规律。

（五）齿瓣延胡索的药用前景

通过前面的分析已表明，齿瓣延胡索 *Corydalis turtschaninovii* Bess. 在唐至明中叶以前，曾经作为延胡索的用药正品，但随着长期自然和人文等多种历史条件的变化，则逐渐被延胡索 *C. yanhusuo* W. T. Wang 栽培品种所取代，这是一种客观存在的事实。有研究者认为延胡索栽培种 *C. yanhusuo* W. T. Wang 是齿瓣延胡索的一个变型。并为栽培品种重新定名为 *C. turtschaninovii* Bess. f. *yanhusuo* Y. H. Chou et C. CHsu，此拉丁学名为 1977 年版及 1985 年版《中国药典》所采纳。对此，连文琰从本草记载、植物形态、地理分布及化学成分等方面进行比较，认为栽培延胡索与齿瓣延胡索有明显的不同，主要成分延胡索乙素等虽有相同之处，但其他成分仍有较大的区别，故认为栽培延胡索在植物分类上应是单独的一个种，而不是齿瓣延胡索的一个变型。1990 年版《中国药典》已接受了这一意见，对延胡索的学名进行了相应的修改。

齿瓣延胡索是自唐代以来的传统药用品种，虽然在相当长的历史时期内在全国范围内不作药用正品，但在东北地区仍延续使用，有着坚实的临床应用基础。齿瓣延胡索药材性状色黄而味苦麻，成分主含延胡索乙素，我们认为在开发延胡索药用资源方面，齿瓣延胡索应该是首选的品种。作者曾赴河北东部及内蒙古赤峰等地调查，了解到齿瓣延胡索在野生状态下常与其他种延胡索（断面白色）混杂而生，采药者混而采之，收购后亦统作延胡索不加区分。对此，作者建议辽宁省、河北省及内蒙古等有关省区应将齿瓣延胡索收入地方药品标准，使地方药品检验及药材收购部门有据可循，严格控制质量标准，这样才能有利于齿瓣延胡索这一药用资源得到更加广泛的开发与利用。

点评

　　延胡索是著名的"浙八味"之一，近现代以来产于浙江东阳、磐安、永康的延胡索久负盛誉，常有供不应求之势。但通过本文的考证与分析，可以看出历史上最早的延胡索产区是在东北及河北交界之地区，且多是野生的品种，至今仍然有广泛的分布与蕴藏。同时通过对历代文献的追溯及遵循谢宗万先生的"中药材品种理论"加以分析，可以认为延胡索是一个典型的在古代既有延续又有变迁的药材品种，其产于浙江一带的栽培品种在明清以来，因其稳定的临床疗效而逐渐取代了产于东北的野生品种。经过实地调查，初步查明导致东北产野生齿瓣延胡索质量不稳定的因素，可能与其在自然状态下和其他多种同属近缘植物混生有关，存在在采收与收购过程中不能严格区分致多种延胡索混收混用的现象。

第四节　本　草　考　古

一、本草考证期待古代实物印证

　　本草文献考证具有以下特征：目的是继承用药历史经验；核心是澄清药物基源；基础是历代文献典籍，尤其是本草典籍；主要方法是植物、动物、矿物的分类学和鉴定学。从本草考证的研究方法而言，"本草考证"即依托本草文献，运用现代知识对药物学某一内容进行的考证。

　　必须看到，一方面，随着本草文献考证的发展，很多常见药物的混淆品种已经基本上澄清；另一方面，由于过多依赖古代本草文献，一些仅凭文献考证的结论存在争议。以人参基源的考证为例，人参被称为"百草之王"，但是关于古代道地药材"上党人参"的基源，迄今依然没有定论。谢观、曹炳章、张锡纯、高晓山等均认为"上党人参"为桔梗科党参，日本学者刘米达夫、石户谷勉，中国学者黄胜白、李向高、胡世林、谢宗万、王筠默等认为古代人参为五加科植物人参。两种观点各执一端，争论达百年之久。

　　本草文献考证期待新的材料或新的发现，尤其是期待古代实物的印证研究，以推动学术创新。要复原古代人参基源的真面目，不仅需要对史学资料的研究，更需要地下考古材料。日本正仓院中保留了唐朝药物人参，据日本学者研究为五加科植物竹节参 *Panax japonicus* C. A. Meyer，但是据《图说正仓院药物》书中第 89 页上图中有 3 枚为主根，与根状茎的竹节参明显不同，并且主根上有密集的铁线纹，据此判断正仓院人参样品中也有五加科植物人参 *Panax ginseng* C. A. Mey.。无论是竹节参还是人参，日本正仓院中保存的唐朝药物人参无疑为五加科人参属（*Panax*）植物。这为确定唐代人参的基源提供了考古依据。

二、历史时期丰富的药物遗存是本草考古的重要基础

　　自 20 世纪初以来，随着考古学的兴起，一批涉及医药的重要遗迹和遗存相继被发现，如河南安阳殷墟甲骨文字、湖南长沙马王堆汉墓中大量的药用文物相继出土，河北满城刘胜墓出土了药用器具，孟县城西韩庄村出土了汉代太医药罐，陕西西安南郊何家村唐邠王府遗址

中出土了多种贵重药材和数十件医药器具,福建泉州海船出土了宋代进口香料药物。其中,汉代黄褐釉药碾是迄今最早的药用瓷器,"医工铜盆"是迄今最早有医药铭文的器皿。河北晋州市唐墓出土的药碾与中草药同处一室。这些药物遗存中,有药物器具,有医药壁画,有帛书竹简,有各类药材香药,甚至有中成药和丹药,可谓种类繁多,琳琅满目。

20 世纪 20 年代以来,田野考古学在中国的兴起,尤其是史前文化遗址的发掘,为中医药起源研究提供了考古学证据。科学问题的提出以及大量遗存的发现,均为本草考古的形成奠定了坚实而深厚的基础。

三、本草考古的定义与定位

为深入研究古代药物发展的源流,重塑本草学的历史,有必要从考古遗存中鉴别、分离出药物及相关实物或内容。本草考古作为本草学与考古学的新交叉领域应运而生。

本草考古是以考古出土的药物或药物相关遗存为研究对象,应用现代科技方法和技术,探求人类利用药物的信息,探索古代先民与药物的相互关系,复原和重建人类利用药物的历史。考古出土的药物或药物相关遗存主要包括药物、药物用具、医药文书等。

本草考古的内涵是运用现代多学科技术和方法,围绕本草的起源、本草的发展和本草的应用等进程,揭示古代药物的基源、药物的药用部位、采收、加工、炮制以及服用、应用等。

本草考古的外延涉及以药用或健康需求为目的的药物、器具与制度等考古研究,如药食两用、保健器材、药具、药物计量工具、药品经营的文书与制度等。因此,从广义上讲,本草考古复原古代药物及其相关领域的文化历史,重建药物使用的生活方式,复原药物文化发展进程。

本草考古是根据古代人类活动遗留下来的物质资料,阐述古代人类对于药物的认知与利用的实践以及与药物相关实践的历史,在一定程度上重建古代药物利用的历史。本草考古是传统药物学与考古学交叉融合形成的领域,具有本草学与考古学双重性质与学科基础。从考古角度出发,本草考古研究考古调查发掘的所获有关药物的遗迹、遗物,复原中医药文化历史,复原中医药文化发展进程。从本草学角度出发,本草考古研究本草发展进程与历史,确定古代药物的基源,揭示药物的起源和发展、药物的形成和变迁以及药物生产过程的规律,推动本草事业的传承与发展,增强中医药文化认同与自信。

本草考古,其对象是出土的药物及药物相关的遗存。考古发掘的药物遗存,包括植物药、动物药和矿物药;包括单味药,也包括复方;包括药材,也包括成药制剂;包括生药,也包括炮制加工品。

第五节　本草考证与本草考古是本草学研究的二重证据法

本草考古是考古学的重要组成部分,具备本草学和考古学两个特征,是两者的交叉领域。本草考古是本草文献考证的发展,在本草文献考证的研究方法上,进一步借助出土的文物为依据,修正和补充历史文献的错漏、局限和缺佚。本草文献考证与本草考古的比较,见表 5-1。

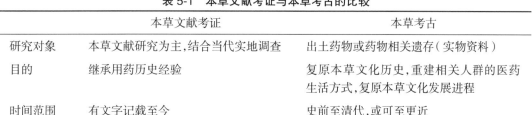

表 5-1　本草文献考证与本草考古的比较

	本草文献考证	本草考古
研究对象	本草文献研究为主,结合当代实地调查	出土药物或药物相关遗存(实物资料)
目的	继承用药历史经验	复原本草文化历史,重建相关人群的医药生活方式,复原本草文化发展进程
时间范围	有文字记载至今	史前至清代,或可至更近

从时间范围来看,本草文献考证主要依据本草典籍,因此其时间上限为有文字记载。考古学研究的时间范围限于一定时间以前的古代,包括史前时代(没有文字记载的时代)、原史时代(文字刚出现的时代)和历史时期人类的文化遗存。考古学研究的年代下限在各国不尽相同,中国长期以来以明朝灭亡(1644 年)为下限。但是随着学科的发展,已有学者提出考古学下限随着时代和考古学研究本身的不断深入而向下延伸,中国考古学在实践中已经延至清代甚至更晚。

1925 年,国学大师王国维先生在《古史新证》提出了著名的"二重证据法":"研究中国古史为最纠纷之问题。上古之事,传说与史实混而不分。史实之中固不免有所缘饰,与传说无异;而传说之中,亦往往有史实为之素地。二者不易区别,此世界各国之所同也……吾辈生于今日,幸于纸上之材料外,更得地下之新材料。由此种材料,我辈固得据以补正纸上之材料,亦得证明古书之某部分全为实录,即百家不雅驯之言,亦不无表示一面之事实。此二重证据法,惟在今日始得为之。"这一著名观点的影响非常深远持久。1925 年,中国的现代考古才刚刚发轫,虽然中国人首次主持的山西夏县西阴村田野发掘在 1926 年才开始,河南安阳殷墟发掘在 1928 年才开始。但是从王国维广阔的学术视野而论,其提到的"地下之材料"不应局限于甲骨文和金文,而应泛指种种考古遗存。王国维先生的"二重证据法"实际上是对古史研究中历史学与考古学关系的表述。因此,学者们认为"二重证据法"即将传世的文献资料与地下出土的考古资料相结合以研究历史问题的方法。

一、本草文献考证——间接史料研究

中国的本草文献非常丰富,经著录的本草古籍达 1 000 余种,存世者达 400 多种。除本草文献外,还有医书方书类(如《备急千金要方》《太平圣惠方》)、文字类文献(如《尔雅》《说文解字》)、农书类(如《齐民要术》《农政全书》)、谱录类(如《群芳谱》《花镜》)、文学笔记类(如《梦溪笔谈》《容斋随笔》)、史志类(如《二十四史》《安徽通志稿》)、道教类(如《道藏》《周易参同契》)等文献都有一定的药物资料。如明代《本草纲目》所引古代医家书目 276 家,经史百家书目 440 家,方志类文献 35 种。

《诗经》《山海经》以及唐诗宋词及元曲,甚至《西游记》《红楼梦》中都有一定的古代药物资料。如屈原《天问》、班固《两都赋》以及杜甫诗等,在其杰出的文学艺术成就之外,作品亦叙述了当时所处的社会背景,描写其所目睹之社会情状,这为了解当时社会世态提供了一个很好的视角,具有极高的史料价值。因为任何小说家所叙述的事情都无法脱离其所处的环境,从而写出当时的社会背景以供后世史家之取材。正因为如此,《人间喜剧》被恩格斯提升到编年史的地位。我国学者梁启超也提出史料是"过去人类思想行事所留之痕迹,有证据传留至今日者也"。20 世纪初,傅斯年提出"史学便是史料学"这一著名论断,把史料学上升到现代科学的高度。

现代著名史学家金毓黻先生主张对听闻史料也要实地考察:"语云耳闻不如目睹,若闻人言而遽信之,鲜有不给者矣。"因此,对于诗歌、传说、小说等文学作品中出现的人名、地名等,要运用所有可能的条件做实地调研,以还原历史真相。《金瓶梅》六十二回中有三七的记载:"不一时,西门庆陪花大舅进来看问,见李瓶儿睡在炕上不言语。……问西门庆说道:'俺过世公公老爷,在广南镇守,带的那三七药曾吃来不曾?不拘妇女甚崩漏之疾,用酒调五分末儿,吃下去即止,大姐她手里收下此药,何不服之?'"说明《金瓶梅》也有史料价值,可以推断出在《金瓶梅》成书年代,民间已经应用三七治疗妇科崩漏等证。

另外,《本草纲目》记载北艾产河南汤阴"复道"。而汤阴仅有"伏道",是否《本草纲目》中"复道"即为"伏道"?通过对河南汤阴实地调查和查阅方志,发现应是"伏道"字,而非"复道"。因为当年扁鹊在汤阴被刺客刺死后,当地老百姓为了纪念扁鹊,修建了扁鹊庙,并且把这个地名取为"伏道",并植艾叶。因此,对史料的记载结合实地调查,可以纠正李时珍《本草纲目》中"复道"地点的记载错误。

对本草而言,间接史料种类非常丰富,有甲骨文、秦汉医简、帛书、汉画、石刻、卷子医书等。此外,宋代名画《清明上河图》绘有"道地药材"药铺,是迄今首次见到"道地药材"一词。仇英的《清明上河图》上绘有贩卖香料的商铺,主干道显眼的位置高悬"刘家上色沉檀拣香铺"招牌。《芙蓉锦鸡图》中的木芙蓉可鉴定为今锦葵科植物。这些都是可供本草学研究的珍贵史料。

二、本草考古——直接史料研究

随着现代考古学的引入和数以万计的遗址被发掘,全国各地均有文物出土,上自旧石器时代,下至明清,其中出土了很多医药遗存,给医学史、本草学提供了极其丰富、宝贵的考古资源。如1975年湖北云梦秦墓中出土的"云梦秦简"中,法医检验案例的记载较现存世界上最早的法医著作《洗冤集录》(刊行于1247年)更早。这些出土的实物资料不仅反映了我国古代医药的成就,也填补一些领域的空白,订正古医书错误,弥补不足,与医学文献相互补充与印证。但是考古资料在本草学中研究尚处零散状态,有广阔的空间,有待系统深入研究。

三、本草考古与本草文献考证作为本草学二重证据的必然性

考古学的天然局限性要求必须与文献资料相结合,促进了本草考古与本草文献考证紧密结合。出土的地下实物是真实的、直接的、原始的史料和物证。但是,实物资料是静态的,仅凭本身形式所直接表达的信息并不多,相对人类社会具有不完整性,因此对实物的解释有赖于认识者的知识和科技水平。要深入了解实物所蕴藏的更多信息,还必须借助间接史料证据,以期相互印证。以前在汉墓中常见到零散的玉片或石片,不知何用,直至在西汉中山靖王刘胜墓中出土了一套完整的尸衣,与文献印证,才知是文献所载的"金缕玉衣"。又如,我国东晋以前的子、医、史三类文献,均说明从战国时代已经形成导引的传说,但是传世文献中没有留下一部东晋以前的有关导引术的作品。幸运的是,1973年长沙马王堆三号汉墓出土了《导引图》,1983年湖北江陵(今荆州市)张家山247号汉墓又出土了导引专著《引书》。考古发现与传世文献对导引术的记载做了印证。中国的考古学实践证明了"二重证据法"应用的必然性。所有传世文献不一定都有机会得到考古工作的印证和检验,但是,本草考古的研究无疑将大大促进本草文献考证的发展。

一门学科的发展必须与时俱进,如果故步自封,抱残守缺,将会被历史所淘汰。中医

药学是一门传统的学科,自古以来非常注重传承与创新并重,推崇"传承不泥古,创新不离宗"。本草学拥有悠久的历史,文献资料汗牛充栋,拥有非常丰富的间接史料。尤其是本草文献考证经过历代本草学家的发展,已经取得了令人瞩目的成就。但是,本草文献考证因为过分依赖文献资料的发掘,已面临学科发展的瓶颈,急需新的材料或新的发现,尤其期待古代实物的印证,以推动本草学研究的传承与创新。

四、本草考古与本草文献考证结合的案例

【案例】明代蕲簟的来源及其加工工艺的研究

簟,古代竹席的称谓,作为药物,始载于《本草纲目》服器部。蕲簟,即蕲州出产的竹席,古代祛暑保健良品,兴盛于唐宋,曾被列为贡品。明朝洪武元年,朱元璋《却蕲州进簟谕》:"古者方物之贡,惟服食器用,故无耳目之娱,玩物之失。今所进竹簟,因为用物,但无命来献,若受之,恐下闻风,争进奇巧,劳民伤财,自兹始矣。却之,仍命四方非朝廷所需者,毋得妄有所献。"终结了蕲簟作为贡品的历史。明清以后,蕲簟逐渐式微,时至今日蕲簟技艺已经失传,其原植物和加工技艺已无人知晓。

1974年,湖北蕲春县蕲州镇王要村刘家咀明墓出土了蕲簟。综合该三合土墓葬的规制、出土文物推断:墓葬主人为荆王府的永新王朱厚𤏳和王妃周氏(正德十一年—嘉靖三十七年,1516—1558)。出土样品正面呈现黄褐色,背面泛黄白色,长约183cm,宽约65cm,能随意折叠,表明其韧性非常好。韩愈《郑群赠簟》、白居易《寄李蕲州》《寄蕲州簟与元九,因题六韵(时元九鳏居)》、欧阳修《夜闻风声有感奉呈原父舍人圣俞直讲》、范纯仁《赠蕲簟与潞公二首(其一)》等诗句中描述了蕲簟的性状特征:①色黄如玉,多次被赞为"黄琉璃";②"体坚色净又藏节""疏节洞干袅烟雾",说明节平而疏;③"几经折镂等薤叶""簟冷秋生薤叶中",说明蕲簟篾宽如薤叶。石蒜科科植物薤头 *Allium chinense* G. Don,别名薤,叶宽5mm左右,即为蕲簟篾宽;④"三叠九折柔耐卷""卷作筒中信""双文封卷如筒小",说明蕲簟非常轻薄柔软。刘家咀明墓出土蕲簟,其正面呈现黄褐色,背面泛黄白色,此颜色经过600多年的古墓保存可能会存在颜色的失真,但出土蕲簟"节平而疏、轻薄柔软、可迭可卷"的特性与古代诗句中记载的蕲簟特征基本一致。

在蕲春及其邻近地区竹类资源调查的基础上,收集了湖北省蕲春县6属13种、3变种和1栽培品种竹类秆的中段样品。根据清光绪《蕲州志·土产》:"蕲竹,一名笛竹,以色润者为簟,节疏者为笛。"蕲簟原植物既可制席又可制笛,从竹类篾性及用途上来看,孝顺竹、凤尾竹、小琴丝竹、淡竹、水竹、慈竹这6种样品的特性与蕲簟最为相符,推测蕲簟来源于刚竹属(*Phyllostachys*)、慈竹属(*Neosinocalamus*)或簕竹属(*Bambusa*)。对蕲簟及供试竹类样品的纹孔性状及其排列方式进行比较,推测蕲簟极可能来源于水竹 *Phyllostachys heteroclada* Oliver 及其近缘种。根据蕲簟断面特征可以推测取自水竹断面的外方基本组织,既削去表皮、皮下层和皮层,也削去了中部和内部的基本组织,所取部位含有大量纤维和少数半分化的维管束。

著名的湖南益阳水竹席即用水竹为材料编制而成的凉席。对安徽著名的舒城舒席进行考察,舒席取用水竹为材料编制,技艺精湛的师傅编制的舒席亦可折叠,说明水竹竹竿柔韧性好,非常适合编制竹席。清光绪《蕲州志》、韩愈《郑群赠簟》、白居易《寄蕲州簟与元九,因题六韵(时元九鳏居)》等古代文献认为蕲簟原植物(蕲竹)既可制簟又可制笛。水竹无论节长、直径、韧性,均符合制簟与制笛的要求。

水竹加工成席的过程中,有两种篾材:没有削去水竹的表皮、皮下层和皮层的篾材,呈现竹竿表皮的绿色,称为"头青";削去表皮、皮下层和皮层的篾材,呈现竹竿基本组织的黄色,称为"二黄"。蕲簟的古代诗句中隐含了蕲簟加工中取材有两种工艺。另外,根据古代诗句,可以进一步推断蕲簟为"腊月采伐,春天劈制"。

【主要参考文献】

[1] 曹晖,梁峻.中国药学文物图集[M].广州:暨南大学出版社,2017.

[2] 曹晖,廖果."一带一路"中医药文物图谱集[M].广州:暨南大学出版社,2016.

[3] 朝比奈泰彦.正仓院药物[M].大阪:植物文献刊行会,1955.

[4] 戴应新.解放后考古发现的医药资料考述[J].考古,1983(2):180-186.

[5] 傅芳.考古发掘中出土的医学文物[J].中国科技史杂志,1990(4):67-73.

[6] 傅维康,李经纬,林昭庚.中国医学通史·文物图谱卷[M].北京:人民卫生出版社,2000.

[7] 高毓秋.试论医学考古学[J].医古文知识,1997(3):24-27.

[8] 耿鉴庭,刘亮.藁城商代遗址中出土的桃仁和郁李仁[J].文物,1974(8):54-55.

[9] 宫内厅正仓院事物所.图说正仓院药物[M].东京:中央公论新社,2000.

[10] 和中浚,吴鸿洲.中华医学文物图集[M].成都:四川人民出版社,2001.

[11] 和中浚.略论古代熬药温药器[J].四川文物,1998(3):27-31.

[12] 和中浚.药用杵臼考:兼谈药用杵臼与乳钵的关系[J].四川文物,1998(6):31-37.

[13] 黄璐琦.本草学研究的二重证据:从本草文献考证到本草考古[J].科学通报,2018,63(13):1164-1171.

[14] 黄璐琦,邱玏.有关《本草纲目》中北艾产地修订[J].中国中药杂志,2014,39(24):4887-4890.

[15] 马利清.考古学概论[M].2版.北京:中国人民大学出版社,2015.

[16] 彭华胜,袁媛,黄璐琦.本草考古:本草学与考古学的交叉新领域[J].科学通报,2018,63(13):1172-1179.

[17] 泉州湾宋代海船发掘报告编写组.泉州湾宋代海船发掘简报[J].文物,1975(10):1-18.

[18] 陕西省博物馆文管会革委会写作小组.西安南郊何家村发现唐代窖藏文物[J].文物,1972(1):30-42.

[19] 陕西省博物馆文管会革委会写作小组.从西安南郊出土的医药文物看唐代医药学的发展[J].文物,1972(6):52-55.

[20] 尚振明.孟县出土汉代太医药罐[J].中原文物,1985(1):13.

[21] 吐鲁番文物整理小组,新疆维吾尔自治区博物馆.吐鲁番晋:唐墓葬出土文书概述[J].文物,1977(3):21-29.

[22] 王国维.古史新证[M].北京:清华大学出版社,1994.

[23] 王素芳,刘玉贤,刘伟.浅谈考古资料在古医籍研究中的作用[J].中医文献杂志,2003,21(2):32-35.

[24] 谢宗万.中药材品种论述(上册)[M].2版.上海:上海科学技术出版社,1990.

[25] 谢宗万.中药材品种论述(中册)[M].2版.上海:上海科学技术出版社,1994.

[26] 查良平,彭华胜,于大庆,等.明代蕲簟的来源及工艺的考古研究[J].科学通报,2018,63(13):1189-1198.

[27] 赵艳,朱建平,袁冰,等.基于考古发掘报告的中医药起源相关文献研究[J].中医杂志,2014,55(16):1415-1417.

[28] 赵志军.植物考古学概述[J].农业考古,1992(1):26-31.

[29] 钟依研.西汉刘胜墓出土的医疗器具[J].考古,1972(3):49-53.

第六章　中药材品种理论与应用

第一节　中药材品种理论简介

　　理论是在广泛实践中经过思维的作用,运用科学抽象的方法,引出事物固有的最本质的特点并加以概括而形成的一种科学概念。因此,理论是客观规律的反映,它必然服务于实践,同时又为指导实践与预见未来发挥作用。为此,在当前强调科学技术进步对生产力起重要作用的时代,更不能忽视理论对科技事业发展的指导意义。

　　中医药学之所以能在世界传统医药学中独树一帜,关键就在于它具有独特的理论体系和丰富的实践经验,因而也就形成了我国独有的中医药特色。

　　在中医药领域中如果提起理论问题,人们首先会想到的是中医传统理论以及四气五味、升降浮沉等中药药性理论。而在中药材品种方面,人们只能想到先人对药材的传统经验鉴别的传承,但在2 000多年的传承过程中,很多品种消失了,又有很多品种兴起了,有些药材人们只知其名而不知其为何物,在这传承与演变的过程中也必然会存在着其规律性的东西,值得有识者去探讨,去总结。

　　另外,由于我国幅员辽阔,各地用药习惯差异很大,加之中药品种繁多,使得从古至今都存在着中药材品种混乱的现象,以及药材质量下降和部分品种药源短缺的严重问题,这直接影响临床方药的应用及其疗效,攸关服用者的生命安全。如何从理论的高度来研究、探讨这些问题的解决途径,它不仅是学术发展的需要,而且也是生产与临床的需要,能起到"掘井及泉"的深远作用。

　　著名生药本草学家谢宗万先生自20世纪80年代开始,凭借着自己40多年澄清中药材品种混乱、中药材品种本草考证的扎实与丰富的实践经验,潜心钻研中药材品种的历史发展规律、本质特征、发生变化的内在因素以及影响这种变化的社会、人文、历史、环境等方面的影响,先后总结成为31条理论性创见,并获1992年度国家中医药管理局科技进步奖一等奖。

一、药材品种延续论

　　中药品种代代相传而不衰,就是中药品种的延续。其关键所在是由于它具有确切的疗效。例如人参、当归、黄芪、知母、栀子、牡丹皮等常用中药,从古代沿用至今,至少有2 000余年的药用历史,品种未变,无疑是中药品种的延续。在后世晚出的品种,如三七、党参、银柴胡等其药用历史虽较短,仅有400余年或仅100余年,然而它们也均有一个共同的特点,那就是从开始作为药物应用的时期起一直沿用至现代,中期从未间断,且其应用的范围一般来说,都比以前有所发展。至于早期本草所载的某些品种,由于疗效欠佳,其后则被逐渐淘汰,不为后人所用(如本草中"有名未用"的药物),甚至失传,不为人知,因而不能被延续使用者则不属此范围。

长期以来,在整个中药继承与发展的事业中,药材品种的延续起到了绝对主导作用。

二、药材品种变异论

明代医药学家李时珍说的"古今药物兴废不同",实际上是说古今所用药物品种是有变化的。亦即所用同一药物的品种,可以随着时代的不同而有所变迁。所以药材品种变异论,亦称药材品种变迁论。发生这些变化的情况,主要表现为:

1. 时代变迁,品种变异　如《新修本草》以前的本草中与《本草纲目》中收载的通草是木通科植物木通 *Akebia quinata* (Houtt.) Decne.,与现代所用的来源于五加科植物通脱木 *Tetrapanax papyrifer* (Hook.) K. Koch 的通草不同。

2. 地区习用,同名异物　如不同的地区将菊科植物佩兰 *Eupatorium fortunei* Turcz. 和唇形科植物毛叶地瓜儿苗 *Lycopus lucidus* Turcz. var. *hirtus* Regel 同作泽兰使用等。

3. 就地取材,形似实非　如各地以当地所产的土元胡做中药延胡索 *Corydalis yanhusuo* W.T.Wang 使用。

品种变迁,有时也有变好的一面,如巴戟天、广防己、酸橙枳壳、新疆紫草等新兴品种的形成,则是不可忽视的。

品种变迁,有时变坏,也时而变好,说明变迁有其双向性。好的变化终究会得到承认,坏的变异最终会被当作混乱品种来处理。

系统分析和掌握中药品种在历代本草中变迁与发展的规律,有利于对中药药用历史渊源的全面、正确了解,防止在品种问题上做出片面的论断。

研究药材品种变异之所以重要,还在于整个中药品种发展史是处于药材品种的延续和变异二者相互交织发展中。

三、药材新兴品种优选论

新兴品种的含义是凡一种药材,在前代本草中没有记载过,而是后来兴起,与某种传统中药的正品在药名上有一定的联系,在生物来源上有一定的亲缘关系,也可能截然不同,但在药材质量或功能、主治方面,一般认为与之基本等同或较之更优者,即称之为"新兴品种"。这个"兴"字有兴起、勃兴和代表正确、具有新生命力的意思。概括言之,"新兴品种"即新兴优质药材品种的简称,是正品中新药的源泉。例如中药紫草,传统正品为紫草科紫草属植物紫草 *Lithospermum erythrorhizon* Sieb. et Zucc. 的根。而近代则在新疆地区发现同科软紫草属植物软紫草(新疆紫草) *Arnebia euchroma* (Royle) Johnst 的根,其质量较传统正品紫草更优,《中国药典》已将其收载,行销全国。此新疆紫草就属于"新兴品种"的范围。

属于此种情况的还有,伞形科阿魏属植物新疆阿魏 *Ferula sinkiangensis* K. M. Shen 茎中分泌的油胶树脂为中药阿魏的"新兴品种"。该"新兴品种"的发现,减少了药材经营部门对阿魏的大量进口,从而为国家节约了不少的外汇。

在古代历史上也不断呈现"新兴品种",如宋代有酸橙 *Citrus aurantium* L.,连翘 *Forsythia suspensa* (Thunb.) Vahl.,宁夏枸杞 *Lycium barbarum* L.,晚近呈现的新兴品种如巴戟天 *Morinda officinalis* How 等。它们之所以在不同时代形成有关中药的"新兴品种"，主要是在药材质量、功能、主治上优于原有品种，并得到公认的结果。因此，"新兴品种"是继传统药材正品之后，通过较长时间临床实践的考验，在该药材多来源品种包括异物同名品种中择优选拔出来的一种优质品种，或通过现代科学研究从其近缘品种中新开发出来的又一优质品种。

药材"新兴品种"在今后科研工作和临床应用中还会继续不断地涌现。

四、药材基源（品种）的单一性与有限多源论

《中国药典》中药材基源有一源、二源、三源与多源之别。一原者即单一性种类，在《中国药典》中占据比例最大。此处将二源以上（含二源）者统统归隶于中药材基源的有限多源性。中药材基源的多源性自古有之。《新修本草》注云："蓝实有三种。"《本草拾遗》云："三棱总有三、四种。"《本草图经》一药数图者甚多，如柴胡有五图，黄精有十图。

多源性药材的主要特点之一，是一味药品种之间，功能、主治极为相似。为保证临床应用安全有效，多原性药材的客观标准是各基源药材质量应符合规定要求，例如秦皮必须是木犀科梣属中树皮水浸液具有荧光现象者，凡无荧光现象者就一律不得作秦皮使用。黄精则味甜者可用，味苦者不可用。柴胡属的大叶柴胡有毒，不可用。钩藤在生物碱含量方面有规定，含量高的品种为合格，低者不得使用。诸如此类，对有关品种做出限制性的规定，符合用药"安全有效"原则，这就是在多原性品种之前加"有限"二字的深切含义和宗旨。

有限多原性药材的形成：①相近的植（动）物亲缘关系；②合格的形、色、气、味；③相同的较高含量的有效成分；④极为相似的临床疗效。

在中药系统研究的过程中，原先为单一品种的药材有可能增添一些近缘品种，形成有限多原性药材，但也有可能从原来的有限多原性品种中发现新成分、新疗效，则转而分化出少数品种来，使之摆脱原药名而另立新品，另起新名。这就是有限多原性品种转而分化出新的单一性品种的可能性，对中药的研究与发展也是一种新的贡献。

五、解决中药品种"异物同名"问题的关键在于"统一药名"论

所谓"异物同名"就是药物来源不同，成分、疗效各异，但在不同地区却同叫一个药名而当一种中药使用者。例如丽江山慈菇 *Iphigenia indica* Kunth et Benth. 的鳞茎，在云南有混称为土贝母的，曾冒名贝母或土贝母使用。华东地区曾发现以萱草属植物的根冒名顶替藜芦使用，而使患者发生中毒与失明事故。这些都是由于"异物同名"的原因。接着就是"冒名顶替""张冠李戴"，而造成品种混乱。所以中药的"异物同名"是构成中药品种混乱的重要原因之一。

李时珍在《本草纲目》序例中专门设有"药名同异"一节，列举了很多中药的"异物同名"实例。可见"异物同名"问题是自古有之，于今为烈，现在中药贯众、白头翁、厚朴、杜仲、紫花地丁、透骨草等异物同名品均各有数十种之多。问题的产生既然是出在药名的混乱上，则问题的解决就应从药名的统一着手来考虑。所以"统一药名"的原则为"一物一名"，使其标准化。对此，谢宗万先生曾提出了"多原性药材取名的原则与方法刍议"，受到广大中药业同行的欢迎。

六、品种相近，性效相似论

中药材的品种直接与药性和临床疗效有关。一般说来，品种相近的中药，特别是同科、

同属,甚至必须是同组、同系的药用植物,其药性与疗效基本相似。以黄连为例,中药黄连虽有黄连(味连)*Coptis chinensis* Franch.、三角叶黄连(雅连)*C. deltoidea* C. Y. Cheng et Hsiao、云连 *C. teeta* Wall. 之分,但它们均为毛茛科黄连属植物,甚至日本产的日本黄连 *C. japonica* Makino 也含有小檗碱(berberine)、黄连碱(coptisine)和甲基黄连碱(worenine),均性味苦寒,能清热燥湿,泻心火,解热毒,用于细菌性及阿米巴痢疾,急性胃肠炎,热性病高热、目赤肿痛,痈疖疮疡等。川黄柏 *Phellodendron chinense* Schneid. 与关黄柏 *Ph. amurense* Rupr. 其性效也相似。这种现象之所以产生,主要是受植物化学分类学关于"亲缘关系相近的植物类群,具有相似的化学成分"这条自然规律的支配。也就是说,在植物系统发育中,亲缘关系相近的品种,其植物形态和药材性状往往多有相似之处,其所含活性成分(次生代谢产物)类型也基本相同或相似,唯其含量略有高低不同罢了。这一理论之所以重要,就在于它能指导中药新品种、新原料和新资源的开发与利用。如寻找黄芩类新资源就必须在黄芩属黄芩亚属顶序黄芩组狭叶黄芩亚组的黄芩系及丽江黄芩系中的一些粗根类型的种类中去寻找,则事半而功倍。

七、品种虽同,在一定条件下性效可变论

每一种药材均有其固有的药性与功效,只有当这个生物种在一定条件影响下,方能改变其原有的药效。能影响药材性效改变的条件有:①药用部位不同,性效不同,如麻黄茎发汗,根止汗;②采收季节不同,性效高低有别,如赤芍根在北方四月末、五月初显蕾期芍药苷含量最多;③生态环境不同,特别是寄生植物,直接受寄主的影响,寄主不同,寄生植物的性效亦随之而变(如桑寄生与马桑寄生);④加工炮制方法不同,可使性效发生质的变化,如生姜、干姜、炮姜、姜炭性效全不相同,乌头与附子的性效差别更大;⑤贮藏时间条件不同,药效有变,如陈皮不宜用新,贯众(粗茎鳞毛蕨)贮藏 1 年以上则失效;⑥剂型、服法不同,药效产生变化,如瓜蒂散用散剂方能起催吐作用,但如改作汤剂则无效。此外,剂量的大小也能对疗效产生影响。由此可知,品种虽同,功效可变的情况相当复杂,但其中对提高疗效的因素或产生新功效的因素应值得重视,并应不失时机地加以很好的利用,则不啻增加一批疗效好的新的中药品种。

八、研究中药品种,立足本国,放眼世界论

研究中药材品种的实际疗效,除重视国内的经验外,还要放眼世界。凡是好的东西,无论是中国的还是外国的,都要拿来为我们所用。学术上要贯彻双百方针,避免门户之见。遇到不同观点时,要发扬科学态度,探讨其究竟,凡是正确的观点就坚持,不正确的观点就改正,这就是坚持真理,纠正错误。总的目的是使洋为中用,古为今用。例如关苍术 *Atractylodes japonica* Koidz. ex Kitam.,中国和日本、朝鲜均有分布及应用,在中国东北地区作苍术应用,而在日本、朝鲜则均作白术应用。日本文献已提出关苍术接近白术成分的科学依据,我们就应该从化学、药理与临床各方面进行全面研究,以利澄清与合理利用。

伞形科植物珊瑚菜 *Glehnia littoralis* Fr. Schmidt ex Miq. 的根,我国从清代起就作北沙参使用,但在日本称"滨防风",长期在日本和朝鲜作防风和代用品使用。考证我国古代本草,珊瑚菜可能为防风类石防风的一种。因此,珊瑚菜的实际功效是北沙参类还是防风类,值得进一步探讨与研究。

血竭又名麒麟竭,在 1 500 年前就从国外进口入药,但国际市场血竭品种是多来源的,

计有4科17种之多,其中以棕榈科和百合科植物为常见。近年来,我国云南、广西相继发现以百合科植物剑叶龙血树 *Dracaena cochinchinensis*(Lour.)S. C. Chen 的含脂木材可提取树脂作血竭应用。经谢宗万先生考证,认为该种就是明代兰茂《滇南本草》中记载的麒麟竭,或称木血竭,可视为我国传统药用血竭品种之一。而且又与非洲、阿拉伯国家所用之龙血树血竭亲缘相近。鉴于血竭是进口药,国家每年要花很多外汇,现在既已发现国内有血竭药用资源,而且证明在国内有传统应用历史,这就更需要在放眼世界的同时加强立足本国的观点予以积极研究,以期早日开发利用,为中医药事业服务。

总之,不立足本国,则基础不牢;不放眼世界,则眼界不宽。立足本国,放眼世界,目的一致,都是使之更好地在结合我国国情的基础上为我所用。

九、中药材"地区习惯用药"渐趋分化论

中药材的"地区习惯用药",又称地区习用品种,是一个鱼龙混杂的大杂烩,因为它突出的是用药"习惯",而不是药材的"本质"。"地区习惯用药"随品种性质的判明而渐趋分化:①向新兴品种和新品种方面分化;②未收入地方药品标准的地区习用品,经过研究,凡够条件的向收入地方标准方向分化;③不少品种在弄清本质以后,直接分化出来被列入混乱品种而淘汰。看待"地区习惯用药"的正确态度,应该是积极研究,促其分化,按其本质,分类处理。"地区习惯用药"有时也带来危害,即借"地区习惯"之名而将混乱品种保护起来,无形中成为混乱品种的"防空洞"和"保护伞"。为此,对"地区习惯用药"好坏的两个方面,均须有一个清醒的认识。

十、用药新陈、品种疗效攸关论

长期以来,中药材对用药新、陈各有法度,如《神农本草经》序例云:"土地所出,真伪陈新,并各有法。"梁代陶弘景云:"橘皮疗气大胜……须陈久者良。"《本草纲目》引李杲之言曰:"陶隐居本草言野狼毒、枳实、橘皮、半夏、麻黄、吴茱萸,皆须陈久者良(六陈),其余须精新也。然大黄、木贼、荆芥、芫花、槐花之类,亦宜陈久,不独六陈也……倘不择而用之,其不效者,医之过也。"其实,中药极大多数宜新,只有少数特定者宜陈不宜新。

宜新宜陈均直接与中药品种和疗效攸关。一般用药宜新的道理容易理解,由于多数中药材往往在贮存过程中,随着贮藏时间的日增,加之某些外界条件的影响,致引起酶解、霉败、虫蛀、变色、挥发油的散失等现象,其有效成分的量和品质可随之而发生变化,或竟因此而完全失效。中药东北贯众(粗茎鳞毛蕨)贮藏1年即失效。中医处方中不乏有特别指定使用鲜药者,如鲜薄荷、鲜佩兰、鲜荷叶等,鲜时香气浓郁,用于发表则显效,干则气味淡薄而效差。中医临床往往对急症表证及伏暑、伤暑、血热等证常以鲜药治之,每获捷效,成为中医用药的特点之一。中药鲜、干之不同而药性有变者莫若生姜与干姜,鲜生地黄与干地黄为典型。中药鲜干之用且有别,何况贮存久陈之药,其疗效又焉能没有更大的变化。

根据临床经验,对某些中药确有必须指定用陈而不用新者,除所含成分有复杂的变化有待进一步阐明外,对某些毒性较强的药,通过贮藏起减毒作用,使药性变得缓和,也是原因之一。中药用久陈者,在方剂中也有所体现,如《太平惠民和剂局方》中燥湿化痰的"二陈汤"即以陈半夏与陈皮为主的方剂,方以"陈"为名,可知中医对此二者用药的特殊要求。

由此可知,用药新、陈,是中医历代临床经验的总结,对一定品种有一定的要求,它直接影响到药材质量与临床的效果。用药不以中医临床的经验为准绳,则疗效不佳。

十一、中药老品种,新药大源泉论

祖国医药学有着悠久的历史、系统的理论和丰富的临床实践经验,这是中医药学的极大优势,常用中药老品种就是这一"优势"中的重要组成部分,从常用中药老品种选题来研制中药新药,具有命中率高、周期短、费用低的优点。着眼中药老品种研制新药的途径与方法如下:

1. 依附于中药材老品种中的质优近缘品,是新药寻找的好对象。

2. 从中药材老品种中探寻新药用部位的应用。

3. 从中药材老品种中提取有效成分。

4. 应用生物工程学新技术发展老品种为新药。

5. 对中成药老品种进行拆方研究,找出主疗单味药物,从中提取有效成分。

6. 化裁老方剂,重组新药方。

7. 研究中药材的人工制成品,主要以珍稀濒危动物药为对象,如人工麝香、犀角等。

8. 改变中药传统给药途径,制成新剂型。

9. 改变剂型但不改变给药途径的中成药。

10. 扩大治疗范围,增加适应证。

11. 仅调整中成药老品种的药物剂量比例而不改变药味组成。

以上途径和方法,它们之间的一个共同点,就是"源于中医药,发展中医药",其目的为使既古老而又具新活力的中药业与现代世界药业相接轨,把中药推向国际市场,为实现中药的国际化,更好地为人类保健服务而努力。

谢宗万先生创立的中药品种理论有 31 条之多,在此只选录出与中药品种考证密切相关或有指导意义的 11 条。原文内容很多,此处只是将每一条理论观点的核心部分集中于此,以使读者能对此中药材品种理论有一概括性了解。

第二节　中药品种理论的应用

一、中药品种在历代本草中的变迁与发展

了解中药品种在历代本草和不同历史时期的变迁与发展,对于分析其原因、探索其规律,为品种考证、药物正名提供文献依据和指导正确用药,都有重要的意义。

(一)中药品种在历代本草中的变迁

某些早期本草所收载的药物,后世本草虽然亦载有同样的药名,但其实际品种却产生了各种各样的变化;有时种类未变,但药名变更,而作另一种药物处理,其所载主治应用也相应发生了变化。如此,则均称之为中药品种的变迁。通常有如下数种情况:

1. 被淘汰　早期本草所收载的某些药物,由于疗效不甚确实或受其他因素等影响,导致逐步被淘汰或湮没。历代本草中不少"有名未用"的品种,大多属于此类型。其中也可能有少数品种通过深入发掘而东山再起。

2. 被取代

(1)因疗效欠佳,被优质品种所取代:枳实、枳壳即属此类型。唐代枳为芸香科枸橘

Poncirus trifoliata（L.）Raf.。到了宋代，苏颂说："今医家以皮厚而小者为枳实，完大者为枳壳，皆以翻肚如盆口状、陈久者为胜，近道所出者，俗呼臭橘，不堪用。"这里所说不堪用的臭橘，即指前述枸橘而言。这说明在宋代，枳实、枳壳的正品已发生改变。现时正品枳壳、枳实（酸橙）*Citrus aurantium* L. 看来是从宋代沿袭而来，并非早期本草所说的枳（枸橘）。

（2）因描述不详而被新兴品种所取代：如巴戟天在《神农本草经》已有收录，《本草图经》记载了归州巴戟和滁州巴戟，但均品种欠明，只有"根如连珠"这一药材性状特征。现时两广生产的广巴戟的此特征甚为明显，且有与本草记述相应的疗效，并在中医临床实践中视为上品。现在这种广巴戟已取代古本草之巴戟天，并被《中国药典》正式收载为正品巴戟天 *Morinda officinalis* How。

（3）外来药物被国产品种所取代：例如荜澄茄，唐陈藏器《本草拾遗》和李珣《海药本草》所收载者为胡椒科植物荜澄茄 *Piper cubeba* L.，顾微《广州记》所载，已有樟科植物山鸡椒（山苍树）*Litsea cubeba*（Lour.）Pers. 的果实充荜澄茄用。现时药用澄茄子，都是樟科植物山苍子或其同属近缘植物的果实。沉香、降香、鹤虱等亦均有此类似情况。

（4）因采伐过度被同属近缘品种所取代：如古本草中最早记载的秦皮，一般皆认为是木犀科小叶梣 *Fraxinus bungeana* DC. 的树皮或枝皮。现时实际情况，小叶梣皮几乎商品中无存。商品秦皮以大叶梣皮 *F. rhynchophylla* Hance、陕西秦皮（尾叶梣）*F. caudata* J. L. Wu 和陕西白点秦皮（柳叶梣）*F. fallax* Lingelsh. 等所代替。除上述外，尚有未查明的原因，如威灵仙，宋代《开宝本草》《本草图经》中记载的威灵仙，均为玄参科植物草本威灵仙 *Veronicastrum sibiricum*（L.）Pennell，但这种植物现代已不作商品威灵仙销售，仅个别地区作民间草药应用。

3. 同名异物的变迁　在不同时期，同一品名的不同药物，主次地位有的发生了改变。如白附子，据《新修本草》《海药本草》《本草纲目》《本草原始》《本草从新》等记载，自唐代到清代期间药用白附子均指毛茛科植物黄花乌头（关白附、竹节白附）*Aconitum coreanum*（Lévl.）Rapaics；但近代所用白附子主要为天南星科植物独角莲 *Typhonium giganteum* Engl. 的块茎，又名鸡心白附和牛奶白附，商品通名禹白附。现代商品白附子，全国大多数地区使用禹白附，局部地区使用关白附，显然关白附在药用历史上的地位发生了改变，即由原先的主要地位而退居于次要地位。在不同时期，不同的本草对同一品名的药物论述不同，它们各自代表着不同的品种，如紫参、积雪草、邪蒿等。

4. 同物异用的变化　即在不同时期，不同的本草对同一品种作不同品名的药物处理。蒺藜，《神农本草经》以子入药，称蒺藜子。现时云南地区虽亦以子入药，但误作甜葶苈。江苏地区以全草作败酱草入药，药材习称"苏败酱"。前胡，古代本草中传统药用的前胡为伞形科植物白花前胡 *Peucedanum praeruptorum* Dunn，其同属植物紫花前胡 *P. decursivum*（Miq.）Maxim. 在《本草图经》中作土当归，晚近又改作前胡用。值得关注的是，分子系统学支持将紫花前胡归入当归属，而采用 "*Angelica decursiva* Miq." 这个学名。这也说明紫花前胡在古代作土当归用具有合理性。

5. 品种范围的伸缩　即在不同时期，不同的本草文献对某些药物品种的范围，概念不同。

（1）早期本草将同科不同属的种类混为一谈，后世本草予以区分：如独活与羌活，《神农本草经》误将独活与羌活混为一谈，陶弘景从药材形态上将二者加以区别，《新修本草》从疗效上对其加以区别，《证类本草》二者图形各异，李时珍则认为独活、羌活乃一类二种，《本草备要》则将独活、羌活明确分为二条。

（2）早期本草将同属不同种的药物混为一谈，后世本草予以区分：如术，首载于《神农本草经》，陶弘景始有白术、赤术之分，宋代才正式分苍术与白术。

（3）早期本草将同科不同属的种类作不同药物处理，后世本草有将其混为一谈者：如虎掌和天南星，宋以前的本草将二者分别记载为两种不同的药物，明代李时珍《本草纲目》始将其合二而一。

（4）不同本草对近似药物归类处理不同：如桔梗、荠苨与沙参，《神农本草经》有桔梗而无荠苨；《名医别录》在桔梗项下称一名荠苨，即将荠苨与桔梗相混，但其后又出荠苨一条，说明荠苨与桔梗有别。这是在同一本草文献中的自身叙述混乱。李时珍称荠苨为甜桔梗，在"校正"项下又将荠苨并入苦参。现知荠苨与杏叶沙参同为沙参属植物，某些地区亦将荠苨统作沙参入药。

6. 今人无依据的误用　如橘红，从宋代一直到清代均以橘皮去白后留下外面的红色外果皮称之为"橘红"。《本草从新》论陈皮曰："入补养药则留白，入下气消痰药则去白（圣济曰：不去白，反生痰），去白名橘红。"但现时所售橘红，很少为橘皮之去白者，不是没有原料，而是没有及时采取有效的加工措施，造成人为的货源短缺。然而市场上供应着另外两个类型的橘红。①毛橘红（化橘红）：为化州柚 *Citrus grandis* 'Tomentosa' 的幼果或未成熟的外果皮，外表绒毛厚嫩者称"正毛橘红"，绒毛略疏者称"副毛橘红"。②光七爪或光五爪：为柚 *Citrus grandis*（L.）Osbeck 幼果或未成熟的外果皮加工时切成七瓣者称光七爪，切成五瓣者称光五爪。此等药材主要化学成分为柚苷及野漆树苷等，与橘皮成分不同。李时珍早就说过："橘皮性温，柑、柚皮性冷，不可不知。"由此可见，药用橘红的植物来源，古今发生了由橘而演变为柚的变化。回顾《神农本草经》将橘柚之皮混称橘皮，后人予以纠正。现时则又将柚皮与化州柚皮作橘红使用，就这一点来说，也是橘柚不分。赵学敏《本草纲目拾遗》卷七果部有"化州橘红"的记载，但它在药名处理上与"橘红"有所区别了。

（二）中药品种在历代本草中的发展

历代综合性本草或当代中草药代表性著作所收载药物的总数逐渐增加。这说明，中药品种是在历史演进的过程中，在历代本草文献中不断地发展着。其发展途径不外如下几方面：

1. 广集民间用药经验　每个时期都有每个时期的新增品种。新增品种大量表现在当时的民间用药方面，由著者直接的经验或由调查所得，但多数参考前人或当时医药文献及笔记、地方志等有关资料综合而成。

2. 中外交流，舶来新品　如《新修本草》吸收的外国药物有波斯的安息香，婆律国的龙脑香，西戎、摩伽陀国的胡椒，西戎的底野迦，西番的阿魏，大秦国的郁金等。《海药本草》则为收载外来药物，特别是香药的本草专书。宋代中外药学的交流更是兴旺，如交趾国贡犀角、象牙等物，占城国贡乳香、丁香等，丹眉流国贡龙涎香、阇婆国贡檀香等。这些都为当时和后世本草丰富了内容。

3. 扩大药用部分　一种植物如由几个不同的药用部位分别入药，而且各有其不同品名者。例如枸杞子用果，其根皮药用名称地骨皮。益母草药用其地上全草，果实叫茺蔚子。莲子、莲心、莲房、莲须、荷叶、荷梗、荷花、藕、藕节其原植物均为莲 *Nelumbo nucifera* Gaertn.，而药名则根据其入药部分不同而异。后世本草在扩大药用部位使用时，则使药味数量有不断增加的趋势。

4. 长期栽培,产生变异　蕲艾 *Artemisia argyi* Lévl. et Van. 在湖北蕲州栽培有着悠久的历史。在栽培的过程中由于长期受到特定环境的影响,在植物形态的某些方面有所变异,林有润同志订为栽培品种。此外,地黄、菊花、芍药等长期栽培,均选育了丰富的栽培品种。

5. 地区用药,品种复杂　中药异物同名品的形成,原因多种多样。地区用药习惯不同,是其主要原因之一。必须指出的是,其中有不少是错用误用。如贯众全国各地异物同名品有 36 种之多,白头翁、紫花地丁、透骨草、山慈菇、山豆根等品种均极为复杂,但是否均有同样的疗效就很值得研究。因此,就要采取澄清混乱的有力措施,淘汰一批。其他可用的,也要正名,以资与正品相区别。

6. 摆脱冒名,独立新品　古代上党人参为三桠五叶的五加科人参,后来山西上党人参挖绝,民间以桔梗科党参充代,冒名顶替,直至清代,党参才独立为新品种而收载于《本草从新》。此外,又如银柴胡、太子参等。

7. 寻找近缘优质品种　随着现代科学的发展,人们对植物分类学、动物分类学、植物化学、分析化学、药理学等学科的综合广泛应用,从亲缘相近的生物中找寻新的药源,是现代寻找新药的途径之一,而且通过成分分析和药理实验研究,还能对部分药材的质量优劣加以阐明。例如贝母、党参、柴胡、黄芪、乌头、丹参、芍药、瓜蒌、金银花、细辛等同属植物很多,通过调查研究能够开发利用一批新的药物资源。

（三）对中药品种变迁和发展规律的探讨

药物之所以形成而被应用于医疗,其唯一的准则就在于它是否具有确切的疗效。对防治常见病、多发病和疑难病症疗效好的中药,不但会在漫长的岁月中不断流传而被继承沿袭下来,而且人们对它的药性、功能主治及其治病机制等认识还会不断加深和发展。所以历史悠久、久经考验而沿袭至今的常用中药必然是中药里的精华,因而是最有研究价值的中药。

在历史上每一次较大的综合性本草问世以后,必然有节要性本草、专属性本草和地方性本草应运而生。节要性本草是从临床实用的目的出发,对中药品种通过精选,由博返约,达到少而精的要求,如清代《本草备要》《本草从新》就是这一类性质的书籍。专属性本草则是为了专门适应某一特殊性质要求而编写的本草,如《食疗本草》等,这类本草所收载的品种从总数来说,当然比综合性本草少得多,但其专属性质很强,在其独特的领域内,其收载的品种必然有过去综合性本草所不及者。地方性本草的主要特点,一是品种特殊,二是用药经验特殊,这是自然地理民俗所赋予的特有条件。特别是边远少数民族地区这一方面的潜力相当大。因此,新品种增加的幅度也就更大。如此,经过一个时期,再进行综合性本草的编订时,吸收上述的特点,则中草药品种的总数必然又将发展到一个新的高峰。这样经过几次循环,中药品种质量将逐步有所提高。

李时珍所说"古今药物兴废不同",其中确有很多道理。历代本草随着时代的变迁,兼受种种因素的影响,其所载药物品种也不断地发生变化。就药物种数而论,绝大多数药物被沿袭应用,一部分品种被淘汰,有相当数量的新品种被增补进来。因此,药物品种数目的不断增长是必然的趋势。增长的方式大体上包括新药的发现,新兴品种的形成,地区习惯用药的增加(通过调查与标本收集,逐步了解),同品种不同药用部分的扩大利用以及同属近缘生物新资源的开发等。早期本草所载某些品种不为后人所用,甚至不为人知,其原因有四:①由于本身疗效欠佳,缺乏实际医疗价值而被淘汰;②虽然具有一定的疗效,但并不十分突出,且分布不广,难以采得者也在淘汰之列;③由于资源濒危,难以采集,被迫改为其他品种;

④由于早期本草对药物形态描述过于简略,或竟全无描述,以致后来逐渐失传,形成知名而不知物的情况。关于这一部分品种,凡本草载有独特疗效者,有进一步深入考证发掘之必要,如坐拿草等。系统分析和掌握中药品种在历代本草中的变迁与发展规律,有利于对中药药用历史渊源的全面正确了解,防止在品种问题上得出片面的论断。中药品种的本草考证,就是要搞清楚中药品种在历代本草中的位置和它的来龙去脉,通过追根穷源,达到正本清源,名实相符的目的。如此,有利于正确运用古方和正确用药,对继承发掘中医药伟大宝库有积极作用。

影响中药品种在不同历史时期发生变迁及发展的因素多种多样,主要有:①疗效的主宰作用;②药源多寡的支配作用;③医药学家的认识水平;④栽培事业的发展促进了品种的变异;⑤文献记载繁简正误不一;⑥地方用药的特异性;⑦中外药物的交流;⑧误认、误采及讹传、讹释;⑨药价贵贱的影响与人为故意的混淆;⑩现代科学的运用对中药新品种的发现与发展有促进作用等。

历代中药品种的变迁与发展,是在广大劳动人民的医疗实践和寻找药物资源当中形成的。孰为正确?孰为谬误?考证传统正品中药是一方面,同时还要核实临床疗效和依靠科学实验来证实。如此,既不能泥古而非今,也不能厚今而薄古。在未有确切的科学结论之前,传统的辨药、用药经验绝不能轻易予以否定,历史上形成的品种混乱,还要通过系统的本草考证予以澄清。

继承发扬祖国医药学遗产,在立足本国的基础上,还要放眼世界。凡是好的东西,无论是中国的、外国的,都要拿来为我们所用。学术上有不同观点,要探讨其究竟,哪个观点正确就采用哪个观点,必要时运用现代科学方法加以研究核实,使洋为中用,古为今用。例如关苍术 *Atractylodes japonica* Koidz.ex Kitam. 我国习惯作苍术应用。但在日本,研究者分析其化学成分,认为与白术相似,因此作白术应用。木通科植物木通 *Akebia quinata*(Houtt.)Decne. 为我国历代本草传统药用的木通,但曾经一段时间《中国药典》收载的木通是马兜铃科植物关木通(木通马兜铃 *Aristolochia manshuriensis* Kom.)、毛茛科植物川木通(小木通 *Clematis armandii* Franch. 和绣球藤 *C. montana* Buch. -Ham. ex DC.)。相反,《第十改正日本药局方》收载的木通恰恰就是木通科木通。此事值得耐人寻味。另外,伞形科植物珊瑚菜 *Glehnia littoralis* Fr. Schmidt ex Miq. 的根,我国从清代起就作北沙参使用。但在日本称"滨防风",长期作防风的代用品使用,也有他们自己的文献依据。其疗效究属如何?是否与防风相近?尚须再做科研工作,方能得出比较确切的结论。

历来中药品种总是经历着一个由少而多,由单一而复杂而混乱,然后加以研究澄清的过程。

二、应用医方必须重视古今药材品种与入药部位的变化

寇宗奭《本草衍义》序云:"疾病所可凭者医也,医可据者方也,方可恃者药也。"中医治病就是在中医药理论的指导下按理法方药的总原则,组方遣药,方以法立,以法统方。方是药的组合,药是方的物质基础,如药不对路(即品种不对),纵有良医良方,则治病亦属惘然。所以徐大椿《医学源流论》说:"古方所用之药,当时效验显著,而本草载其功用凿凿者,今依方施用,竟有应与不应。"显然,这与古方中所用之药与今药店所供应之药在品种上是否名实相符大有关系。亦即能否确保医方固有疗效的发挥,还必须重视古今药材品种与入药部位的变化。

（一）正品入药的总原则

一般医方中药物一律以正品入药，特殊情况下，可灵活变通使用地区习用品种。

中药品种繁多，异物同名现象复杂，为确保医方固有的疗效，一般方中所用之药，应一律以正品配方。例如《伤寒论》治热痢下垂的"白头翁汤"中的白头翁，全国都必须使用《中国药典》规定的毛茛科白头翁 *Pulsatilla chinensis*（Bge.）Regel 的根。金钱草有多种，全国各地用药习惯颇不相同。四川地区习惯以报春花科的过路黄 *Lysimachia christinae* Hance 为金钱草；两广地区习惯以豆科的广金钱草 *Desmodium styracifolium*（Osbeck）Merr. 为金钱草；江苏、上海一带习惯以唇形科活血丹（连钱草）*Glechoma longituba*（Nakai）Kupr. 为金钱草；江西地区习惯以伞形科的天胡荽 *Hydrocotyle sibthorpioides* Lam. 或破铜钱 *Hydrocotyle sibthorpioides* Lam. var. *batrachium*（Hance）Hand.-Mazz. 为金钱草。在《中国药典》没有明确规定的情况下，尊重各地多年用药经验是必要的。但这些品种至少也应该在"地方药品标准"规定范围之内才行。在一定范围之内灵活变通是可行的，但绝不能漫无边际。

（二）古今同名药物品种的变迁

古代医方，因时代不同，品种变迁，应按当时品种入药。

中医药有悠久的历史，同一药名，其品种有一贯延续不变者，也有随不同时代而发生品种变迁者。为确保原方固有的疗效，自然在药物方面就要求按当时实际品种入药，务使名实相符。例如《新修本草》以前医药文献中所述的"通草"，皆为木通科植物木通 *Akebia quinata*（Houtt.）Decne. 的藤茎。据此，汉代张仲景《伤寒论》"当归四逆汤"方中的通草，应是木通科植物木通，而非五加科植物通脱木 *Tetrapanax papyrifer*（Hook.）K. Koch，也不是其他药物。核诸方义，亦相吻合。《乾坤秘韫》中治疗脾劳黄疸的如圣丸，和危亦林《世医得效方》治妇人血崩中的草血竭，都不是《滇南本草》所载蓼科植物草血竭 *Polygonum paleaceum* Wall. 的根状茎，而应是大戟科植物地锦草 *Euphorbia humifusa* Willd. 的全草；戴原礼《证治要诀》治大肠泻血，杨清叟《仙传外科集验方》治痈肿背疽和危氏《世医得效方》治金疮出血与恶疮见血方中的血见愁，也是这种地锦草，而不是茜草科植物茜草 *Rubia cordifolia* L. 或其他药物。唐宗海《血证论》诸方中所用的血通是四川所产的大血藤科（或木通科）植物大血藤 *Sargentodoxa cuneata*（Oliv.）Rehd. et Wils. 的藤茎。

（三）"新兴品种"的灵活应用

"新兴品种"可以取代古方中原相应同名品种。鉴于"新兴品种"是在长期临床中由异物同名品中择优选拔而来的新兴优良药材品种，因此古方中所用药物品种，既可以使用原品种，也可以使用"新兴品种"代替之。例如《痧胀玉衡》"降香桃花散"中所用降香，既可使用芸香科植物山油柑 *Acronychia pedunculata*（L.）Miq. 树干的干燥心材，亦可使用现行版《中国药典》收载的豆科植物降香檀 *Dalbergia odorifera* T. Chen 的心材。又如《太平圣惠方》中的巴戟散，尽管宋代巴戟天有异物同名品存在，但均可以巴戟天的新兴品种——茜草科植物广巴戟的根取代之。这和药用连翘，以木犀科植物连翘 *Forsythia suspensa*（Thunb.）Vahl 取代古方中连翘——金丝桃科植物黄海棠（湖南连翘）*Hypericum ascyron* L. 一样。

（四）异物同名品效能有别

异物同名品应视其在医方中的效能，决定其品种。

青蒿在古代原名草蒿，植物来源有两种。但晋代葛洪《肘后备急方》中治疟疾方所用绞汁治疟的青蒿，根据其截疟的功效，应为菊科植物黄花蒿 *Artemisia annua* L. 而不是青蒿 *Artemisia apiacea* Hance。神仙对坐草在国内亦有多种，《百草镜》治黄疸初起，又治脱力虚黄方用神仙对坐草三叶,白荷苞草、平地木、茵陈各三钱。根据其效能并参考其他有关资料,可以断定方中之神仙对坐草,应为报春花科植物过路黄 *Lysimachia christinae* Hance 的全草。苍术 *Atractylodes lancea*(Thunb.)DC. 和白术 *A. macrocephala* Koidz. 在古代统称为术。如古方只写术而不明确何种时,则可按方义效用区别之。白术辛苦甘温,为补脾要药,功能健脾燥湿,固表止汗;苍术苦温辛烈,为运脾要药,功能芳香化浊,燥湿止痛。在实际应用上,由脾虚而生湿者用白术,因湿盛而发生脾虚者则用苍术。如《外台秘要》"头忽眩运"方之"术",应为白术。《肘后备急方》"腹中虚冷"方中之"术",应为苍术。

(五)入药部位随时代变迁而变化

不同时代药物入药部位的变迁,应予重视。

古代主流本草,包括《新修本草》《本草图经》《证类本草》《本草纲目》《本草原始》等从唐代到明代的本草及医方中所载的郁金,都是姜黄属植物姜黄 *Curcuma longa* L. 的根状茎。而现时是以姜黄属多种植物的块根为郁金,有据可考者始自清代,故明代以前医方中所用郁金,以现时药用姜黄的根状茎当之,最为适宜。以 *Curcuma longa* L. 的根状茎,从郁金转而作姜黄使用,有明确记载的始于《植物名实图考》,并沿用迄今为《中国药典》所收载。故清代以后医方中的姜黄以其根状茎当之,也是有根据的。枳实、枳壳,由于不同时代除品种有变迁[由枸橘 *Poncirus trifoliata*(L.)Raf. 改用酸橙 *Citrus aurantium* L.]外,其入药部位也有一些变化。《名医别录》谓枳实"九月、十月采",显然是成熟的果实。而现时药用枳实,即使包括绿衣枳实在内,亦均为未成熟的幼果。枳实则为尚未变黄的未成熟果实。类似上述的情况,在中药里还有仲景方所用"桂枝",实为今之"肉桂"(枝皮);又如茵陈蒿,明代以前用花期前采收的枝梢,明代以后用幼苗(绵茵陈)等。

总之,为使医方中药物品种名实相符,达到原方固有的疗效,重视古今药材品种和入药部位在历代本草不同历史时期的延续与变迁,是十分重要的。

三、中药品种理论对中药资源与临床实践的指导意义

1. 中药品种的延续,有利于正确继承前人的生产实践与临床经验。中药品种于历代本草中通常有其连贯性,举凡疗效确切的品种,均能经受得住历史的考验,能够代代相传,长期延续而不衰。"药材品种延续论"认为在明确品种一致的情况下,则此品种在不同历史时期积累的生产经验和医疗实践经验也均能世代延续,并得到正确的继承与发展。没有这一条,就谈不上中医药学的悠久历史和丰富的经验,更谈不上有发展到今天如此系统的中药学。

2. 阐明中药品种的变化与时代变迁的关系,有利于对不同时期所用品种的判断和对古代医方药物品种的分析。中药品种在历代本草中既有长期延续的一面,也有在不同时期发生变化的一面,这根据具体不同品种而定。对这些变化的了解,只有在充分研究历代本草对所载品种的有关描述并进行分析之后,才能予以阐明。例如木通、通草、威灵仙、枳实(壳)、连翘、紫参等,在不同历史时期其所用品种有所变化,搞清这些变化,就会对正确分析古代医方中药物品种以避免发生"种类之异""名实之讹"有所帮助。

3. 阐明地区用药习惯与品种变化间的关系,可避免因异物同名而产生的误用。不同地区习惯将一些药物来源不同、成分疗效各异的药物同叫一个药名,同作一种药使用,这往往直接影响用药的效果。这种因地域不同、用药习惯不同而发生的品种变化,也是药材品种变异的又一种表现。例如泽兰,有的地区习惯使用唇形科植物毛叶地瓜儿苗,有的地区则习惯使用菊科植物佩兰。前者为活血祛瘀药,用于血滞经闭、痛经;后者为芳香化湿药,用于湿

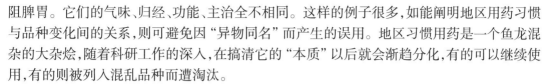

阻脾胃。它们的气味、归经、功能、主治全不相同。这样的例子很多,如能阐明地区用药习惯与品种变化间的关系,则可避免因"异物同名"而产生的误用。地区习惯用药是一个鱼龙混杂的大杂烩,随着科研工作的深入,在搞清它的"本质"以后就会渐趋分化,有的可以继续使用,有的则被列入混乱品种而遭淘汰。

4. 全面了解药材品种的延续与变迁间的关系,有利于对中药品种发展史的研究。中药品种发展史是整个中药发展史的组成部分之一。中药品种繁多,每种中药均各有其自身的发展历史。但每种中药形成与发展的经历不尽相同,有的在历代本草中经久不变,延续不断;有的则在不同时期,其所用药物品种发生变迁,所以整个中药品种发展史,就是处于药材品种的延续与变异二者相互交织之中。如研究中药秦皮的发展史,发现后汉高诱注《淮南子》中已经记载梣"剥取其皮,以水浸之正青";梁代《本草经集注》谓秦皮"水渍以和墨书,色不脱,微青";唐代《新修本草》指出秦皮"取皮水渍便碧色,书纸看皆青色者是"等记述,从而阐明了我国汉代记述的秦皮水浸液的荧光现象,是世界荧光史上最早记载,比 1575 年 Monardes 在愈疮木水溶液中发现荧光要早 1 500 多年。秦皮水浸液的荧光现象发现对科学发展史也是一个贡献。

5. 发掘"新兴品种",无异于发现新的正品药材。一些"新兴品种"通常是在中药"异物同名"品中被发掘出来的。其之所以被称为"新兴品种",主要是由于新近兴起,与某种传统中药的正品在药名上有一定的联系,在药材质量与功能主治方面,一般认为基本相同或较之更优。如此,视之为新的正品药材,应当之而无愧。新疆紫草、新疆阿魏等均已为《中国药典》所收载。历史上的新兴品种,如酸橙枳实(壳)、连翘等,从宋代起就广为中医药界所公认。大力发掘"新兴品种",无论是历史上的抑或是当代的"新兴品种",对生产与临床均有其重要意义。

6. 研究有限多原性品种与单一性品种间的转化,有利于新药源的开发。有限多原性品种的主要特点是一味药品种之间功能、主治极为相似,客观标准是药材质量符合规定要求。但是人的认识总是随着科学研究的逐步深入而有所深化。例如《中国药典》里收载的葶苈子就有独行菜 *Lepidium apetalum* Willd. 与播娘蒿 *Descurainia sophia* (L.) Webb. ex Prantl. 两种,它们来自同科不同属的植物。现在认为它们功能、主治相同并相等入药,也许将来在深入研究之后会发现它们的化学成分不尽相同,药理作用也可能各有其特点,到那时就可以独立新品,各自为用。这就是有限多原性品种有向单一性品种转化的潜在可能性。而一般单一性品种如通过其近缘植(动)物的研究,发展为多原性品种的事例就太多了,如黄芩、陈皮等,这就是二者之间的关系,但均有利于新药源的开发利用。

7. 选择优良品种,发展"道地药材",有利于淘汰伪劣混乱品种。中医用药喜用"道地药材",主要目的是使用名优正品药材,以确保临床用药安全高效,这是保持与发扬中医药特色的一种表现。"道地药材"之所以能够形成,优良品种遗传基因为其内在的因素,而特定的生态环境条件和优良的栽培加工技术是其重要的外在因素,二者缺一不可。道地药材长期以来在中国已深入人心,在国际市场上驰名世界。"道地药材"如能满足市场供应,则伪劣混乱品种自然相形见绌,有被迫淘汰的趋势,这是商品竞争规律的必然结果。当两广巴戟天供应不足时,假巴戟天即应运而生;当云南和广西的田七能保持供应时,则藤三七、水三七、姜三七、伪三七等就没有什么市场了。原因何在,这是由于伪劣混乱品种问题发生的根源在于正品药材的药源不足、供求矛盾紧张。针对药源不足的主要原因,重视发展"道地药材"以保证药源供应,则有利于淘汰伪劣混乱品种应是无可非议的。当然卫生行政部门执行相关的"药品管理法",更是十分重要的。

8. 野生药材品种资源开发与护育并举,可使药材得到合理的永续利用,并保持大自然的生态平衡。在野生药材资源日趋减少的情况下,要使药材资源永葆繁荣,长盛不衰,必须有一个明确的方针,这就是"开发与护育并举"的方针,绝对避免杀鸡取卵、一次性毁伤的野蛮做法,如此方可维持大自然的生态平衡与野生药源的再生和更新。

9. 探明中药混乱品种隐现的规律性与统一药名,有利于"异物同名"问题的解决和混乱品种的澄清。探明中药混乱品种与伪品隐现的规律性(分为滋生、扩展、隐蔽和复现四段历程)和特性(必然性、危害性、阶段性和顽固性),对厘定有效的综合治理措施大有裨益。中药的"异物同名",是造成中药品种混乱的主要因素。很多"异物同名"品,它们科属不同,疗效怎能一致?鉴于问题的产生是由名称的混同而引起,则问题的解决就应首先在药物的名称上严格加以区分,亦即采取措施用"一物一名",统一药名的办法来着手解决。如何统一药名的设想方案,谢宗万先生曾提出了"多原性药材取名的原则与方法刍议"[中药材,1989,12(11):40-42]。在处理异物同名品方面,在恢复其本来面貌的前提下,提出了"统一药名"与"依本性于用"的观点,使物尽其用,而不致毁弃。

10. 搞清中药品种与性效的相关性,有利于扩展新的药源。"中药品种性效相关论"有3个主要论点:①种类不同,性效有别;②品种相近,性效相似;③品种虽同,在一定条件影响下性效可变。搞清楚后两者,与扩展新药源有重要关系。品种相近,性效相似的主要论据是"亲缘关系相近的植物群,具有相似的化学成分"。既然化学成分这个起治疗作用的物质基础在中间作桥梁,则品种与性效之间的关系也就容易理解了。那么,品种相同,为什么说在一定条件影响下性效可变呢?这就是中药特色的另一个表现了。因为中药的质量不仅与品种有关,而且与药用部分的不同、采收季节、生态环境、加工炮制、贮藏时间、剂型、服用方法等条件有关。特别是中药炮制方法不同,其成品、性能即发生变化。蒲黄生用行血破瘀,炒炭后可以止血。甘草生用甘平,功偏泻火解毒,蜜炙后则性味甘温,重在补中益气。临床上对姜的应用,有生姜、干姜、炮姜、姜炭之分。生姜善于发汗解表,温肺止呕,多用于风寒感冒、咳嗽呕吐;干姜温中散寒,回阳通脉,多用于脘腹冷痛、肢冷脉微、痰饮喘咳;炮姜温中散寒,温经止血,用于脾胃虚寒、腹痛、吐泻、吐衄、崩漏、阳虚失血;姜炭能止血,用于各种虚寒出血证及产后血虚发热者。科学研究证明,其之所以发生变化,是姜的炮制品某些原有成分在炮制过程中产生了质的变化所致。因而一种药材因炮制方法不同,能够派生出多味性效不同的药材来,这无疑是对药源的一种扩展。

11. 立足本国,放眼世界,有利于药物疗效的充分发挥与临床应用范围的进一步扩大。中药研究必须立足本国,这主要是因为我国是中药的故乡,中药在国内有悠久的药用历史,有牢固的基础,它积累了极为丰富的医疗知识。例如仙鹤草的研究,国内原先报道主要用于止血治痢,但考证本草,证实即《本草纲目拾遗》的石打穿,有治疗"噎膈翻胃"的记载。20世纪70年代,日本报道了仙鹤草具有抗癌的药理作用。这样通过中日两国的学术交流,更有利于仙鹤草疗效的充分发挥,就进一步在临床应用方面扩大范围。此外关于附子的研究,日本学者找到了区别于乌头毒性成分的强心成分,解释了中医应用附子回阳救逆的原理。所以只有放眼世界,才能开阔眼界,深化研究。亦即不仅重视国内经验,也要参考国外最新科研成就。凡是好的东西,无论是中国的抑或是外国的,都可以拿来为我们所用。在科学研究的领域里,在发扬自己特色的基础上,避免门户之见,没有什么国界之分,多吸收一些有益的东西来进一步丰富自己,是符合"取长补短""洋为中用"方针的。

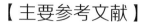

【主要参考文献】

［1］谢宗万."药材品种延续论"与"药材品种变异论"［J］.中药材,1987（1）:41,36.

［2］谢宗万."药材品种延续论"与"药材品种变异论"（续）［J］.中药材,1987（2）:35-36.

［3］谢宗万.药材新兴品种优选论［J］.中药材,1991（2）:42-44.

［4］谢宗万.论中药材基原的单一性与有限多原性［J］.中药材,1990（5）:35-37.

［5］谢宗万.中药品种理论研究［M］.北京:中国中医药出版社,1991.

［6］谢宗万.中药材"地区习惯用药"渐趋分化论［J］.中国中药杂志,1994（7）:387-389,391,446.

［7］谢宗万.用药新陈,品种疗效攸关论［J］.中医药研究,1993（2）:43-45.

［8］谢宗万.应用医方必须重视古今药材品种与入药部分的变化［J］.中西医结合杂志,1991（10）:583-584.

［9］谢宗万.中药品种理论与应用［M］.北京:人民卫生出版社,2008.

第七章　药材生产与加工的史料及其研究

第一节　中药材传统采集与加工史料及其研究案例

一、药材采集与加工的史料简介

"食为民之本""民以食为天",人类为了生存与繁衍,必须猎取大自然的动植物作为食物。从考古遗存看,占据人类历史99%以上的时间为采集渔猎时期。山西省吉县柿子滩遗址群考古表明,在更新世和全新世过渡阶段(12 700—11 600 cal. BP),已经加工了很多种类的植物类食物,其中包括橡子(栎属 *Quercus* sp.)、禾本类、豆类和块茎类(薯蓣属 *Dioscorea* sp.)等。也表明包括粟黍、薯蓣等各种具有食用价值的植物,在其被驯化之前就已经被狩猎者利用了数千年。河北省保定市徐水区南庄头遗址(约 10 510—9 690 BP,或 12 408—11 018 cal.BP),出土的遗物包括陶片、石磨盘、石磨棒、石片、骨锥和骨镞,以及有切割痕迹的鹿角,动物遗存中可辨识的动物种类包括鸡、鸟、兔、狼、狗、水牛、多种鹿、龟、鱼和贝类。

湖南省道县玉蟾岩洞穴(18 000—14 000 cal. BP)的动物遗存包括28种哺乳动物,其中最多的是鹿;发现了40种植物遗存,其中包括水稻的植硅石,说明玉蟾岩人以广谱的狩猎和采集为生业策略,水稻已经被采集。浙江浦江上山遗址(约 11 000—9 000 cal. BP)出土了大量石器遗存,其中超过400件磨盘和磨杵,磨盘石器上提取样品的淀粉粒和植硅石分析表明,这些工具用于加工橡子,也可能加工其他野生淀粉类植物,如薏苡(*Coix lacryma-jobi* L.)、菱角(*Trapa bispinosa* Roxb.)。橡子富含单宁酸,在食用前要经过去酸处理,包括碾磨和过滤,程序相当复杂、耗时,然后才能达到食用要求。说明在全新世早期,人们已经掌握了复杂的橡子加工程序。

湖南澧县八十垱和河南舞阳贾湖遗址中均出土过猕猴桃种子遗存。猕猴桃在历史时期长时间处于野生采食状态。至清代《植物名实图考》中依然记载采集野生果实。河南的舞阳贾湖、渑池班村、驻马店杨庄,辽宁的沈阳新乐,山东的滕州庄里西等遗址均出土过山楂果核遗存。山楂在我国的历史时期也一直处于野生采食状态,如《本草纲目》记载:"此物生于山原茅林中,猴、鼠喜食之……其类有二种,皆生山中。"说明古代遗址中出土的山楂果核应采自野生。河南的新郑裴李岗、驻马店杨庄,湖南的澧县八十垱、临澧胡家屋场,上海的青浦崧泽,浙江的萧山跨湖桥、余杭下家山、湖州钱山漾,江苏吴江梅堰等遗址均出土过梅核遗存。其中崧泽遗址的梅核遗存出土于马家浜文化晚期地层,系果核碎片,坚厚,表面小孔分布均匀,被认为可能是野生杏梅。

当发现一些食物能用于治病而成为药物时,药物的采集就随之产生。湖南澧县八十垱、城头山遗址均出土过瓜蒌的种子遗存。上海松江广富林的良渚文化遗址发现三个大陶罐内各盛装着一只瓜蒌。此外,在浙江湖州塔地遗址良渚文化遗存中发现灵芝;在浙江余姚河姆渡遗址出土的植物遗存堆积中,发现樟科植物的叶子数量最多;在河南渑池班村遗址发现大量裴李岗文化时期的山茱萸果核;在湖南澧县八十垱聚落外围的古河道内浮选出薄荷的小坚果遗存;在湖南的澧县八十垱、澧县城头山,河南的渑池班村、登封山城岗、洛阳关林皂角树,甘肃秦安大地湾,山东胶州赵家庄,安徽蒙城尉迟寺等遗址,都发现过紫苏的种子遗存;在河南渑池班村遗址浮选出裴李岗文化时期的黄芪种子。

为了食用方便,人们将可食的动植物进行处理,诸如清洗、截断、打碎、去皮等操作也应用于药材的简单加工,这是药材加工的启蒙。将食物晒干、阴干或用火烘干,方便应用,也便于干燥、贮藏,形成了初级的药材加工。随着社会生产力的发展,中药材的生产技术不断进步,家种药用植物种类日益增多,药材采收、加工、干燥处理的经验不断积累,终于形成了一套药材加工技术和方法。浙江的萧山跨湖桥、余姚河姆渡、余姚田螺山、桐乡罗家角、桐乡新桥、余杭下家山、湖州钱山漾,湖南澧县八十垱和城头山,江苏的海安青墩、高邮龙虬庄等遗址中均出土过芡实遗存。芡实的采集和加工都很麻烦,因为它的茎叶、果实外皮上有比较密集的刺。食用的是其种仁,去掉带刺的果皮后,还得去掉坚硬的种皮。芡实果皮可以通过堆积数天,腐烂后去除,然而种皮则需要通过碾磨或舂杵的方法去除,如《本草纲目》记载:"深秋老时,泽农广收,烂取芡子,藏至困石,以备歉荒。"

《诗经》中已经记载有采艾、采薇、采蘩、采蘋、采芑、采蓷、采虻、采苤苢等药用植物采集活动。

《神农本草经》在序例中论述:"阴干暴干,采造时月,生熟,土地所出,真伪陈新,并各有法。"20世纪70年代,湖南长沙发掘的汉墓出土了辛夷、花椒等药物,说明了汉代已掌握了不同入药部位的采收与加工方法。东汉崔寔《四民月令》记载了部分药用植物的采收时月,如"四月……收亭历、冬葵、葶苈子""七月可采苍耳、收柏实""八月采车前子、乌头"等。1972年四川省出土的汉代《弋射收获图》画像砖(图7-1),生动反映了采收、弋射的劳动场景。

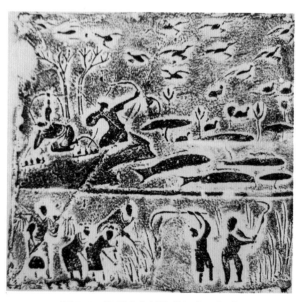

图7-1　汉代《弋射收获图》画像砖

　　《名医别录》记载了每种药物的采收时间。《本草经集注》强调药材的采收与加工，在序例中指出："凡采药时月，皆是建寅岁首，则从汉太初后所记也。其根物多以二月、八月采者，谓春初津润始萌，未冲枝叶，势力淳浓故也。至秋，枝叶干枯，津润归流于下。今即事验之，春宁宜早，秋宁宜晚。华、实、茎、叶，乃各随其成熟尔。岁月亦有早晏，不必都依本文也。"并在每味药项下增加了产地、采集时间和加工方法等内容，对中药材采收和加工提出了新的见解。《齐民要术》记载了多种药用植物的采收、加工、干燥的方法，如"种兰香第二十五"记载："作菹及干者，九月收。晚即干恶。作干者，天晴时，薄地刈取，布地曝之。干乃接取末，瓮中盛。须则取用。取子者，十月收。""种红蓝花、栀子第五十二"记载："花出，欲日日乘凉摘取。摘必须尽。"

　　唐《新修本草》非常重视中药材的采收加工，指出："离其本土，则质同而效异；乖于采摘，乃物是而实非。"孙思邈在《千金翼方》中有关采药时节一文认为，"夫药采取不知时节，不以阴干暴干，虽有药名，终无药实，故不依时采取，与朽木不殊，虚费人功，卒无裨益"，文中列出了230余种药物的采收时期，干燥方法、贮藏期限等。《备急千金要方》中设有"药出州土""采药时节"和"药藏"等专论内容，并指出："凡药，皆须采之有时日。阴干、暴干，则有气力。若不依时采之，则与凡草不别，徒弃功用，终无益也。"唐《四时纂要》收录的药物加工方法最具代表性，不仅分月收录药用植物和种植方法，而且分月记载它们的采收和加工方法。如二月造薯药粉，三月收蔓青花，五月收红花子，六月收楮实，七月收角蒿，八月收地黄、收牛膝子、收牛膝根，九月收枸杞子、收梓实，十月收枸杞根。

　　宋《本草图经》在总结药物生产经验的基础上，进一步纠正了前人有关采收方面的一些错误。例如丹参，《名医别录》记载"五月采根"，《本草图经》则认为："冬月采者，良；夏月采者，虚恶。"《名医别录》记载云实"十月采"，《本草图经》则指出："五月、六月采实，实过时即枯落。"《本草图经》详细记载了附子的采收加工："本只种附子一物，至成熟后有此四物，收时仍一处造酿方成。酿之法：先于六月内，踏造大、小麦曲，至收采前半月，预先用大麦煮成粥，后将上件曲造醋，候熟淋去糟。其醋不用太酸，酸则以水解之。便将所收附子等去根须，于新洁瓮内淹浸七日，每日搅一遍，日足捞出，以弥疏筛摊之，令生白衣。后向慢风日中晒之百十日，以透干为度。若猛日晒，则皱而皮不附肉。其长三、二寸者，为天雄。割削附子旁尖芽角为侧子，附子之绝小者亦名为侧子。元种者，母为乌头。其余大小者皆为附子。以八角者为上。如方药要用，须炮令裂去皮脐，使之。"《本草图经》在食盐项下以通栏版画的形式展示了宋代海盐与池盐的生产过程，为了解宋代食盐的采收加工提供了图像史料（图7-2，图7-3）。

　　沈括《梦溪笔谈》中论采药一文，系统论述了采药，迄今仍有参考价值。沈括提出："古法采草药多用二月、八月，此殊未当。但二月草已芽，八月苗未枯，采掇者易辨识耳，在药则未为良时。"书中以芦菔、地黄、紫草等因不同时期采收，药材质量差异为例，总结出不同入药部位的适收期，即"大率用根者，若有宿根，须取无茎叶时采，则津泽皆归其根……其无宿根者，即候苗成而未有花时采，则根生已足而又未衰……用叶者取叶初长足时，用芽者自从本说，用花者取花初敷时，用实者成实时则采。皆不可限以时月"。书中还进一步阐明药用植物的成熟有早有晚的科学原理，因此不能完全固定在一定的月份采收，即因"缘土气有早晚，天时有愆伏""地势高下之不同""物性之不同""地气之不同""人力之不同"。

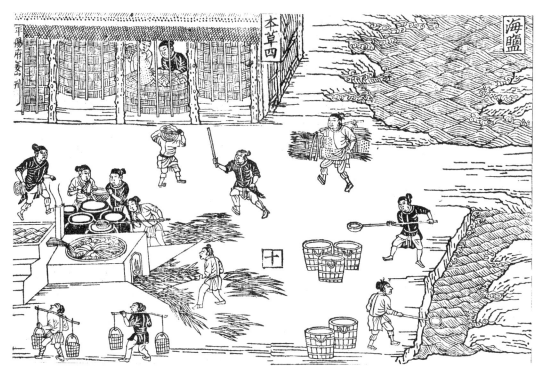

图 7-2 《本草图经》海盐图

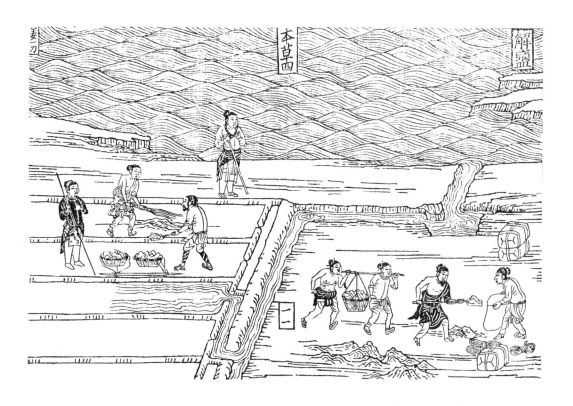

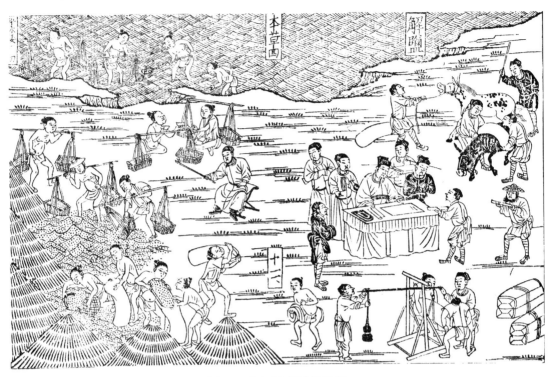

图 7-3　《本草图经》解盐图

金元时期《用药法象》指出："凡诸草木昆虫，产之有地，根叶花实，采之有时；失其地则性味少异，失其时则气味不全。"元代农学著作《王祯农书》记载了药物采收、加工技术的发展成就，该书收录的药用植物有姜、莲藕、芡、蒜、兰香、乌梅、枣、荔枝、龙眼、橄榄、石榴、木瓜、银杏、橘、山楂、皂荚、红花、紫草、枸杞等，均有具体的采收季节和加工方法。该书记述乌梅"以梅子核初成时摘取，笼盛，于突上熏之令干，即成矣"，该加工方法一直传承至今。

明《本草品汇精要》在具体药物条下的内容分二十四则叙述，其中"地：载出处也""时：分生、采也""收：书蓄法也"，三则分述各药道地产区、生长时月、采集季节及干燥方法。此外，《本草品汇精要》一书中用彩图描述了一些药物采集加工的场景（图 7-4）。

明《本草蒙筌》总结出中药采制的原则，专列出"出产择地土""收采按时月""藏留防耗坏"等采收加工专论。《救荒本草》收载了可供荒年食用的植物 414 种，每种植物按名称、产地、形态、性味、加工烹调法等依次论述，另辟"救饥"一项，说明其可供采集的部位。

《本草纲目》不仅收录了历代本草、农书、园艺著作、地方志等文献中有关药物采收、加工的经验，而且记载了李时珍亲自种药、采药的实践经验，既有继承，又有批判与发展，如：紫草"春社前后采根阴干，其根头有白毛如茸。未花时采，则根色鲜明；花过时采，则根色黯恶"，栝楼"其根直下生，年久者长数尺。秋后掘者结实有粉。夏月掘者有筋无粉，不堪用"，地黄"本草以二月、八月采根，殊未穷物性。八月残叶犹在，叶中精气，未尽归根。二月新苗已生，根中精气已滋于叶。不如正月、九月采者殊好"。

《天工开物》绘制了一些植物药、动物药、矿物药的采集加工图。其中"没水采珠船"描绘的是水中采珍珠船的船上与船下作业的大致分工及工作状态（图 7-5）；"扬帆采珠，竹笆沉底"图描绘的是对养殖珍珠的打捞方式（图 7-6）。

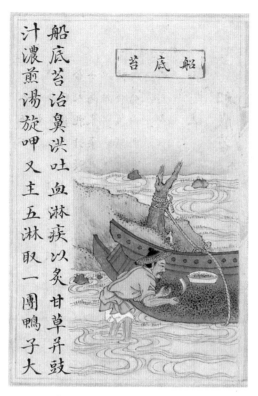

图 7-4 《本草品汇精要》"船底苔"的采集图

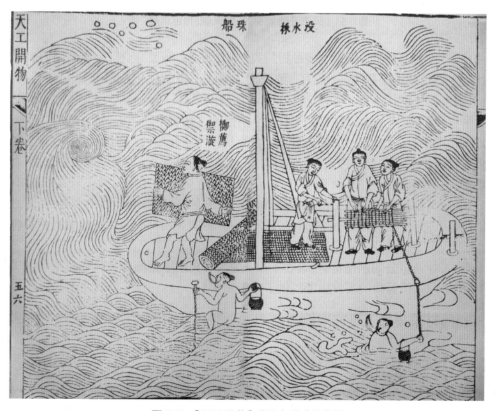

图 7-5 《天工开物》"没水采珠船"图

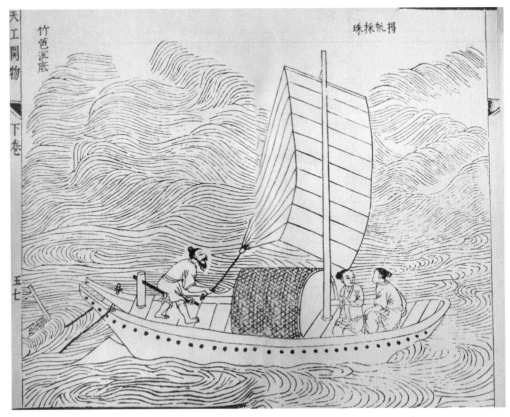

图 7-6 《天工开物》中"扬帆采珠,竹笆沉底"图

清代《本草纲目拾遗》收录了多种树脂类药物,如鸡血藤胶、肉桂油、椰膏、松皮膏等,说明清代时人们已掌握了提炼树脂、芳香油的加工方法。该书在"於术"项下记载其采收、加工方法,均未见于前代本草:"冬采者名冬术。汁归本根,滋润而不枯燥,却易油,不能止泻。春采夏采者,藏久虽不易油,却枯燥不润,肉亦不饱满。凡收术须阴干勿晒,晒则烂。"

地方志中也有一些采药方面的史料,如清嘉庆二十一年版的《四川通志》收录了冬虫夏草的采集,"采药者须伏地寻择……每岁惟四月杪及五月初旬可采,太早则蛰虫未变,太迟即变成草根,不可辨识矣"。四川《荥经县志》记载了黄连采集的相关史料:"采之者裹粮负绳,露宿穴居,望其山有连者,色必光润,倚古木藤以绳系身,攀援而取。第中多毒蛇,采之者固性命以之也""穷民觅利,采挖黄连殆尽,近不能多得"。说明那时四川黄连的野生资源已经濒危。

此外,《补遗雷公炮制便览》《食物本草》等本草典籍中也绘有古代药物采集加工等精美彩图,为了解古代药物的采收加工提供了珍贵史料。

二、药材采集加工研究案例

【案例】桑叶"经霜采收"的科学内涵

桑叶,始载于《神农本草经》,为桑科植物桑 *Morus alba* L. 的干燥叶,味甘、苦,性寒,归肝、肺经,具有疏散风热,清肺润燥,清肝明目的功效,主要用于风热感冒,肺热燥咳,头晕头痛,目赤昏花等。桑叶传统药用以采收于初霜后为佳;中医历来认为冬桑叶、霜桑叶具有上乘品质,如《本草图经》中指出:"桑叶以夏秋再生者为上,霜后采之""十月霜后,三分二分已落时,一分在者,名神仙叶";《重订本草徵要》载:"桑叶……经霜为上,气质尤纯";《本草便读》:"桑叶经霜者佳";《本草撮要》载:"以之代茶,取经霜者,常服治盗汗";历版《中国药典》中收录的桑叶药材也为"霜桑叶"。综上,桑叶有经霜采收的特殊要求。

桑叶为何有经霜采收的特殊要求?"霜桑叶"品质上乘、药性俱佳的科学内涵是什么?现代研究表明桑叶中黄酮、酚酸类成分与平均气温呈负相关,经霜后黄酮、酚酸类成分含量升高,生物碱类成分降低,较低的气温可能更有利于桑叶中黄酮、酚酸类成分的积累。研究表明经霜后桑叶清肺润燥的功效优于未经霜桑叶,桑叶功效物质组与其生物效应之间的相关性,显示桑叶抗炎和止咳平喘的物质基础主要为黄酮及酚酸类成分。经霜影响桑叶黄酮、酚酸类成分合成途径中关键酶基因 *PAL*、*4CL*、*CHS*、*UFGT*、*HCT* 和 *C3'H* 的表达水平,并在霜降节气后的 11 月达到较高值,与黄酮酚酸成分含量呈正相关、与气温呈负相关,提示低温可能诱导这些酶基因的表达水平升高,有利于黄酮酚酸类物质的积累;人工模拟气候研究温度对桑叶黄酮酚酸合成途径中关键酶基因表达和成分积累的影响,研究证实低温可诱导桑叶黄酮、绿原酸合成途径中关键酶基因 *PAL*、*UFGT*、*4CL*、*CHS* 及 *C3'H* 的表达,有利于黄酮类及绿原酸成分的积累。以上研究阐明了桑叶经霜过程对其功效物质及药性的影响,为桑叶经霜采收的科学内涵和合理性提供了科学依据。

第二节　中药材栽培、养殖与贮藏史料

在长期采集植物的基础上,人们开始驯化植物,从而萌生农业。中国是世界上动植物驯化和农业起源的几个主要地区之一。在长期的农耕文明发展进程中,我们的祖先培育、种植和养殖出种类繁多的栽培植物与动物,为中华文明的发展提供了持续的动力。《易经》记载:"包牺氏没,神农氏作,斫木为耜,揉木为耒,耒耨之利,以教天下,盖取诸益。"包牺氏即伏羲,其被推崇为中华民族的渔猎始祖;神农氏既是中国农业的始祖,也是中医药的始祖。自古就有"神农尝百草""药食同源"之说,可见中医药的发展与药用植物的栽培及药用动物的养殖有非常密切的关系。

一、药用植物栽培的史料简介

人们在更新世晚期就开始利用当地的野生植物,如水稻、粟黍、大豆和各种块茎类植物。作物栽培需要农具。耒耜是最早的翻土农具,《易经》记载:"斫木为耜,揉木为耒,耒耨之利,以教天下。"湖南澧县八十垱、江苏常州圩墩和台湾台北芝山岩等遗址均出土过木耒。长江下游的跨湖桥文化、马家浜文化、河姆渡文化等均以骨耜为稻作农业的主要工具。浙江平湖庄桥坟遗址出土带木质犁底的组合式分体石犁,表明了我国农业栽培的历史非常悠久。

我国的药用植物栽培可能很早就出现了,但要确定其具体的栽培起始时间却有很大困难。一是因为文字出现要比农业的出现晚得多;另一方面,是因为古代很多植物药食同源,很难判断可以食用的植物是否当时被用作药物。如夏商时代甲骨文中有薏苡从沼田、湿地转移到上田种植,以及收获、加工、脱粒、选种、酿酒的描述,浙江河姆渡遗址出土薏苡种子,说明薏苡在我国至少有 6 000 年的历史。但是当时薏苡是否作药用,目前还难以得知。

我国古籍中关于药用植物栽培的记载可追溯到《诗经》(公元前 11 世纪至前 6 世纪中期),该书记载了枣、桃、梅等药食同源植物的栽培。我国第一部农事历书《夏小正》也记载了芸、桃、杏等栽培。

秦汉时期,上林苑为当时世界上最大的植物引种栽培园,也是集自然景观、人工景观、动物园、植物园、离宫别苑等诸多功能于一体的皇家园林,栽培的植物类达 2 000 余种。刘歆《西京杂记》载:"余就上林令虞渊得朝臣所上草木名二千余种。"《三辅黄图》载:"帝初修上林苑,群臣远方,各献名果异卉三千余种植其中,亦有制为美名,以标奇异。"《三辅黄图》还记载汉武帝元鼎六年从岭南引种龙眼、荔枝、槟榔、橄榄、千岁子、柑橘等药食同源植物到长安栽培。汉武帝派张骞出使西域,引种了红花、胡荽、安石榴、胡麻、胡桃等药食同源植物。《史记·货殖列传》记载:"安邑千树枣,燕、秦千树栗,蜀、汉、江陵千树橘……若千亩卮茜,千畦姜韭,此其人皆与千户侯等。"卮子、茜草在古时常作染料,枣、橘、姜、韭则为日常食物,它们也皆供药用。汉代《氾胜之书》《四民月令》和北魏《齐民要术》等古代农书,记述了各类农作物的栽培技术和经验,包括谷物、果蔬、林木、花卉,以及桑、麻、棉、葛等,其中属于药食兼用的植物有很多种。其中《齐民要术》(约 533—544)系统总结了 6 世纪以前的农业生产经验,显示出当时中国农业生产水平已达到相当高度,书中记载了地黄、红花、吴茱萸、竹、姜、卮子、桑、胡麻等 20 余种药用植物的栽培方法。

隋代还出现了药用植物栽培专著,如《隋书·经籍志》著录有《种植药法》《种神芝》各一卷,可惜均已亡佚。唐代初期,国家曾在京师建立药园一所,用以种植各种药物。药园隶属于主管医疗和医学教育的太医署,设置药园师职务,负责"以时种莳,收采诸药"等工作,同时还培训种植药物的专业技术人才。唐代王曼的《山居要术》、韩鄂的《四时纂要》等书,分四季节令,按月列举动植物药的收采种植和养殖、种植等法,已把成熟的农桑畜养经验与药物栽培结合起来。唐代《新修本草》(657—659)首载了四川绵州种植附子。《千金翼方》卷十四"造药",节选了农书中枸杞、生地黄、百合、牛膝等数十种中药的栽培方法,从造地、翻土、作畦、开垄到选种、下种、施肥、灌溉、除草等一整套田间作业,总结了把它们从野生变为家种的培植法。唐代中药材种植技术的发展,对当时中药材的生产起了很大作用,也为后世中药材栽培学的发展奠定了基础。

宋代中药材栽培得到很大的发展,许多品种药用植物的栽培形成了一定的规模。宋《本草图经》简要介绍了部分中药材的栽培要点,或提示某药为人家园圃所种,某药在某地多种之,其中记载人工栽培的药用植物近百种,如川芎、姜黄、百合、胡芦巴、山药、地黄、茯苓、卮子等。北宋年间,彰明知县杨天惠通过对该县附子生产实际的考察,编撰《彰明附子记》一文,比较系统地叙述了彰明种植附子的具体地域、面积、产量,以及有关耕作、播种、管理、收采加工、品质鉴定等成套经验。据《彰明附子记》:"彰明一县四乡,年产附子十六万斤。"又如《本草图经》记载宣城花木瓜栽培:"宣州人种莳尤谨,遍满山谷。始实成,则镞纸花薄其上,夜露日曝,渐而变红,花文如生。本州以充上贡焉。"《本草衍义》记载牛膝:"今西京作畦种,有长三尺者最佳。"宋末周密《癸辛杂识》记载浙江一地已能成功地栽培菌类药材茯苓。韩彦直《橘录》(1178 年)等书中记述了橘类、枇杷、通脱木、黄精等数十种药材的栽培方法。

元代农学著作《王祯农书》记载了不少药用植物栽培技术,如姜、莲、芡、乌梅、木瓜、山楂、皂荚、红花、紫草、枸杞等。其中姜在生长期刨出老姜出售、木瓜包花纸生产花木瓜等技术至今沿用。《农桑辑要》还将药材栽培列为专卷"药草"门，表明对药用植物栽培的重视。

明代药材生产又有较大的发展，栽培药用植物已经达到 200 多种。王象晋《群芳谱》（1621 年）、徐光启《农政全书》（1639 年）等著作均对多种药用植物的栽培法作了详细论述。特别是《本草纲目》（1578 年）记述了约 180 种药用植物的栽培方法，其中"草部"记述了荆芥、麦冬等 62 种药用植物为人工栽培，为研究药用植物栽培提供了极其宝贵的史料。如《本草纲目》记载四川栽培川芎已使用无性繁殖的方法："清明后宿根生苗，分其枝横埋之，则节节生根。八月根下始结芎，乃可掘取，蒸曝货之。"

牡丹、芍药，以往主要采用分根繁衍法栽培，明代《牡丹八书》已指出牡丹种子在八九月间成熟时就要采下来，而且要严格地控制在中秋节以前下种。如果春天播种，就要等到一年后才发芽。20 世纪 30 年代认识到这是牡丹"幼芽"（上胚轴）必须在低温下通过休眠期的缘故。明代我国东北已栽培人参，据《本草纲目》载收子后"于十月下种，如种菜法"。这说明那时已掌握人参的栽培，并已知道人参种子成熟后，其胚需要休眠后熟，进一步完成其生理变化，故于秋天收子后即予播种，切忌将种干燥放置过冬。在尚未发明催芽技术的古代，这种栽培方法是十分成功的。

清代赵学敏、赵楷兄弟皆为医药学家。赵楷著有《百草镜》8 卷，书中收载之药大多是他在养素园药圃中亲手栽培的品种。赵学敏著《本草纲目拾遗》时，也曾引用《百草镜》之内容。他在《本草纲目拾遗》的凡例中写道："草药为类最广，诸家所传，亦一其说。予终未敢深信。《百草镜》中收之最详，兹集间登一二者，以曾种园圃中试验，故载之。"说明养素园药圃中所栽药材多为民间草药，其栽种目的是观察验证。另外，陈扶摇的《花镜》（1688 年）、汪灏的《广群芳谱》（1708 年）、吴其濬的《植物名实图考》（1848 年）等都对多种药用植物的栽培法作了详细论述。

二、药用动物养殖的史料简介

中国对野生动物的驯养，历史悠久。河北省保定市徐水区南庄头遗址（约 10510—9690 BP，或 12408—11018 cal. BP），在出土的动物遗存中，狗被鉴定为家养，成为中国第一个驯化动物的证据。几个新石器时代的遗址，如贾湖遗址和河姆渡遗址的动物遗存中都出现了驯化和野生猪共存的现象。内蒙古赤峰兴隆沟遗址中发现的家犬骨骼以及少量具有早期家猪特征的骨骼标本，证明距今 8 000 年前，家犬已经被当地先民所饲养，并可能已经开始饲养家猪。在商代，"六畜"已普遍饲养。现存最早的汉族农事历书《夏小正》已记载牲畜的配种、草场分配和公畜去势（阉割）的记载。

人工养鱼则在周朝已有明确的记载。殷墟出土的甲骨卜辞记载："贞其雨，在圃渔。"《诗经》："谁谓尔无羊？三百维群。"反映了当时畜牧业的情况。《山海经》收载药物 124 种，其中动物药 66 种，比植物药还多 10 余种，涉及的主治疾病达数十种，如"河罗之鱼，食之已痛""青耕之鸟，可以御疫"。《周礼》指出"五药"即"草、木、石、虫、谷"，其中"虫"即指动物药。《周礼》也记载一整套的朝廷设置的畜牧业职官和有关制度，如"牧人""校人""牧师""圉人""趣马""巫马"等分别负责放牧、繁育、饲养、调教、乘御、保健等。《左传》记载了斗鸡、饲养走兽鱼鳖等的史料。

秦汉时期，朝廷对畜牧业加强了管理，制定了我国古代有关牲畜饲养的法律《厩律》。汉代朝廷建有皇家园林上林苑，其中养殖了丰富的动物资源。有的来自捕捉野兽以充实上林苑,如《汉书·扬雄传》载:"上将大夸胡人以多禽兽,秋,命右扶风发民入南山,西自褒斜,东至弘农,南驱汉中,张罗罔罞罝,捕熊罴、豪猪、虎豹、狖玃、狐菟、麋鹿,载以槛车,输长杨射熊馆。"有的来自外国进贡的奇珍异兽,如《汉武帝别国洞冥记》:"(昭祥苑)苑周回四十里,万国献异物,皆集苑中。"《神农本草经》载药365种,其中动物药67种,包括著名的动物药如鹿茸、麝香、牛黄、水蛭、阿胶、地龙,僵蚕、鳖甲等。

《齐民要术》一书系统地总结了饲养牛、马、驴、骡、羊、猪、鸡、鹅、鸭、鱼、蚕等技术经验。该书还收集了兽医处方,涉及外科、内科、传染病、寄生虫等方面,提出了对病畜要及早发现、预防隔离、注意卫生、积极治疗等主张。

唐代《岭表录异》已经有海水养珠的记载:"廉州边海中有洲岛,岛上有大池,谓之珠池。每岁刺史亲监珠户入池采老蚌,割取珠以充贡。"《开元天宝遗事》记载唐代有通信鸽。《新唐书·艺文志》记载养鹰文献《鹰经》,说明养鹰技术在唐代已经成熟。唐代《安骥集药方》则是我国现存最早的兽医学专著。新疆吐鲁番的唐墓中曾出土《医牛方》。

北宋庞元英《文昌杂录》一书中第一次记载了人工淡水养珠法。《本草图经》记载驯养供药用的动物有麝、野驼等,如"唐天宝初,虞人常获一水麝,诏养于囿中,每取以针刺其脐,捻以真雄黄,则其创复合,其香气倍于肉麝""野驼……此中今人家畜养生息者,入药不及野驼耳"。此外,该书还记载驯象、龟、玳瑁、鳖、山鸡、蜜蜂等养殖。

在古代渔业文献中,还有《陶朱公养鱼经》《闽中海错疏》《种鱼经》《官井洋讨鱼秘诀》《然犀志》《记海错》《海错百一录》等,都是研究我国渔业发展史以及药用动物养殖的重要参考资料。

三、药材贮藏的史料简介

我国古代很早就掌握了动植物的贮藏方法。橡子是中国史前遗址中最常见的植物遗存之一。跨湖桥遗址发现了许多大小不一的橡子贮藏坑,一部分坑口设"井"字形木构,交叉叠压,坑内有木桩支撑,有的坑底铺垫木板、木条,另有一些铺有一层沙。其中H22平面近圆形,坑口有根木条围成"井"字形,坑剖面略呈袋形,坑底靠南壁有一块大木板和木条,其上竖立一块厚木板,支撑坑口的"井"字形木框架,坑内包含丰富而纯净的橡子。河姆渡遗址的H26,坑底垫有2~4cm的稻秆、稻叶等有机质并夹有稻谷,H27、H12均有苇席垫底,H14的坑口有苇席、芦苇秆和横木板等用来遮盖,H22则有苇席垫底盖口。江苏兴化戴家舍南荡遗址的H1,坑底铺有数层芦席,芦席残片仍清晰可见。上述遗址,反映了古人已经在橡子的贮藏中控制温度与湿度。因为温度太低橡子会冻烂,湿度太低会干瘪,温度、湿度太高则会霉烂变质。

浙江余姚河姆渡遗址中出土的橡子、菱角、芡实一类的植物遗存常共存一坑,但是南酸枣遗存总是单独成一坑。橡子、菱角、芡实均有坚硬的外壳,南酸枣没有硬壳,易腐。南酸枣遗存单独成坑,说明古人很早就意识到南酸枣需要单贮藏。

《礼记·月令》记载:"孟夏月也……,聚蓄百药。"说明人们已经意识到应选择合适的时间采集与贮存药材。

南北朝时期,宫廷非常重视药材贮藏,已设管理贮藏药物的高级官员。《隋书·百官志》记载:"梁门下省置太医令,又太医二丞中,药藏丞为三品勋一位。"《册府元龟》记载:"北齐门下省,统尚药局,有典御二人,待御师四人,尚药监四人,总御药之事。"北魏《齐民要术》有最早的中药材防虫蛀记载:"收枣不蛀,以一层粟草,一层枣,相间之。"

唐代《备急千金要方》强调："存不忘亡,安不忘危……可贮药藏用,以备不虞。"并详细指明生药饮片及成药不同的保藏方法："凡药皆不欲数数晒曝,多见风日,气力即薄歇,宜熟知之。诸药未即用者,俟天大晴时,于烈日中曝,令大干,以新瓦器贮之,泥头密封,须用开取,即急封之,勿令中风湿之气,虽经年亦如新也。其丸散以瓷器贮,密蜡封之,勿令泄气,则三十年不坏。诸杏仁及子等药,瓦器贮之,则鼠不能得之也。凡贮药法,皆须去地三四尺,则土湿之气不中也。"该书记载的一系列避潮、防鼠等措施,不仅有效地防止了药物霉变损失,更重要的是延长了药物应用时间,保证了疗效。此外,孙思邈在《千金翼方》卷十四中对药物贮藏中防潮、防霉变等有密切关系的药房建造和设施提出了具体措施。可见唐代对药材的贮藏已有相当丰富的经验,掌握了密封防潮、防霉、防鼠的方法,特别是指出药材不宜经常暴晒和长期暴露在空气中,否则会使药效逐渐减弱。

明代提出了对抗贮藏的方法。《本草蒙筌》总论"藏留防耗坏"中论述："凡药藏贮,宜常提防。倘阴干暴干烘干未尽去湿,则蛀蚀霉垢朽烂不免为殃。当春夏多雨水浸淫,临夜晚或鼠虫吃耗,心力弗惮,岁月堪延。见雨久着火频烘,遇晴明向日旋曝。粗糙悬架上,细腻贮坛中。"该书还记载了一些中药的特殊贮藏法,如"人参须和细辛,冰片必同灯草。麝香宜蛇皮裹,硼砂共绿豆收"等,即现代所提的对抗贮藏法。

《本草纲目》对药物的贮藏有较多论述,以果品的贮藏为例,如栗"九月霜降乃熟。其苞自裂而子坠者,乃可久藏,苞未裂者易腐也";柿"生柿置器中自红者谓之烘柿,日干者谓之白柿,火干者谓之乌柿,水浸藏者谓之醂柿"。柿的绝大多数品种外形虽然成熟了,但仍是涩不可食,须在采摘后经过特殊的处理,使其完成后熟,才能食用。《本草纲目》对柿的记载,表明当时已有柿果贮藏后熟法。

四、古代药用植物栽培技术案例

【案例1】精耕细作

《本草图经》记载附子的栽培方法："然四品都是一种所产,其种出于龙州。种之法:冬至前,先将肥腴陆田耕五七遍,以猪粪粪之,然后布种,遂月耘籽,至次年八月后方成。……绵州彰明县多种之,惟赤水一乡者最佳。"强调种附子必须选用上等良田,易地取种、足施底肥(猪粪为良),熟耕作垄,冬月播种,勤加锄草,秋月收获,用力备至。

《本草图经》记载地黄的栽培方法："一说:古称种地黄宜黄土。今不然,大宜肥壤虚地,则根大而多汁。其法以苇席圆编如车轮,径丈余,以壤土实苇席中为坛,坛上又以苇席实土为一级,比下坛径减一尺。如此数级,如浮屠也。乃以地黄根节多者寸断之,莳坛上,层层令满,逐日以水灌之,令茂盛。至春秋分时,自上层取之,根皆长大而不断折,不被斸伤故也。"详细记载了宋代地黄栽培法别具一格,用人工方法修成向高空发展的层层肥壤虚地,精心管理获取肥大的根。

【案例2】繁殖方式

《千金翼方》记载百合的种植法："上好肥地,加粪熟斸讫,春中取根大者,擘取瓣于畦中种,如蒜法,五寸一瓣种之,直作行,又加粪灌水,苗出,即锄四边,绝令无草,春后看稀稠得所,稠处更别移亦得。畦中干即灌水,三年后甚大如芋,然取食之,又取子种亦得,或一年以后二年以来始生,甚迟,不如种瓣。"指出当时开展了百合的有性繁殖和无性繁殖比较,并发现百合的有性繁殖生长缓慢。

《本草纲目》记载药用植物栽培繁殖方式有多种,既有有性繁殖(种子),也有各式各样的无性繁殖(分根、压条、根茎或鳞茎、扦插、嫁接等),有的药用植物多种繁殖方式并存,如:地黄"古人种子,今惟种根",天冬"子亦堪种,但晚成",麦冬"种子迟成",桑"以子种者,不若压条而分者"等。

嫁接技术不仅能保持母株的优良性状,此外利用砧木的特性,还可以达到早结果、叶片肥大和抗性增强的目的。《本草纲目》记载了多种药用植物的嫁接技术,如:柚"南人种其核,长成以接柑、橘,云甚良也";桑"以子种者,不若压条而分者……种树书云:桑以构接则桑大";蜡梅"种凡三种:以子种出不经接者,腊月开小花而香淡,名狗蝇梅;经接而花疏,开时含口者,名磬口梅;花密而香浓,色深黄如紫檀者,名檀香梅"。

【案例3】灌溉施肥

适时的灌水施肥是满足植物对水分和营养的需要,提高药用部分产品数量和质量的得力措施。《本草纲目》记载:麦冬"每年六月、九月、十一月三次上粪及耘灌";菱是水生植物,仍要设法施肥,"夏月以粪水浇其叶,则实更肥美";薄荷"《物类相感志》云:凡收薄荷,须隔夜以粪水浇之,雨后乃可刈收,则性凉,不尔不凉也"。这些表明《本草纲目》已经注意到不同的药用植物,施肥时间不同,肥料也不同。就施肥方式来说,有播前施的底肥,有生长中期施的追肥,并有灌水、施肥、锄草配合进行。其中提及薄荷临收获前也需施肥,并认为施肥甚至影响药性。

【案例4】植物保护

《本草纲目》记载牡丹:"凡栽花者,根下着白蔹末辟虫,穴中点硫黄杀蠹。"白蔹末即为葡萄科植物白蔹的块根粉末。白蔹有杀虫作用,至今仍用为农药。点燃硫黄产生二氧化硫,起到有毒气体熏杀害虫的作用。该书记载小麦:"收麦以蚕沙和之,辟蠹。或云:立秋前以苍耳锉碎同晒收,亦不蛀。"即应用蚕沙和苍耳来防治害虫,实现谷物的安全贮藏。

旋花科植物蕹菜原产热带多雨地区,性不耐寒。《本草纲目》记载蕹菜:"性宜湿地,畏霜雪。九月藏入土窖中,三、四月取出,壅以粪土,即节节生芽,一本可成一畦也……南人编苇为筏,作小孔,浮水上。种子于水中,则如萍根浮水面。及长成茎叶,皆出于苇筏孔中,随水上下,南方之奇蔬也。则此菜,水、陆皆可生之也。"记载了用藏入地窖的办法以躲避寒冷,次年春天取出来扦插,利用蕹菜极易生根的特性,节节生芽,广为栽种。窖室冬暖夏凉,是理想的保护性设施。这种方法迄今一直沿用。

《本草纲目》记载棕榈:"今江南亦种之,最难长。……其干正直无枝,近叶处有皮裹之,每长一层即为一节……其皮有丝毛,错纵如织,剥取缕解,可织衣、帽、褥、椅之属,大为时利。每岁必两三剥之,否则树死,或不长也。"剥去层层棕衣,解脱对茎干的紧紧束缚,显然有利于棕榈生长。

【案例5】特殊栽培技术

菠菜种子比较坚硬,直接播种影响出苗。《本草纲目》记载波棱:"波棱八月、九月种者,可备冬食;正月、二月种者,可备春蔬。……有刺,状如蒺藜子。种时须研开,易浸胀。必过月朔乃生。"研,即用卵石或弧形石器碾压。用机械摩擦的方法使果实表皮受伤破裂,水分易于渗入,提高种子发芽势和发芽率。

常绿乔木椰子长期生活在热带地区的海边,适应了土壤中含盐量较高的生态环境。《本草纲目》记载椰子:"其树初栽时,用盐置根下则易发。"

《本草纲目》记载茄:"茄种宜于九月黄熟时收取,洗净曝干,至二月下种移栽。"即待茄果充分黄熟,种子取出后须用水淘洗。现代科学业已证明,不少植物种子在果肉中带上了一些抑制种子发芽的化学物质,称之为种子萌芽抑制剂,淘洗种子正是将这些成分冲洗干净,晒干贮存,以利于播种后顺利发芽。

《本草纲目》记载韭 "可以根分,可以子种……北人至冬移根于土窖中,培以马屎,暖则即长,高可尺许,不见风日,其叶黄嫩,谓之韭黄,豪贵皆珍之";菘 "南方之菘畦内过冬,北方者多入窖内。燕京圃人又以马粪入窖壅培,不见风日,长出苗叶皆嫩黄色,脆美无滓,谓之黄芽菜,豪贵以为嘉品,盖亦仿韭黄之法也"。以上两段皆是利用地窖和培壅粪土,使绿色植物茎叶不见阳光,原有的叶绿素消失,新的叶绿素不能形成,温润的条件使新生出的组织柔嫩,纤维减少,水分含量增加,提高了蔬菜的品质和风味,现今称之为软化栽培,植物生理学上称之黄化现象。元代农学著作《王祯农书》已经记载了韭黄的软化栽培法,经过《本草纲目》的总结和宣传,对后世软化栽培技术的推广普及起到了推动作用。

第三节　药材炮制的史料简介及其研究案例

中药炮制,是在中医药理论指导下,按照医疗、调剂、制剂、贮藏等不同要求以及药材自身的性质,所采取的一门独特的制备中药饮片技术。因此,从野外采集药物,就地进行初步的加工,以适应药物干燥、贮藏和运输所需,称为产地加工,属于生药学范畴;以原药材为原料进行加工处理,制成饮片,以适应中医辨证论治用药的需要,则属于炮制学范畴。中药炮制常分为净选、切制与炮炙三大步骤。

一、中药炮制的史料简介

中药炮制是随药物的发现与应用而产生的。古代人类在采集到药物后,最初只是采取洗净、劈破、锉碎等十分简单的加工处理。这些加工处理,已包含了中药炮制的萌芽。

中国早期的药物与食物常常难以区分,"以之充饥则谓之食,以之疗病则谓之药",因此"药食同源"之说由来已久。《淮南子》认为:"神农……尝百草之滋味,水泉之甘苦,令民知所避就。当此之时,一日而遇七十毒。"说明远古先民曾广泛接触药用植物。《周礼》:"医师掌医之政令,聚毒药以供医事。"《淮南子》:"天下之物,莫凶于鸩毒,然而良医囊而藏之,有所用也。"说明医生已经能驾驭药用植物甚至有毒性的药材治疗疾病。

"炮炙"一词与火的使用关系密切。《诗经·小雅·瓠叶》:"炕火曰炙。"《礼纬·含文嘉》记载:"燧人始钻木取火,炮生为熟,令人无腹疾。"谯周《古史考》:"古者茹毛饮血,燧人钻火,始裹肉而燔之,曰炮。"《说文解字》云:"炙,炮肉也,从肉在火上。"可见,炮、炙均与火加工有关,这种加工方法逐渐应用于药物,从而形成了中药炮制的雏形。

酒在古代常被用作炮制的辅料。天然发酵的酒在旧石器时代晚期已被发现,新石器时代则已有用谷物酿制的酒。商周时代,酒已广泛应用。从殷墟出土的甲骨文中有"鬯其酒"的记载。传说商初大臣伊尹善烹调,后人将他奉为汤液的发明人,"伊尹以亚圣之才,撰用《神农本草》以为汤液"。早期烹调食物的调料包括姜、桂等药用植物,也会常用到酒、醋、盐、梅等。马王堆汉墓出土的帛书《五十二病方》,已载有燔(人发、鹿角等)、去核(芫荑)、捣米汤渍之(白附子)等多种炮制法,并已能应用酒、醋等多种辅料制药。

《神农本草经》序录中提出:"药有……有毒无毒,阴干暴干,采造时月,生熟,土地所出,真伪陈新,并各有法。"生熟,即指药物炮制。另外还提出"若有毒宜制,可用相畏相杀者。不尔,勿合用也",既是药物配伍的原则,也是后世炮制有毒药物选择相关辅料的依据。该书记载需要炮制的药物有14种,如消石"炼之如膏",露蜂房"火熬之良",贝子"烧用之良"。书中出现了阿胶、白胶、大豆黄卷等药名,说明熬胶、发芽等炮制方法也已被熟练掌握。《黄帝内经》记载"燔治左角之发",即今血余炭。

《伤寒论》《金匮要略》中记载的炮制方法已发展至20余种,如麻黄去节、杏仁去皮尖炒等,有发芽法,如赤小豆"浸令芽出,曝干";出现了药名"曲",应是发酵法的记载。此外,对有毒药物的炮制方法记载尤较具体,如附子"炮去皮,破八片"、巴豆"去皮心,研如脂"等。《金匮要略》提出了炒炭药物"烧存性"的要求,如王不留行和桑根皮"烧灰存性,勿令灰过"。

东晋葛洪《肘后备急方》中,不仅炮制方法有所增加,如常山、牛膝酒渍服,干馏法制竹沥,该书还载有"诸药毒救解方",提出生姜汁可解半夏毒,大豆汁解附子毒,为丰富后世的炮制方法提供了新思路。

《本草经集注》在序录中有"合药分剂料理法则",首次将各类药材的炮制方法加以归纳,如"凡汤酒膏中用诸石,皆细捣之如粟米""凡汤酒丸散膏中,用半夏皆且完。以热汤洗去上滑,手挪之,皮释随剥去,更复易汤洗令滑尽。不尔,载人咽喉""凡丸散用阿胶,皆先炙,使通体沸起,燥,乃可捣。有不沸处,更炙之"等。在药物条下对某些药物的炮制方法有较详细的记述,如大豆黄卷"以大豆为芽,蘗生便干之,名为黄卷,用之亦熬",阿胶"作药用之皆火炙。丸散需极燥,入汤微炙尔"。

唐《新修本草》以补充药物基源考证和临床用药经验为主,在一些药物之下补充了当时所用的炮制方法。其中对后世有较大影响的药物炮制法应为枇杷叶的制法:"用叶须火炙,布拭去毛,不尔,射人肺,令咳不止。"该炮制方法一直沿用至今。此外,《食疗本草》《本草拾遗》《海药本草》《蜀本草》《日华子本草》等均收录了药物炮制相关内容。其中《日华子本草》指出同一药物因炮制方法不同,其功用有异,如卷柏"生用破血,炙用止血",青蒿子"明目、开胃炒用,治劳、壮健人小便浸用"。

唐代《备急千金要方》炮制内容除散见诸卷各方药物之注外,主要集中于卷一序例中"合和第七",是唐代医方书中重要的炮制专篇,此外该卷"服饵第八""药藏第九"也有少数有关炮制的内容,其中"药藏第九"开列了制药工具名称,为了解唐代炮制用具提供了宝贵史料。《千金翼方》列有种造药专篇,内有造干黄精法、造生干地黄法、造熟干地黄法、研钟乳法、炼白石英法及炼松脂法等,记述都较详细。此外,《外台秘要》《仙授理伤续断秘方》《经效产宝》等著作也收录了药物炮制内容。

《雷公炮炙论》是我国医学史上最早的炮制专著。从某种意义上,该书是一部出色的源自实际的炮制操作实录,记载了完整制药过程(从鉴定药材的真伪优劣到净选、切制粉碎,以及水制火制等)、严密的操作要求(时间、剂量、投料的先后顺序)、规范的成品规格和部分理论探求等。所载炮制内容除了一般净制、切制外,主要有蒸、煮、烙、炙、炮、煅、浸、飞等法,其辅料应用较为丰富,如蒸有清蒸、酒蒸、姜汁拌蒸、蜜拌蒸、生地黄汁拌蒸等,煮有盐汤煮、姜汁煮、醋煮等,炙有蜜炙、酥炙、姜汁炙等,浸渍用的辅料则有酒、醋、甘草水、米泔水、黑豆水、竹沥、牛乳、蜜水、童便等多种。该书所载炮制法,有的已有相当高的水平,如巴豆的炮制:"凡修事巴豆,敲碎,以麻油并酒等可煮巴豆了,研膏后用";又如"干地黄"项下有"采生地黄,去白皮,瓷锅上柳木甑蒸之,摊令气歇,拌酒再蒸,又出令干",实为后世炮制"熟地黄"之雏形。后世本草很少直接照搬该书中单味药炮制方法,但是辅料的多样化、炮制方法的日趋精细则受该书的影响很大。

宋代政府十分重视医药,多次修订本草,并设立专门制药场"和剂局",实行熟药官卖,推广使用成药,炮制方法有了很大改进。随着用药经验的不断积累,药物炮制从早期的适合服用需要、避免毒性伤害,进入到利用炮制增加药效、扩大治疗范围的新境界。在政府颁行的《太平惠民和剂局方》中,强调"凡有修合,依法炮制",设有"论炮炙三品药石类例",列有药材炮制专篇,记述了当时通用的 185 种药物的炮制加工技术,内容具体而切合实用。并带有法定性质的制药"规范"。现代使用的炮制法中,仍有不少与该书所记述的相似,如:磁石、禹余粮、代赭石等用火煅、醋淬、捣碎、水飞;肉豆蔻"包湿纸裹煨";巴豆"去皮,研为粉,用纸数重裹捶,油透再易纸,至油尽成白霜为妙"。庞安石《伤寒总病论》有专卷论修治药法,首次提出巴豆去油的炮制方法,即"或用汤煮,研细,压去油皆可"。钱乙《小儿药证直诀》记载了早期制造胆南星的方法,即"腊月酿牛胆中百日,阴干"。临床试验证实胆南星确是治疗风痰的良药。此外,《博济方》《苏沈良方》《圣济总录》《济生方》《证类本草》《本草衍义》等著作均收录药物炮制相关内容。

金元时期,随着中医药理论的发展,对药物炮制机制的探讨日益增多,逐渐形成了药材炮制理论,如《用药心法》《珍珠囊》等。葛可久《十药神书》首先提出"血见黑则止"的理论,运用炭药以止血。其所制"十灰散"即由大蓟、小蓟、荷叶、侧柏叶、白茅根、茜草、栀子、大黄、牡丹皮、棕榈皮 10 种药物烧灰存性、研细末组成,是治疗血证的名方,至今仍为临床常用。李杲《珍珠囊补遗药性赋》中记载"炮制药歌",涉及多种炮制方法与原理,是对前人炮制理论的一个总结。

中药炮制发展至明代,内容更为丰富,炮制方法和理论都有进一步的充实及提高。明代真正意义的单行炮制专著只有缪希雍所撰的《炮炙大法》,是继《雷公炮炙论》之后的第二部炮制专著。该书记述了 439 种药物的炮制技术及成品贮藏方法,其中 172 味药引用了《雷公炮炙论》的内容并有所删减。该书非常注重入药部位的选择,多余的部分一概弃之,如款冬花"去梗蒂",远志"去心,若不去心,服之令人闷",青黛"水飞去脚,缘中有石灰",丹砂"研须万遍,要若轻尘,以磁石吸去铁气"。该书记载茵陈蒿"须用叶有八角者,采得阴干,去根,细锉用,勿令犯火"。现代研究表明,茵陈蒿中含有挥发性有效成分,如果加热处理便会减少药物中挥发性成分的含量,所以缪氏的切制方法是科学的。又如黄连"去须切片,分开粗细,各置姜汁拌透,用绵纸衬,先用山黄土炒干研细,再炒至将红,以连片隔纸放上炒干,再加姜汁,切不可用水"。现今仍采用这种"润"法或不用水处理方法,因为黄连中的有效成分小檗碱是水溶性生物碱,因此在切制过程中黄连不宜加水浸泡。该书提倡药物炮制要适度,如大蓟"止血烧炭存性",芦火、竹火项下"火候失度,则药亦无功"。该书内容简明扼要,实用性较强,是中药炮制的重要参考资料。

《本草品汇精要》收集药物 1 815 种,炮制的内容见于"制"项下。该书诸药的"制"基本上取材于《雷公炮炙论》,多有删减,少有增补。彩色药图是该书的一大特色,其中增补的药图中有少量制药图,如修治玄明粉图(图 7-7)、截浸鹿角图、熬鹿角胶图等。

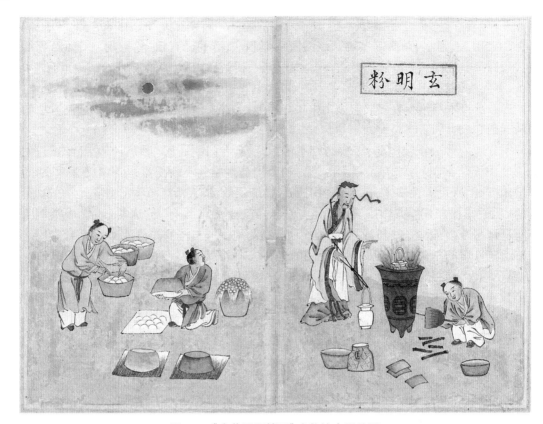

图 7-7 《本草品汇精要》中修治玄明粉图

　　《本草蒙筌》的总论多处涉及炮制,如"咀片分根梢""制造资水火""五用""修合条例"等,其中"制造资水火"第一次对炮制法进行有意义的理论归纳,分为"水制""火制""水火共制"三类九法,如"火制四:有煅,有炮,有炙,有炒之不同;水制三:或渍,或泡,或洗之弗等;水火共制造者,若蒸,若煮,而有而二焉。余外制虽多端,总不离此二者"。该分类方法一直延续至今。针对流弊,提出适度炮制的理论,"凡药制造,贵在适中,不及则功效难求,太过则气味反失"。总结前人用火经验,取当地烹调用火方式,首倡"紧火"的运用。系统地论述了若干炮制辅料的作用原理,如"酒制升提;姜制发散;入盐走肾脏,仍使软坚;用醋注肝经,且资住痛……"提出根据治疗需要,同一药物选择不同的炮制方法,如"大黄,欲使上行须资酒制,酒浸达巅顶上,酒洗至胃脘中……如欲下行,务分缓速,欲速生使,投滚汤一泡便吞,欲缓熟宜,同诸药久煎方服",已经接近现代大黄不同炮制品的用法。此外,该书所载"百药煎"的制备方法,实际上就是没食子酸的制法,比瑞典药学家舍勒制备没食子酸要早 200 多年。该书还首次详细记述了从朱砂中提炼水银的制作过程。所以说该书虽然不是炮制学专著,但是在中药炮制学的发展史上占有重要的地位。

　　《补遗雷公炮制便览》绘有 200 余幅中药炮制图,为研究中药炮制工艺及设备增添了绚丽而极具学术价值的新材料(图 7-8,图 7-9)。

　　李时珍《本草纲目》在药物条目中列有"修治"专项,收录炮制资料及李时珍自己的见解。有"修治"项的药物达 372 味,所述净制、切制,以及以改变药性和适应调剂、制剂等为目的的各种炮制方法将近 70 种,有水制、火制、水火共制、加料制、制霜、制曲等法,其中大多仍为现今炮制生产所沿用,如半夏、天南星、胆南星等药的炮制。李时珍还对前人或当时不

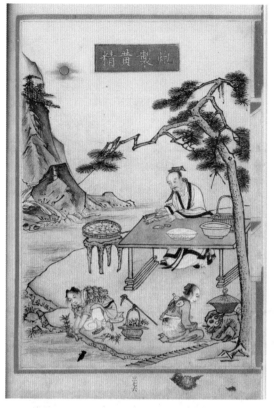

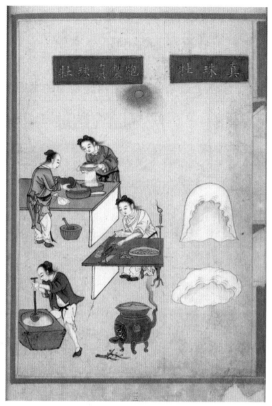

图 7-8　《补遗雷公炮制便览》中炮制黄精图　　　　图 7-9　《补遗雷公炮制便览》中炮制真珠牡图

恰当的炮制法提出了自己的看法,砒石"修治"项下,时珍曰:"医家皆言生砒轻见火则毒甚,而雷氏治法用火煅,今所用多是飞炼者,盖皆欲求速效,不惜其毒也,曷若用生者为愈乎?"

另外,《本草发挥》《滇南本草》《本草集要》《本草约言》《本草真诠》《本草原始》《本草正》《本草通玄》《本草乘雅半偈》等本草典籍中均收载有炮制相关内容。

《普济方》是我国古代载方数最多的一部方书。该书收载方剂 6 万余首,各方在药物下注出的药物炮制方法极为丰富。此外,《奇效良方》《医学纲目》《医学入门》《医门秘旨》《仁术便览》《证治准绳》《医宗粹言》《寿世保元》《景岳全书》《外科正宗》等医学著作均收录炮制相关内容。

清代基本上沿用明代的炮制方法。清代张仲岩的《修事指南》是炮制专著,收载 232 种药物的炮制资料,多抄录自《本草纲目》诸药"修治"项下,作者个人并无心得;在炮制理论方面承袭《本草蒙筌》而有所增补。该书作为我国第三部炮制专书,在炮制方法和炮制理论方面鲜有创新。

《本草纲目拾遗》书中炮制内容皆列于各药项下,主要在附方中,涉及药物 240 余种。书中对当时半夏的炮制方法提出了批评,认为"今药肆所售仙半夏,惟将半夏浸泡,尽去其汁味、然后以甘草浸晒……全失本性……是无异食半夏渣滓,何益之有?"该书中制炭的药物较多,240 余种有炮制的药物中炭药有近 70 种,约占植物药的 1/3,并提出炒炭应注意火候,强调炭化存性问题,为炮制技术的发展做出了贡献。此外,《本草汇》《本草崇原》《本草述》《本草述钩元》《本草备要》《本经逢原》《得配本草》《本草求真》《本草害利》等本草著作均记载了炮制相关内容。

二、中药炮制品的研究案例

【案例】最早的中药辅料炮制品的本草考古研究

研究对象为江西省南昌市海昏侯刘贺墓 M1 椁室的娱乐用具库中出土样品（图 7-10）。

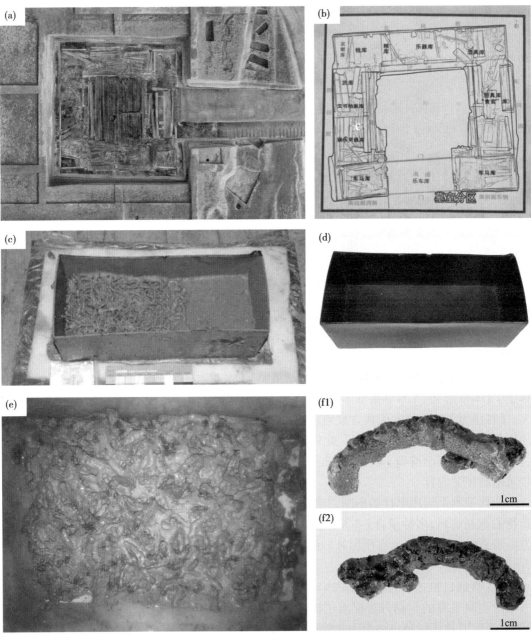

图 7-10　海昏侯墓园主墓（M1）以及出土样品

（a）M1 的正射影像图；（b）海昏侯墓室分区；（c）出土样品及其漆盒；（d）盛样品的漆盒；（e）样品呈多层叠加；（f1）（f2）单个样品的正面观与反面观。

海昏侯刘贺墓 M1 椁室出土的样品盛放于精美的木质漆盒,呈多层叠加。单根样品长 5~7cm,直径约 1cm,多弯曲,有的具短小分支。核磁拍摄的三维分析,样品为中空不规则棒状结构,外层未见细胞结构;内层具类似植物的纤维结构。冷冻切片后观察发现,该样品中部具周皮、细胞、导管等植物组织结构;外围为辅料层。植物遗存的横切面和粉末显微观察,可见在外方具有周皮,具次生木质部及宽广的木射线,具导管、红棕色细胞或 2~3 个呈团。未观察到草酸钙晶体与石细胞等。根据药材显微数据库,结合全国第四次中药资源普查收集的样品开展显微比较研究,推测出土样品来源于玄参科地黄属(*Rehmannia*)植物的根。进一步收集天目地黄(*Rehmannia chingii*)的根做比较研究。天目地黄与出土样品均具有周皮、宽广的次生韧皮部和木射线,导管形态也基本一致,且均有红棕色细胞。对出土样品及天目地黄进行电喷雾电离质谱法(ESI-MS)分析,两者质荷比(*m/z*)623 的高分辨质谱信息吻合,在二级质谱中,两者质谱图相似,相对丰度为 100% 的二级质谱碎片离子 *m/z* 461 为母离子 *m/z* 623 丢失咖啡酰基后形成,推测可能为毛蕊花糖苷或连翘酯苷。两者均为天目地黄的特征性成分。

植物遗存炮制技艺的推测。出土样品由内部的植物层及其外围的辅料层构成。辅料层横切面和粉末制片中均发现存在淀粉粒,表明出土样品中的淀粉粒没有因为长期埋藏在地下而遭受破坏。植物层未观察到淀粉粒,但滴加碘 - 碘化钾试液则呈特殊的蓝色。对天目地黄(*Rehmannia chingii*)、地黄(*Rehmannia glutinosa*)等根进行新鲜切片,未见淀粉粒。据此推测出土样品辅料层中的淀粉粒来源于外源添加物。推断出土样品中的植物层中有糊化的淀粉粒,使其与碘 - 碘化钾试液反应呈现特殊蓝色。推测原植物材料经过了水及加热等加工过程,从而使淀粉粒发生糊化现象。此外,应用扫描电镜 - 能谱、UPLC-Q-TOF-MS 分析,推测外侧辅料层中含有蔗糖,植物中蔗糖含量明显低于辅料层,推测辅料层中的蔗糖为外源性添加物,而非植物内源性蔗糖。

遗存样品的作用推测。海昏侯墓墓主是第一代海昏侯汉废帝刘贺。《汉书·武五子传》记载了刘贺“疾痿,步行不便”。海昏侯墓的主椁室西堂、东寝的棺椁旁边各发现了一张床榻,均有 2m 多长。不论是堂还是寝,汉墓基本上都是按照逝者生前生活、工作等习惯设置,即“事死如事生”。按照礼制,堂是海昏侯接待宾客和办公的地方,应放置坐榻而不是床榻,由此可以推断墓主海昏侯生前在接待宾客或办公时需要床榻。这与史料记载刘贺曾患有比较重的风湿病、行动不便相吻合。《神农本草经》记载干地黄“主折跌绝筋,伤中。逐血痹,填骨髓,长肌肉”,与墓主刘贺“疾痿,步行不便”等病证相对应。《神农本草经》收载的 365 味药中,记载“生者尤良”仅地黄一味药,“生者”即新鲜的地黄根。另外,海昏侯墓中出土了大量金器、青铜器、铁器、玉器等。出土样品盛于漆木盒,而不是盛于金属器皿,可能与《雷公炮制论》记载地黄“勿令犯铜铁器”有关。

中药炮制中辅料制法的起源可能与矫味矫臭、利于服用有关。地黄属(*Rehmannia*)植物的根,味甜带苦,未见生食记载。据宋代《尔雅翼》记载,食用新鲜地黄需要进行适当的加工炮制。通过对出土样品进行分析,推断其植物的根可能经过热水处理后,外裹上一层含有蔗糖的辅料,这与当前炮制具有“矫味矫臭、利于服用”的作用一致。

江西省南昌市海昏侯墓 M1 木质漆盒内遗存样品是迄今报道的我国古代最早的中药辅料炮制品,其发现和鉴定为深入了解我国古代药物炮制与应用历史奠定了基础。

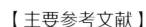

【主要参考文献】

［1］ZHAO L, WANG D J, LIU J, et al. Transcriptomic analysis of key genes involved in chlorogenic acid biosynthetic pathway and characterization of *MaHCT* from *Morus alba* L.［J］. Protein Expression and Purification, 2019, 156: 25-35.

［2］YU X F, ZHU Y L, FAN J Y, et al. Accumulation of flavonoid glycosides and *UFGT* gene expression in mulberry leaves (*Morus alba* L.) before and after frost［J］. Chemistry & Biodiversity, 2017, 14 (8): e1600496.

［3］YU X F, ZHAO S, ZHAO L, et al. Effect of frost on flavonol glycosides accumulation and antioxidant activities of mulberry (*Morus alba* L.) leaves［J］. Pharmacognosy Magazine, 2019, 15 (63): 466-472.

［4］成胜荣. 同源异效桑源药材（桑叶、桑枝、桑白皮、桑椹）的物质基础研究［D］. 镇江: 江苏大学, 2019.

［5］李春兴. 中药炮制发展史［M］. 台北: 国立中国医药研究所, 2000.

［6］刘莉, 陈星灿. 中国考古学: 旧石器时代晚期到早期青铜时代［M］. 北京: 生活·读书·新知三联书店, 2017.

［7］彭华胜, 徐长青, 袁媛, 等. 最早的中药辅料炮制品: 西汉海昏侯墓出土的木质漆盒内样品鉴定与分析［J］. 2019, 64 (9): 935-947.

［8］王笃军, 康立欣, 赵力, 等. 桑叶经霜对其传统功效清肺润燥作用的影响［J］. 天然产物研究与开发, 2017, 29 (9): 1546-1550.

［9］俞为洁. 中国史前植物考古: 史前人文植物散论［M］. 北京: 社会科学文献出版社, 2010.

［10］于小凤, 李韵竹, 张魏琬麒, 等. 桑叶经霜前后总黄酮积累量与苯丙氨酸解氨酶活力及气温相关性分析［J］. 食品科学, 2016, 37 (21): 21-25.

［11］于小凤. 经霜对桑叶黄酮类成分积累影响的分子机制研究［D］. 镇江: 江苏大学, 2018.

［12］赵力. 桑叶经霜前后绿原酸生物合成途径差异表达基因分析及关键酶基因功能验证［D］. 镇江: 江苏大学, 2019.

［13］张魏琬麒, 欧阳臻, 赵明, 等. 桑叶经霜前后次生代谢产物表达差异分析［J］. 食品科学, 2015, 36 (8): 109-114.

第八章 道地药材与辨状论质

第一节 道 地 药 材

道地药材就是指经过中医临床长期应用优选出来的,在特定地域,通过特定生产过程所产的,较在其他地区所产的同种药材品质佳、疗效好,具有较高知名度的药材。如果说常用中药材是中药资源的精华,那么道地药材则是常用中药材的精华。

一、道地药材的形成与发展

《神农本草经》强调"土地所出,真伪新陈,并各有法",所载部分药物带有地名,如阿胶、巴戟天、秦椒、吴茱萸等,其中的"阿"指现山东省东阿县,迄今所产的阿胶被认为质量最好,奉为道地;"巴"和"吴"指四川和长江中下游的地区,目前也依然是巴豆与吴茱萸的道地产区。这些药材名前冠以地名,虽然与后世道地药材的称谓不一定完全对等,但至少说明药物与产地的联系非常密切,甚至可以说是道地药材的雏形。《伤寒论》在医方中也开始应用这些冠以地名的药材,112首方剂涉及80余种中药,其中阿胶、代赭石、巴豆等广泛用于临床。《名医别录》注明药物产地,甚至注明何种土壤生长为佳,如地黄"生咸阳川泽黄土地者佳"等,这已经具备道地药材的主要特征。《本草经集注》为当时一些道地药材没有得到重视而痛心,"且市人不解药性,惟尚形饰。上党人参,世不复售;华阴细辛,弃之如芥,且各随俗相竞"。该书记载了当时道地药材的生产、流通和鉴别经验,对40多种常用药材明确以何处所产为"第一""最胜""为佳""为良"等记述,准确记载了当时的道地药材,也是现今确定道地药材的最早依据之一。

在唐代,"道"作为一级行政区划始于贞观元年,唐太宗将全国依山川形胜分为10道。孙思邈《备急千金要方》中专设"药出州土",按"道"列出了各地所产的药材,"出药土地,凡一百三十三州,合五百一十九种。其余州土,皆有不堪进御,故不繁录耳",以强调"用药必依土地"。《新修本草》序中强调"动植形生,因方舛性……离其本土,则质同而效异",阐明特定的生态环境对药材质量的影响。

宋嘉祐年间进行了全国药材资源大普查,编撰了《本草图经》。该书"广药谱之未备,图地产之所宜",收录635味,附图933幅,其中很多药图冠以地名,如"齐州半夏""银州柴胡"等,图文并茂,详细记载了当时道地药材的产区、形态、野生或栽培、加工、鉴别等。宋《本草衍义》强调:"凡用药必须择州土所宜者,则药力具,用之有据,如上党人参,川蜀当归,齐州半夏,华州细辛。"该书作者富有药材鉴别经验,委以"政和中医官通直郎收买药材所辨验药材"。经过宋代发展,道地药材的以地冠名已经成为特色的命名文化,如宣黄连、宣州木瓜、华州细辛等。

明代《本草品汇精要》在很多药材下专列"地"项,甚至"道地"项,以突出表明一些药材的"道地"产区。明《本草蒙筌》:"谚云:一方风土养万民,是亦一方地土出方药也……每擅名因地,故以地冠名。地胜药灵,视斯益信。"明末汤显祖《牡丹亭》中首次出现"道地药材",这说明道地药材已经深入民间,成为家喻户晓、妇孺皆知的专有名词。

明清以降,很多本草都非常重视对道地药材的记载。汪昂在《本草备要》凡例提出:"药品稍近遐僻者,必详其地道形色。如习知习见之药,则不加详注。"《医学源流论·药性变迁论》:"当时初用之始,必有所产之地,此乃其本生之土,故气厚而力全,以后传种他方,则地气移而力薄矣。"《验方新编》卷十八"臌胀经验十九方"中提出"以上十九方,药料务要真正道地药材,分两必要秤准,切不可稍事妄加增减"。又如《友渔斋医话》橘旁杂论下卷中写道:"凤州党参,陕州黄芪,于潜白术,无不称者,安能气味纯厚,得及上古哉?出处道地,最为难得,欲求天生者,非我所知也。"《证治心传》中有:"药必躬自捡察,购买道地上品,煎时必亲自看视,逐味查对,防其错误。"《医论选》序:"医必究乎气化,药必究乎道地,其道直探造化之玄妙,而泄之,精且奥也。"如此则不胜枚举。现存清宫医案中也有大量处方使用各地所产道地药材。

民国时期,诸多专著非常注重道地药材,如《医学衷中参西录》《本草正义》《增订伪药条辨》《药物出产辨》《本草药品实地之观察》《中国药学大辞典》《药物学备考》等。近代日本诸多本草著作也大多采用道地药材,如《中国药物学大纲》中每个药项下设有"辨别道地"。

道地药材的发展,不仅见于本草,还见于历代医话、医案、方剂等临床类书籍。此外,历代的方志、文史笔记也记载了大量道地药材的史料。近代涌现了一大批经营道地药材的百年老号,如北京同仁堂、杭州胡庆余堂等,为道地药材的发展提供了强大的社会、经济、文化基础。道地药材不仅成为中药材传统质量评价的重要组成部分,也成为家喻户晓的中医药文化元素之一。

二、道地药材的沿革与变迁

道地药材在漫长的历史形成与发展中不是一成不变的,而是经历了从雏形到发展再发展的一个复杂的演变过程。有的道地药材自古以来一直未发生改变,有的道地药材则发生变迁。道地药材是由多个要素构成的,如种质、产区、采集、加工等。认识并发掘道地药材,则需要了解道地药材这些要素的演变及其原因。

(一)种质

道地药材的形成,首先取决于种质。药材种质不同,其质量差异很大。道地药材的种质与众多药材种质一样,有的品种代代相传,有的则发生变迁,即"药材品种延续论"和"药材品种变迁论"。

道地药材的种质自古延续的如人参、当归、黄芪、三七、木瓜、乌药等。古代医药学家为凸显道地药材,在药材名前常加上产地名称。"地名＋药材名"构成了道地药材名称,如苍术以江苏省的茅山质量最好,称"茅苍术",又如天台乌药、凤丹皮、怀山药、霍山石斛等。"以地冠名"将道地药材与道地产区紧密结合在一起,有助于道地药材的种质历代传承。

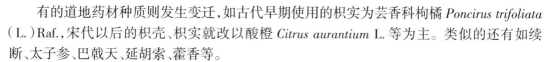

有的道地药材种质则发生变迁，如古代早期使用的枳实为芸香科枸橘 *Poncirus trifoliata* (L.) Raf.，宋代以后的枳壳、枳实就改以酸橙 *Citrus aurantium* L. 等为主。类似的还有如续断、太子参、巴戟天、延胡索、藿香等。

（二）道地产区

历代本草典籍非常强调药材的道地产区。如《本草经集注》认为："诸药所生，皆有境界。"《备急千金要方》序："古之医者……用药必依土地，所以治十得九。"《新修本草》孔志约序："动植形生，因方舛性……离其本土，则质同而效异。"《本草衍义》序："凡用药必须择土地之所宜者，则药力具，用之有据。"《本草蒙筌》载"地产南北相殊，药力大小悬隔"，并认为"地胜药灵，视斯益信"。

道地药材的产区，即道地产区，也存在延续与变迁两种情况。有的道地药材的道地产区在历史发展中一直延续至今。如木瓜，《本草图经》记载："木瓜处处有之，而宣城者为佳。"此后历代本草均以安徽宣州为道地。又如乌药，《本草图经》记载："生岭南邕容州及江南，今台州、雷州、衡州亦有之，以天台者为胜。"自此，乌药以天台为道地沿承至今，著名方剂天台乌药散也以此冠名。

但是也有很多道地药材的道地产区在历史上发生变迁，甚至几度变迁。如地黄，《名医别录》记载："生咸阳川泽黄土地者佳。"《本草经集注》："今以彭城干地黄最好，次历阳，今用江宁板桥者为胜。"宋《本草图经》："今处处有之，以同州者为上。"明《本草蒙筌》："江浙壤地种者，受南方阳气，质虽光润而力微；怀庆山产者，禀北方纯阴，皮有疙瘩而力大。"《本草纲目》："今人惟以怀庆地黄为上，亦各处随时兴废不同尔。"可见，地黄的道地产区先后经历了咸阳—彭城、江宁—同州—怀庆的变迁过程，自明代以后河南怀庆为道地，习称"怀地黄"。

另外，道地药材常因产区变迁，种质相应改变。如延胡索，始载于唐《本草拾遗》。唐宋时期延胡索以东北野生品为道地，经考证应为齿瓣延胡索（*Corydalis turtschaninovii* Bess.）。明代《本草品汇精要》在"道地"项下注明以江苏镇江为佳。明《本草纲目》记载江苏茅山有延胡索栽培，根据其附图和文字描述，应为延胡索（*C. yanhusuo* W. T. Wang）。《本草原始》认为茅山产延胡索为道地。《本草乘雅半偈》中记载浙江杭州也产延胡索。自唐代以来，延胡索从东北迁往江苏，再南移至浙江；种质也由齿瓣延胡索变为延胡索，并由野生品改为栽培品。

（三）药用部位的沿革与变迁

古今道地药材的药用部位也时有变迁。如忍冬始载于《名医别录》："忍冬，十二月采，阴干。"考虑到忍冬花期在5—6月，此应指藤茎。《证类本草》引《肘后备急方》："忍冬茎、叶，锉数斛。"这表明宋以前忍冬植物的药用部位为茎和叶。至明代，发展为茎叶及花均可入药，如《本草品汇精要》在"用"项下注为茎、叶、花。《本草纲目》也记载："茎叶及花，功用皆同。"《得配本草》则强调："藤、叶皆可用，花尤佳。"

又如香附，以"莎草"之名始载于《名医别录》。《本草图经》记载："采苗及花与根疗病。"至《本草衍义》时，已经多用根状茎："其根上如枣核者，又谓之香附子，今人多用。"天麻也有类似的历史，《本草图经》："今方家乃三月、四月采苗，七月、八月、九月采根。"《本草衍义》："赤箭，天麻苗也，与天麻治疗不同，故后人分为两条。"

（四）采集和加工的沿革与变迁

恰当的采集时间也是道地药材品质形成的重要因素之一。如著名方剂二至丸由墨旱莲、女贞子组成,为治肝肾阴虚之剂。方名就是取自冬至采女贞,夏至采墨旱莲之意。道地药材的采集时间,如艾,《本草图经》记载:"三月三日,五月五日采叶,暴干,经陈久方可用。"《本草纲目》:"艾叶采以端午,治病灸疾,功非小补。"如今,道地药材蕲艾产区延续了端午采艾的传统。除端午以外,一年还可采 2~3 次。

有的道地药材加工方法古今也有变迁,如附子,《伤寒论》中附子以整枚入药,有时需"炮去皮,破八片"。《肘后备急方》记载附子"去皮、脐"。附子的古今加工经历了相当复杂的过程,当前道地产区四川江油则形成了"胆巴浸泡—煮制—剥皮(白附片)—切片—漂洗—蒸制—干燥"多道加工工序。

有的道地药材自古以来加工原料时有变迁。如阿胶,《名医别录》中说"煮牛皮作之"。《齐民要术》则"沙牛皮、水牛皮、猪皮为上,驴、马驼、骡皮为次"。唐宋时期,阿胶原料由牛皮为主转变为驴皮;宋代以后阿胶全用驴皮煎煮,牛皮之胶则称为黄明胶。《本草图经》则转变为驴皮:"大抵以驴皮得阿井水乃佳尔……故陈藏器云:诸胶俱能疗风止泄补虚,而驴皮胶主风为最。又今时方家用黄明胶,多是牛皮,《本经》阿胶亦用牛皮,是二皮可通用,然今牛皮胶制作不甚精,但以胶物者,不堪药用之。"

历代秋石的变迁,则说明原料与工艺均发生变迁。古今以来,秋石的原料有 3 种,宋代《苏沈良方》《经验方》以及明代的《本草蒙筌》《医学入门》,清代《本草新编》《本经逢原》等记载用人尿为原料;明代《本草纲目》以及清《本草便读》等则记载以人中白为原料,明《本草纲目》中记载以食盐制秋石伪品。20 世纪 30—50 年代北京市售的秋石则均已是食盐制品了。秋石的古今制法也很多,分阴制法和阳制法,前者又分沉淀法和结晶法。目前市售的秋石与古代秋石已经大相径庭。

三、道地药材变迁的原因

清代徐大椿《医学源流论》注意到古今药之变迁对临床疗效的影响:"古方所用之药,当时效验显著……而今依方施用,竟有应与不应。"

(一)疆域变迁及地缘政治格局

道地药材与汉文化密切相关。古代中原王朝势力圈决定了道地药材的地域分布空间。与中原汉文化密切的区域,道地药材记载时间相对较早,如广西的道地药材肉桂、滑石等在南北朝已经为道地药材,宋代增加珍珠、蛤蚧、山豆根等;内蒙古的道地药材在古代多限于南部地区;云南的道地药材则主要在明清本草才开始出现,如云黄连、云茯苓等;新疆的大部分道地药材主要在 20 世纪 50 年代以后才逐渐被发现和利用,如阿魏、软紫草等。当中原王朝处于强大统一的格局时,中原中央政权对边疆少数民族地区行使上下统属的政区关系时,促进医药文化交流,道地药材地域分布则扩大;当边疆少数民族游离于中央王朝时,道地药材地域分布则相对缩小。

(二)军阀割据

军阀割据导致正常的贸易受阻,使道地药材资源不能流通。《本草经集注》已经注意到这种情况:"假令荆、益不通。则全用历阳当归、钱塘三建,岂得相似?所以疗病不及往人,亦当缘此故也。"以雄黄为例,汉魏六朝炼丹术士用的雄黄以武都(今甘肃西和)为佳;晋末武都少数民族地区发生纷扰,阻隔了武都雄黄进入中原,以致"时有三五两,其价如金。合丸皆用石门(今湖南)、始兴石黄之好者尔"。

阿胶原料在宋代全部改为驴皮,据推测,一个根本原因与唐末五代军阀割据,实行五代

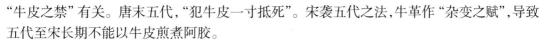

"牛皮之禁"有关。唐末五代,"犯牛皮一寸抵死"。宋袭五代之法,牛革作"杂变之赋",导致五代至宋长期不能以牛皮煎煮阿胶。

(三)气候

有史以来,我国气候经历了较大幅度的波动,对药用生物的分布适宜区也产生了影响。泽泻、枳壳等对气候比较敏感,其主产区或道地产区在明清时期由北向南发生转移,与近2 000年来我国气候变化特点相一致。又如天麻的自然分布区基本位于年平均最低地面温度-4℃线与年平均低温20℃线之间,主产区多位于年平均水汽压的14~16hPa线。因为天麻的分布对生态因子比较敏感,天麻的产区变迁也与气候有密切关系。

(四)资源过度利用导致濒危

资源濒危导致道地产区变迁,最典型的例子莫过人参。《名医别录》中就有人参"生上党山谷及辽东"之说。古代多部本草的描述均可说明古代人参的产地上党、辽东并存。据史料记载,唐代即有当时的潞州上党郡、泽州高干郡、幽州港阳郡、平州北平郡、辽州乐于郡、营州柳城郡等均向朝廷进贡人参。宋《本草图经》中"潞州人参"图所绘即为五加科植物人参(*Panax ginseng* C. A. Mey.)。山西上党人参的绝迹,可能与该地区森林被大量砍伐,导致人参生长环境的极大破坏,使原有的道地产区随之不复存在。

与上党人参类似的还有舒州白术。白术在宋代备受医家推崇,《本草图经》绘有舒州白术等图,《苏沈良方》记载:"黄州山中,苍术至多,就野人买之,一斤数钱耳……舒州白术,茎叶亦皆相似,特花紫耳,然至难得,三百一两。"可见当时舒州白术资源在宋代已经濒危。

道地药材因野生资源濒危,种质与产区被迫变迁。如黄连,古代长期以"宣黄连"为道地,宣黄连特指分布于与安徽宣城相邻的部分皖南山区和毗邻的浙江西山区的短萼黄连(*Coptis chinensis* var. *brevisepala* W. T. Wang et Hsiao)。该地区的短萼黄连品质优异,作为道地药材一直可以追溯到约南北朝《本草经集注》,下可至1803年的《本草纲目拾遗》。如唐《新修本草》载:"江东者节如连珠,疗痢大善。"《四声本草》:"今出宣州绝佳,东阳亦有,歙州、处州者次。"《开宝本草》:"医家见用宣州九节坚重,相击有声者为胜。"《本草图经》:"今江、湖、荆、夔州郡亦有,而以宣城者为胜。"但是长期对道地药材宣黄连的需求,一直依靠对野生资源的采挖,导致资源渐渐枯竭,致使黄连道地药材在明清时期开始以四川为道地,种质也由短萼黄连变迁为黄连(*Coptis chinensis* Franch.)。

(五)引种

木香原产于印度,由广东进口,称为广木香。1935年,云南从印度加尔各答引种木香成功并逐渐发展,木香始以云南为道地,习称云木香。贡菊以安徽歙县为道地,贡菊的种植及发展与徽商引种有关:徽商在清光绪二十二年(1896年)从浙江德清县引进白菊花种,民国初发展到现今主产地金竹岭。山东嘉祥的济菊则是清朝年间从亳州引种。

(六)品种分化

有些道地药材随着时代的变迁,也会发生品种的分化。如药材贝母,在明代以前无川、浙之分。《本草正》首先将川贝母与浙贝母(土贝母)分条论述,《本草纲目拾遗》也将浙贝母单列一条,与现今所用一致。目前川贝母、浙贝母为两味功效有别的道地药材。又如白术与苍术,在《神农本草经》中统称为术,在宋代出现苍术与白术的分化,苍术始终以江苏茅山为道地,但白术的道地药材在宋代之后又相继经历了几度变迁。类似还有柴胡与银柴胡、独活与羌活、南沙参与北沙参、怀牛膝与川牛膝,菊花(有亳菊、贡菊、滁菊、杭菊)等。

第二节　辨状论质

中药品种传统经验鉴别"辨状论质"论，是已故著名生药本草学家谢宗万教授创立的"中药品种理论（31论）"中之一，此项科研成果获得1992年度国家中医药管理局科技进步奖一等奖，20世纪90年代在国内中药领域形成较大的反响。

"辨证论治"是中医理论结合实际治病原则的精髓，久为人所称道。那么，中药品种传统经验鉴别的精髓又是什么？前人未有论述，谢宗万教授认为也可用四个字来概括，那就是"辨状论质"。

一、古代本草著作中关于辨状论质的论述

古代非常重视运用经验鉴别对药材的真伪优劣进行判断。经验鉴别主要根据药材的外观性状（形、色、气、味），直接利用感官，即用看、闻、摸、尝等方法，必要时加用水试与火试等以鉴别药材质量。古代本草中判断药材质量的性状包括形态、颜色、气味、大小、质地等多方面。

1. 形态　古人在描述药材形状时多采用类比法，生动而形象。如防风"惟实而脂润，头节坚如蚯蚓头者为好"；木香"形如枯骨者良"；升麻"今惟出益州，好者细削，皮青绿色，谓之鸡骨升麻"；芎䓖"形块重实，作雀脑状者，谓之雀脑芎，此最有力也"；槟榔"但取作鸡心状，存坐正稳，心不虚，破之作锦纹者为佳"；龙脑香"入药惟贵生者，状若梅花瓣，甚佳也"。党参"狮子盘头"、野生白术"鹤颈""如意头"等这些形态鉴别术语在今天中医药工作者中也是耳熟能详。

2. 颜色　古人根据药材种类的不同，对其颜色有特殊的要求。如云母"作片成层可析，明滑光白者为上"；赤石脂"以色理鲜腻者为胜"；雄黄"形块如丹砂，明澈不夹石，其色如鸡冠者为真"；胡麻"皆以乌者良，白者劣"；白扁豆"其实亦有黑白二种，白者温，而黑者小冷，入药当用白者"；蜈蚣"以头、足赤者为胜"。

3. 气味　某些药材有特殊的气味。气味可反映出药材的固有特性，也是古代医药学家应用于中药质量评价的特征之一。如五味子"今有数种，大抵相近，而以味甘者为佳"；安石榴"实亦有甘、酢二种，甘者可食，酢者入药"；白鲜的"羊膻气"、黄芪的"豆腥气"、琥珀的"松香气"等。

4. 大小　对药材大小的描述，古人也常采用类比的方法，给出药物的大约尺寸，并以此来判断药物优劣。如《本草原始》记载地黄有三类："钉头鼠尾沉水者佳，形肥大者俗呼顶条。二条，今多用，俗呼中条，再小者不堪用"；《本草衍义》记载牛膝"长三尺最佳"；《本草图经》记载天冬"长二三寸，大者为胜"；诃黎勒"益小者益佳"。

5. 质地　药物的质地包括轻重、软硬、坚韧、粉性等。如沉香"浮而不沉水者，名栈香，此品最粗；半浮半沉于水面平者，名煎香，此品略次……凡入药剂惟沉而不空心者为上"；地黄"有浮者名天黄，不堪用；半沉者名人黄，为次；其沉者名地黄，最佳也"；狼毒"以陈而沉水者良"；密陀僧"形似黄龙齿而坚重者佳"；当归"大抵以肉厚而不枯者为胜"；黄连"医家见用宣州九节坚重，相击有声者为胜"。也有例外，如萆薢以质地便软者为佳，"无刺者，根虚

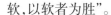

软,以软者为胜"。

6. 综合性状　虽然古代医药学家判断药材质量的性状包括形态、颜色、气味、大小、质地等多方面,但是对药材的质量评价常常综合多个性状对药材质量进行判别,如京三棱"霜降后采根,削去皮须,黄色,微苦,以如小鲫鱼状,体重者佳";栀子"入药者山栀子,方书所谓越桃也,皮薄而圆,小核,房七棱至九棱者佳";黄芪的"辨状论质"则包括"直如箭杆"、质地"柔软如绵"、断面"金井玉栏",味甘,具豆腥气。

二、"辨状论质"的内涵与优点

传统的经验鉴别法是中药业长期以来对中药真伪优劣鉴别实践经验的总结。经验鉴别主要根据药材的外观性状(形、色、气、味),直接利用感官,即用看、摸、闻、尝等方法,必要时加用水试与火试法来达到鉴别的目的。这主要是由于生物物种遗传上的原因。任何动、植物药种类都有特定的外观性状及某些特性。所谓"辨状论质",简言之,即根据药材外观性状所表现出来的特点来判断药材的真伪优劣,从而阐明其本质,这就是"辨状论质"的含义和依据。

药材的外观性状与内在质量是有一定联系的。例如三七,经验鉴别认为:真品具有"乳包、钉头、铜皮铁骨、菊花心"的特征,并认为其品质以身干、个大、体重、质坚实、断面灰黑色(指铁骨)无裂隙者为佳。鉴别天麻真伪的要点为,正品是"鹦哥嘴、圆盘底、扁圆体、有点环、断面角质一条线"。鹦哥嘴或红小辫指质优的冬麻而言,"老断头(指残留的茎基)""母猪壳"指质次的春麻而言,其品质优劣,认为以个大、质坚实,必然是冬麻。所以一定的药材性状不但能反映真伪的特征,而且还带有优劣的表示。为什么说一般药材以身干、个大、体重、质坚实者为佳呢? 首先,身干意味着药材未曾受潮霉败变质,而个大、体重、质坚实、色黄白,断面半透明,无空心者,则意味着药材原植(动)物生长健壮,营养丰富,有效成分贮量较高,而且采收合宜。粉性药材则认为以粉性足者为佳,如山药、天花粉等。含挥发油的药材则要求以气香味浓者为佳。当然气味的浓淡是挥发油含量多寡的表示。颜色的红、橙、紫、黄、白与味道的酸、甜、苦、辛、涩,则根据药材种类的不同而有其特殊的要求。如黄柏以色黄者为佳,是与小檗碱的含量多少有关;红花、丹参、茜草要求色红,紫草要求色紫,甘草要求味甜,也无不与其有效成分的含量有关,其余类推,其理则一。为此以形、色、气、味特征为质量优劣的标志,实际上都是药材内在质量在外部性状上的反映,因而是具有科学道理的。一个具有丰富经验的中药师,不仅通过外观性状观察能鉴定真伪优劣,而且有时还能说出它的产地,是野生品或是栽培品,对已经生长了多少年也能做出一个大致的估计,所以他们在经验鉴别方面往往确有独到之处。十分可贵的是语言简练,生动而形象。再如形容野山人参"芦长、碗密、枣核艼、紧皮细纹、珍珠须",仅仅用了 14 个汉字,就道出它与栽培园参的重要区别点,所以说经验鉴别的优点十分明显,主要是方法简便,重点突出,只通过直观鉴别就能迅速得出比较可靠的结果。为此,经验鉴别在实际工作中,尤其是基层中药房或药店、药材公司与药材仓库以及药材收购站等应用最为广泛。

三、"辨状论质"是药材经验鉴别的精髓

任何一种鉴别手段都不可能十全十美,根据实际需要将几种鉴别手段综合使用,最为理想。那么还说经验鉴别的精髓是"辨状论质"是否合适呢? 谢宗万教授认为总的说来是合适的,因为经验鉴别多年来在国内使用最广而且很能解决问题,有不少在评价药材

的真伪优劣方面已经得到科学的证明。例如黄连（味连、雅连）经验鉴别认为以身干、肥壮、连珠形，残留叶柄及须根少，质坚体重，断面红黄色者为佳，实验已证明，经验鉴别认为质优的药材，其中小檗碱含量高。又如延胡索，经验鉴别认为以个大、色黄、质坚、饱满、断面金黄发亮者为佳。实验证明，有一些同属植物，其断面色黄白或白色，达不到质量标准，后者其所含有效成分——生物碱的含量确实较低，不符合入药标准。像这样的例子很多，然而也有少数不尽符合的，如葛根 *Pueraria lobata*（Willd.）Ohwi 习以块大、色白、质坚实、粉性足、纤维少者为佳。但实验证明，粉性足者其所含总黄酮的量反而比粉性不足者为少。虽然如此，"辨状论质"总是正确的居多数，结论有矛盾的居少数。何况在少数之中，虽然有人以有效成分含量为标准提出与经验鉴别不同的质量标准，但在药材商品经营方面则行不通，仍然以经验鉴别的标准为准则来分档议价。例如三七和人参（园参），人们提出其须根所含的皂苷含量高于主根，可是商业上从来是主根的价格要比须根的价格高得多，并不以药用部分有效成分含量的多少来评价。这种评价标准，不仅国内如此，国外市场也是如此，不仅过去、现在如此，即使将来也恐难以改变。显然，评价药材的质量高低在广大群众心目中仍以经验鉴别的判断标准最为实用。当然，如果要从三七和人参中提取总皂苷来制造某些成药，则厂方应用须根为原料就比采用主根来得合算，真可谓价廉而物美，但它们的须根在药材行业中始终不能得到很高的评价。所以说经验鉴别的精髓在于"辨状论质"的提法，从总体上来说是正确的。特别在当前，很多中药的有效成分还没有搞清楚，经验鉴别仍然是中药四大鉴别法中的主流，不论是现在还是将来，只要中药材在社会上作为大量商品流通而存在，则经验鉴别也总是会一直长期存在下去，因而"辨状论质"的论点也将在中药经验鉴别领域内，对中药材真伪优劣品质鉴别起到主要理论指导作用。

另外，对某些珍贵中药材的质量评价，辨状论质的作用不能由现代科学仪器所取代。例如野山人参与趴参在品位评价方面有很大的区别，野山人参（野山参、老山人参）都是以单支的完整性来评价的，特别着重对五形（须、芦、皮、纹、体）和六体（灵、笨、老、嫩、横、顺）的审视，绝不允许搞折芦断须等破坏性的检验，即使有先进、发达的现代科学仪器与技术，对此也难有用武之地。为此目前对野山参的鉴别，诸如对是否为趴参（医家贬之为充参），参龄的长短，类别品位等，仍以感官经验鉴别为主。因此，经验鉴别确有其无可取代的独到之处。所以"辨状论质"永远是中药材经验鉴别的精髓，应该说是无可非议的。

四、传统经验鉴别与现代科技鉴别法相辅相成

中药材传统经验鉴别虽然有很多优点，但它也不是什么都万能，亦有其不足之处。那就是有时不同基源的药材貌似而实异，或由于其生物体长期适应相同环境致使其药材外形亦趋于近似，或者是近缘品种外形大同小异，但生物种的个性特征专靠外形难以凸显出来。在此情况下，直观观察就难以准确地得出结论。例如伞形科的明党参和川明参，药材性状非常相似，长期以来都认为是一个种，只是产区的不同，直至 20 世纪 80 年代通过植物分类学的研究，才知道它们的基源分别来自两个不同的属，即明党参属（*Changium*）和川明参属（*Chuanminshen*）；又如海马有多种，经验鉴别凭据"马头、蛇尾、瓦楞身"就是海马，其实这是海马属的共性；柴胡属（*Bupleurum*）约 120 种，我国有 36 种，17 变种，其中约 20 种具有药用价值，要了解各个种的特性，仅靠经验鉴别难以解决。因此，传统经验鉴别与现代科技鉴别相辅相成尤为重要。

这里所说的现代科学技术鉴别方法,包括植物分类学方法、显微鉴定方法和理化鉴定方法以及 DNA 条形码鉴定技术等方面。全草类药材的分种关键要靠花、果实、种子等繁殖器官的形态特征来鉴别,因为繁殖器官在自然界受环境的影响较营养器官小,最能保持其物种的遗传特性。有些基源不同的药材,在外观上虽然相似,但其组织构造差异较大,则通过解剖学方法用显微切片和粉末鉴定来加以辅助鉴别,例如现在一些地方常发现以商陆科的商陆蒸熟后冒充红参,以石竹科植物霞草的根部来冒充桔梗科的桔梗。商陆和霞草的根均具有异形维管束,但由于它们科属不同,用根做一个横切面则泾渭分明,立刻可以鉴别真伪。天麻粉末不含淀粉粒而伪品则含大量淀粉粒,显微镜下很容易鉴别。如果在某些药材的鉴别上连显微鉴定也不能解决问题的话,还可借助于理化的方法,因理化鉴别可以指出某类成分的有无,对药材的真伪和纯度鉴定有重要价值。如中药秦皮有多种,何者能药用,何者不能药用,经验鉴别用水试法,认为水渍呈碧色者为真,现代可直接用荧光法测试,还可通过有效成分的定量来决定其优劣。西洋参过去全为进口,现在国内不少地方有栽培。问题是通过栽培以后的西洋参在药材性状上有时和栽培的人参难以区别,二者组织特征亦基本相似,但它们在化学成分上略有差别。西洋参含拟人参皂苷 F_{11}(pseudoginsenoside F_{11}),而人参不含该成分;人参含特有的人参皂苷 R_1,而西洋参则不含有,用薄层色谱法即可将二者加以区别。所以当经验鉴别法在直观性状鉴别方面解决不了问题时,可灵活运用现代科学技术鉴定方法加以辅助。然而现代科学技术在中药鉴别方面也不是绝对万能,如野山参与趴参的区别和山参品位的审定,目前仍然要依靠经验鉴别解决问题,有时在运用现代科学技术不能发挥其优势作用时,经验鉴别却能奏效。总之,二者视机灵活单独或配合运用,就可收到相辅相成的效果。

五、"辨状论质"的研究案例

(一)前胡"去雄""质软糯"的"辨状论质"观研究

古代本草认为前胡采收应该"去雄"。《本草撮要》记载:"内有硬者名雄前胡,须拣去。"《本草从新》:"内有硬者,名雄前胡,须拣去勿用。"均认为前胡采收应去除"内有硬者"的"雄前胡"。《药材资料汇编》记载:"根茎坚硬如柴者(如木质),俗称雄前胡,不宜药用,雌者只叶无茎,其根茎性软糯。"根据药材质地的坚硬与软糯进一步明确前胡的"雌"与"雄"。《中药材产销》记载:"已开花的前胡,俗称'雄前胡'。"可见,本草中记载前胡的"雄"与"雌"不是指植物的性别,而是对特定生长阶段前胡的描述。前胡为一次性开花植物,抽薹后的前胡根开始木质化,质硬,称为"雄前胡";未抽薹的前胡根未发生木质化,质软,称为"雌前胡"。前胡"去雄"从清代开始记载,一直沿用至今。通常野生前胡可以生长多年,栽培前胡一般生长到第 2 年后开始生殖生长,6 月中旬开始孕蕾,10—11 月完成育种后逐渐死亡。前胡抽薹后,根开始木质化,逐渐坚硬如柴,产区称为"公前胡",即本草所称"雄前胡"。历版《中国药典》也要求前胡未抽花茎时采挖。如何辨别前胡是否"抽花茎"?古代中医药学家提供了快速、简便的鉴别方法,即"质软糯"。因为前胡抽薹后,根开始木质化,质地变硬,"质软糯"则是没有发生抽薹的前胡根的特点。迄今,产区依然采用根的质地判别前胡是否抽薹,与历代本草要求一脉相承。

现代实验表明,前胡抽薹后,植物根部组织结构发生了较大变化,"雄前胡"次生木质部的导管和木纤维增多,次生木质部面积增大,开花后期可达 3/4 以上,根质地变硬。此外,前胡抽薹开花后,其主要活性成分香豆素类化合物含量降低,尤其是药效成分白花前胡甲素和白花前胡乙素。可见,前胡发生抽薹开花后,植物根部解剖结构、活性成分含量也随之变化,其品质下降,不堪药用。

（二）何首乌"云锦花纹""体润嫩大"的"辨状论质"观研究

"云锦花纹"是何首乌块根的鉴别术语。纵观历代本草,"云锦花纹"其实经历了一个逐渐形成与演变的过程。唐代《何首乌传》记载:"此药形大如拳,连珠,其中有形鸟兽山岳之状,珍也。"其中"有形鸟兽山岳之状"与何首乌断面"花纹"特征基本一致。《大观本草》何首乌经验方项下记载:"首乌大而有花纹者,同牛膝锉各一斤……"此处"花纹"也应指"云锦花纹"。此外,又如《救荒本草》记载:"中有花纹,形如鸟兽山岳之状者极珍。"《中国药物标本图影》中所绘何首乌切片图,也可看到断面清晰的异常维管束。20世纪60年代《中药形性经验鉴别法》记载:"破折面……多裂隙,及类云采状纹理。"宋代、明代、清代以及民国时期绘有何首乌图(图8-1至图8-4)。《中药学》(1959年)记载:"横断面为暗褐色,有云状纹理。"《药材学》(1960年):"横断面中的特征,为除有正常的维管束组织外,在皮部常散有呈云锦状的纹理(为畸形的维管束)。"该书强调了云锦状的纹理即异常维管束。1963年版《中国药典》:"横断面淡红棕色或淡黄棕色,周边有如云朵状的纹理环绕。"1977年版《中国药典》:"皮部有4~11个类圆形异形维管束环列,形成云锦状花纹。"可见"云锦状花纹"一词,从唐代至今有一个逐渐演变的过程。目前,"云锦状花纹"已经成为描述何首乌断面特征的术语,是何首乌性状鉴别的重要依据之一。

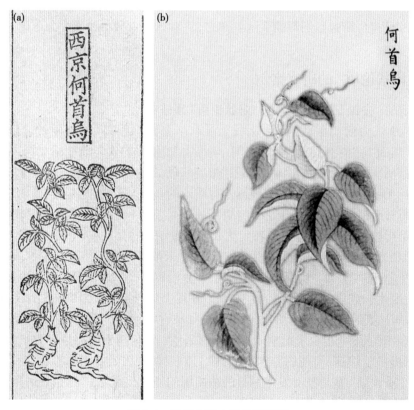

图8-1　宋代本草中何首乌附图

（a）《重修政和经史证类备用本草》（张存惠晦明轩本）;（b）《履巉岩本草》。

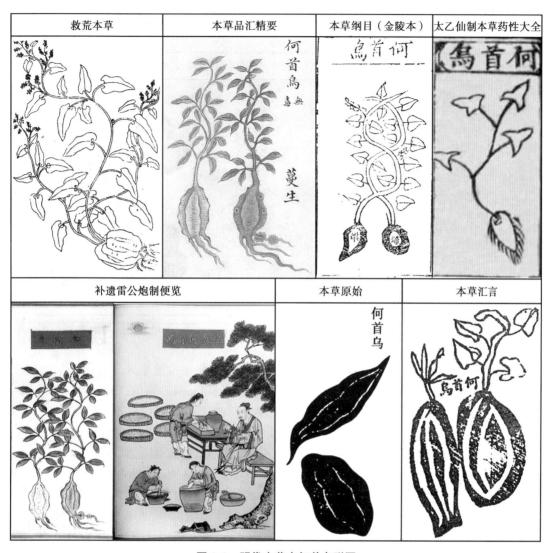

图 8-2 明代本草中何首乌附图

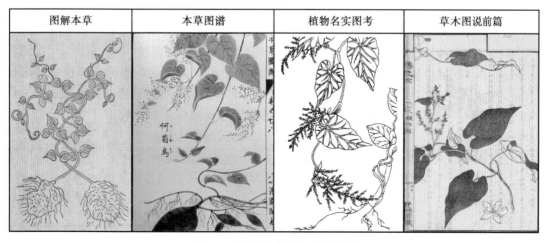

图 8-3 清代本草中何首乌附图

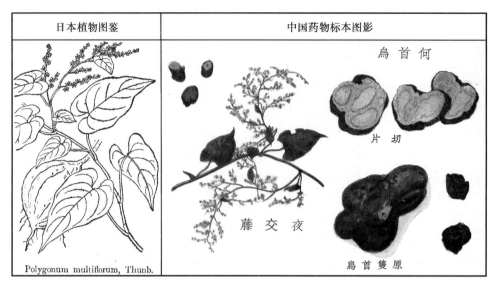

图 8-4　民国时期本草中何首乌附图

古代本草认为何首乌不同的"云锦花纹"类型之间存在质量差异。明《药品化义》记载:"生山岛间,体润而嫩大者佳……若平阳泥土,老硬多筋,服之塞血,令人麻木,不可用。"这里提及的"体润嫩大""老硬多筋",一定程度上反映了何首乌块根不同"云锦花纹"类型,其品质优劣不同。"体润嫩大"是指块根质地细嫩,薄壁细胞多,异常维管束大而成环,这类何首乌质地优良;"老硬多筋"则是指块根质地坚硬,薄壁细胞少,断面有木心,纤维多,而这类何首乌服用后会有毒副作用。《本草备要》《本草从新》等古代本草记载"五瓣者良"。根据植物发育解剖学,何首乌断面的"云锦花纹"是由异常维管束发育而形成。通过对全国 14 个省 38 个产地的何首乌进行实地调查及市场调查,发现何首乌块根呈现不同的特征,有的呈团块状,有的则呈纺锤形,断面的异常维管束个数差异也很大,有的异常维管束小而多,达到几十个甚至上百个(图 8-5)。根据调查表明,广西巴马、田林一带所产的何首乌具有明显的木心,其来源于何首乌的变种棱枝何首乌(*Fallopia multiflora* var. *angulata*)。它的块根外形与何首乌相似,但质地坚硬,断面有明显木心,异常维管束多而小,有多数韧皮纤维存在,与《药品化义》所记载的"老硬多筋"相符。1977 年版《中国药典》描述"皮部有 4~11 个类圆形异形维管束环列,形成云锦状花纹"。《中药志》"皮部有 4~11 类圆形的异形维管束环列,形成'云锦花纹'"。根据何首乌断面的多样性以及历代本草著作记载,何首乌断面中异常维管束应符合以下特征的才可以称为"云锦花纹":①异常维管束 4~11 个;②异常维管束呈明显的类圆形,并环列在正常维管束之外。符合上述特征的"云锦花纹",块根薄壁细胞较多,与《药品化义》所记载的"体润嫩大"相符。化学成分研究表明,棱枝何首乌块根中 2,3,5,4'-tetrahydroxystilbene-2-*O*-β-*D*-glucoside 远低于《中国药典》所规定的 1%。非靶向代谢组学研究表明,何首乌与棱枝何首乌所含化合物也存在明显差异。从化学成分的角度,说明了何首乌"老硬多筋"与"体润嫩大"之间确有差异。

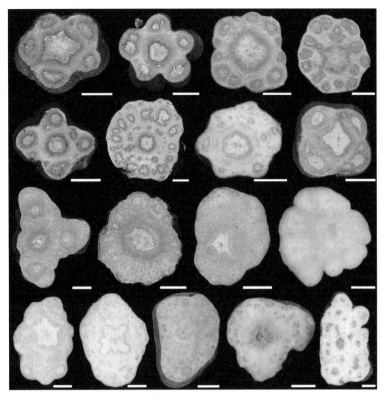

图 8-5　何首乌新鲜块根断面图（示异常维管束特征，标尺均为 1cm）

（三）黄芪根中"空心""枯皮"的"辨状论质"观研究

历史上黄芪的道地产区经历了沿革与变迁，唐代以前本草中记载产于甘肃及川甘毗邻区域黄芪质量好，唐宋时期开始出现山西产的"绵芪"，并认为山西为黄芪的道地产区；自清代以后，内蒙古也成为黄芪道地产区之一。迄今，内蒙古、山西为黄芪主要道地产区。20 世纪 50 年代以前，黄芪药用货源主要依靠野生和半野生资源，但由于黄芪的市场需量扩大，长期的连年采挖导致野生黄芪资源逐渐减少。20 世纪 70 年代，山西、内蒙古、甘肃等地陆续开始栽培黄芪，并以栽培蒙古黄芪 *Astragalus membranaceus* var. *mongholicus*（Bge.）P. K. Hsiao 为主。山西主要以仿野生栽培黄芪为主，一般栽培至 5~6 年才会将其采收，因此常可以见到黄芪根次生木质部中心位置呈枯朽状"空心"，根表面产生枯朽状"枯皮"。而内蒙古、甘肃等地主要以速生黄芪为主，其栽培年限一般为 2~3 年，难以见到黄芪根"空心"及"枯皮"。即黄芪根的"空心"与"枯皮"是鉴别高年限道地药材黄芪的重要性状特征。

植物发育解剖学研究表明，黄芪根中"枯皮"与"空心"的发生发育均为细胞程序性死亡（PCD）事件。"枯皮"是原始周皮、次生韧皮部产生的周皮及其内部死亡细胞构成的落皮层结构，"空心"是根次生木质部形成的木间木栓异常结构。黄芪随着根生长年限的增加，其"空心"面积越来越大，"枯皮"也相应增厚。

黄芪根中"空心"与"枯皮"结构的形成对根的不同组织中次生代谢产物的分布及积累产生了影响。黄芪根中含有丰富的皂苷类、黄酮类化合物，两者都具有显著的生理活性。其中，皂苷类成分主要分布于周皮及次生韧皮部，黄酮类成分主要分布于次生木质部。随着黄芪根中"枯皮"的产生，落皮层代替了周皮，皂苷类化合物分布及积累明显增加。随着黄芪根中"空心"的产生,根的次生木质部产生木间木栓,皂苷类化合物分布及积累亦明显增加。因此,随着黄芪年限的增加,根中随着"空心"与"枯皮"的出现,皂苷类与黄酮类化合物的配比出现了变化。

（四）苍术"起霜"的辨状论质观研究

术,始载于《神农本草经》,列为上品。《本草经集注》中将"术"分为白术和赤术。"苍术"之名则始见于《本草衍义》。古代本草记载苍术含有较多脂膏,如《本草经集注》云:"多脂膏而甘。"《本草图经》记载茅苍术:"根似姜而旁有细根,皮黑,心黄白色,中有膏液紫色。"苍术"起霜"的记载多见于近现代中药书籍。《本草药品实地之观察》(1937年)中记载茅苍术:"横切面为不齐之圆形或椭圆形,全面近乎纯白,分布黑褐色乃至赤褐色之小斑点(精油贮藏期),放置1~2日,即有白色洁净性之粉霜析出。"但未对粉霜进一步解释。1959年《药材资料汇编》中首次出现了茅苍术"起霜"的记载:"茅术经切片后,隔几天发出白霜,俗称'起霜'。"《药材学》《常用中药材品种整理和质量研究》《中华本草》和《中药品种理论与应用》均记载了苍术"起霜"现象。《中华本草》记载茅苍术断面"暴露稍久,可析出白色细针状结晶";而北苍术"断面纤维性,散有小的黄棕色油室,放置后不析出结晶"。2020年版《中国药典》记载苍术来源于菊科植物茅苍术 *Atractylodes lancea*(Thunb.)DC. 或北苍术 *Atractylodes chinensis*(DC.)Koidz. 的干燥根状茎。苍术习以秦岭 - 淮河为界分为南苍术(即茅苍术)与北苍术。《中药大辞典》《中药志》等均认为"起霜"的茅苍术品质优良。

中国所产茅苍术可以分为2种化学型:江苏茅山型(包括江苏、山东等地),挥发油成分以苍术酮、苍术素为主,析出结晶较少;大别山型(包括安徽、河南、湖北等地),挥发油主要以茅术醇和 β- 桉叶醇为主,切开后很快产生大量结晶即"起霜"。不同学者对苍术的"霜"结晶成分报道不同,日本学者武田修己认为苍术絮状结晶的化学成分为苍术醇、β- 桉叶醇和榄香油醇类混合物,有的认为是苍术醇,也有学者认为是苍术酮。运用GC-MS技术对安徽岳西、河南信阳和江苏南京茅苍术的"霜"成分进行检测,结果发现上述各地苍术的"霜"结晶主要由茅术醇和 β- 桉叶醇组成。运用激光显微切割仪获取茅苍术根状茎不同结构并进行挥发油成分测定,发现茅术醇和 β- 桉叶醇主要是在油室中积累,并通过油室在茅苍术的断面析出,从而产生"起霜"现象。综上所述,"起霜"是茅苍术最有特色的质量评价特征,即茅苍术根状茎中茅术醇和 β- 桉叶醇的相对含量较高,可以在自然情况下析出结晶。

【主要参考文献】

[1] YU D Q, HAN X J, SHAN T Y, et al. Microscopic characteristic and chemical composition analysis of three medicinal plants and surface frosts[J]. Molecules, 2019, 24(24): 4548-4565.

[2] PENG H S, WANG J, ZHANG H T, et al. Rapid identification of growth years and profling of bioactive ingredients in *Astragalus membranaceus* var. *mongholicus*(Huangqi)roots from Hunyuan, Shanxi[J]. Chin Med, 2017, 12(14): 1-10.

[3] XIE H Q, CHU S S, ZHA L P, et al. Determination of the species status of *Fallopia multiflora*, *Fallopia multiflora* var. *angulata* and *Fallopia multiflora* var. *ciliinervis* based on morphology, molecular phylogeny, and chemical analysis[J]. Journal of Pharmaceutical and Biomedical Analysis, 2019(166): 406-420.

[4] CHEN L L, CHU S S, ZHANG L, et al. Tissue-specific metabolite profiling on the different parts of bolting and unbolting *Peucedanum praeruptorum* Dunn(Qianhu)by laser microdissection combined with UPLC-Q/TOF-

MS and HPLC-DAD[J]. Molecules, 2019, 24（7）: 1439-1456.

［5］YIN M Z, YANG M, CHU S S, et al. Quality analysis of different specification grades of *Astragalus membranaceus* var. *mongholicus*（Huangqi）from Hunyuan, Shanxi[J]. Journal of AOAC international, 2019, 102（3）: 734-740.

［6］PENG H S, YUAN Q J, LI Q Q, et al. Molecular systematics of genus *Atractylodes*（Compositae, Cardueae）: Evidence from internal transcribed spacer（ITS）and trnL-F sequences[J]. Int J Mol Sci, 2012, 13（11）: 14623-14633.

［7］LI R Q, YIN M Z, YANG M, et al. Developmental anatomy of anomalous structure and classification of commercial specifications and grades of the *Astragalus membranaceus* var. *mongholicus*[J]. Microsc Res Tech, 2018, 81（10）: 1165-1172.

［8］CHU S S, CHEN L L, XIE H Q, et al. Comparative analysis and chemical profiling of different forms of Peucedani Radix[J]. Journal of Pharmaceutical and Biomedical Analysis, 2020, 189: 113410.

［9］ZHAO Z Z, GUO P, BRAND E. The formation of daodi medicinal materials[J]. Journal of Ethnopharmacology, 2012, 140: 476-481.

［10］陈灵丽, 张玲, 彭华胜, 等. 前胡品质的影响因素及其"辨状论质"[J]. 中华医史杂志, 2018, 48（1）: 10-16.

［11］程铭恩, 王德群, 彭华胜. 山药种质与道地产区的沿革与变迁[J]. 中华医史杂志, 2014, 44（2）: 81-84.

［12］韩晓静, 程铭恩, 袁媛, 等. 天麻商品规格变迁及其经验鉴别术语形成[J]. 中国中药杂志, 2020, 45（11）: 2702-2707.

［13］郝近大, 谢宗万. 延胡索古今用药品种的延续与变迁[J]. 中国中药杂志, 1993, 18（1）: 7-9.

［14］黄璐琦, 邱玏. 有关《本草纲目》中北艾产地修订[J]. 中国中药杂志, 2014, 39（24）: 4887-4890.

［15］刘潺潺, 程铭恩, 段海燕, 等. 古今附子加工方法的沿革与变迁[J]. 中国中药杂志, 2014, 39（5）: 1339-1344.

［16］刘森琴, 彭华胜. 栀子种质沿革及历代质量评价[J]. 中华医史杂志, 2016, 46（5）: 259-263.

［17］彭华胜, 郝近大, 黄璐琦. 道地药材形成要素的沿革与变迁[J]. 中药材, 2015, 38（8）: 1750-1755.

［18］彭华胜, 郝近大, 黄璐琦. 近2 000年来气候变化对道地药材产区变迁的影响: 以泽泻与枳壳为例[J]. 中国中药杂志, 2013, 38（13）: 2218-2222.

［19］彭华胜, 郝近大, 黄璐琦. 中国边疆省份道地药材分布与地缘政治格局关系[J]. 中国中药杂志, 2013, 38（17）: 2901-2905.

［20］彭华胜, 王德群. 白术道地药材的形成与变迁[J]. 中国中药杂志, 2004, 29（12）: 1133-1135.

［21］彭华胜, 王德群. 生态因子与古今天麻产区的关系[J]. 现代中药研究与实践, 2007, 21（2）: 6-9.

［22］彭华胜, 张贺廷, 彭代银, 等. 黄芪道地药材辨状论质观的演变及其特点[J]. 中国中药杂志, 2017, 42（9）: 1646-1651.

［23］乔立新, 苗明三, 王宪波. 秋石的本草考证[J]. 中药材, 1992, 15（7）: 39-41.

［24］孙毅霖. 中国古代秋石提炼考[J]. 广西民族学院学报（自然科学版）, 2005, 11（4）: 10-14.

［25］王德群, 刘守金, 梁益敏. 中国药用菊花的产地考察[J]. 中国中药杂志, 1999, 24（9）: 522-525.

［26］王德群, 彭华胜. 历史名药宣黄连的兴衰沿革[J]. 中华医史杂志, 2008, 38（3）: 137-139.

［27］王宁, 张惠伟. 秋石考[J]. 中成药, 1995, 17（8）: 41-42.

［28］谢宗万. 中药品种理论与应用[M]. 北京: 人民卫生出版社, 2008.

［29］于大庆, 查良平, 彭华胜. "析霜"类药材的种类及其历史源流[J]. 中国中药杂志, 2018, 43（12）:

2624-2627.

[30] 张振平,周广森,张剑锋.阿胶发展史之二:唐宋时代的阿胶及其原料用皮的变化[J].山东中医学院
　　　　　学报,1993,17(2):62-64.

[31] 张振平.阿胶制备原料的历史演变及原因探析[J].中成药,1995,17(7):41-42.

[32] 赵玉姣,韩邦兴,彭华胜,等.石斛的历代质量评价沿革与变迁[J].中国中药杂志,2016,41(7):
　　　　　1348-1353.

[33] 赵玉姣,彭华胜.历代本草何首乌图考及其"辨状论质"观[J].中国中药杂志,2020,45(8):1960-
　　　　　1967.

[34] 郑金生."道地药材"的形成与发展(Ⅰ)[J].中药材,1990,13(6):39-40.

[35] 中国药学会上海分会,上海市药材公司.药材资料汇编(上集)[M].上海:上海科技卫生出版社,
　　　　　1959.

第九章 中药药性理论

药性理论是中药理论的核心。药性理论在古代本草中有不同的称谓，如药性总义、药性、药理等。关于药性理论的范围，本草记载论说不一，但主要包括形质、性气、定向和定位药性等内容。当今，中药药性理论主要是针对中药的性能理论而言，这些基本理论中，以四气、五味、升降浮沉、归经、有毒无毒最为基础。

第一节 四 气

中药药性的四气，是指药物所具有的寒、热、温、凉四种偏性，又称四性。四气反映了药物对人体阴阳盛衰、寒热变化的作用趋向，是指导中医临床的重要药性理论之一，受到了历代医家的重视。四气理论源于阴阳学说，是定性的概念。因此，药物寒、热、温、凉四气的确立，是阴阳学说在药物性能属性的一种表现。掌握药物的不同属性，是临床辨证用药的重要依据。《神农本草经》提出，"疗寒以热药，疗热以寒药"，即温热药用治阴寒病证，寒凉药用治阳热病证，是临床用药必须遵循的基本原则。

一、四气的产生与含义

药物的寒、热、温、凉，《神农本草经》名为"四气"，至宋《本草衍义》提出"凡称气者，即是香、臭之气，其寒、热、温、凉则是药之性"。李时珍认为"自《素问》以来，只以气味言，卒难改易"。因此，后来的各家本草中有称为"性"的，也有仍称为"气"的，实则是改一个名称而已，现统一称为四气。

气，在《黄帝内经》中应用较多，含义也广，对食物、药性的气，未曾明确地加以标明，例如"天食人以五气……五气入鼻，藏于心肺"。《圣济经》"天有五气，各有所凑"。此气应是臊、焦、香、腥、腐，触鼻可闻的嗅觉之气，亦称"臭"，王注云："气味散布"，既有物质可辨，应属物质之气，亦称"体气"。另一种是功能之气，也是药性之气，始无形质可据，终有作用可证，即"入腹则知其性"的气。如"治以寒凉""治以温热"及寒之，热之，清之，温之等，此虽未明言为"气"，但这种寒、凉、温、热已是药物四气作用表达的结果。因此，药性之气，寒、热、温、凉虽定于本草，而源于《素问》。

"四气"学说的形成离不开中医药的认识方法，尤其是象思维的影响。中医学将观察对象视为阴阳对立统一的两个矛盾，药物作用于机体也有阴阳之别，寒凉为阴，温热为阳。在天人相应的哲学思想影响下，将春夏秋冬四时之气，与药物的寒热温凉、病证的寒热温凉属性加以联系起来。药物的寒热属性是由于其禀受四时之气,与春夏秋冬气候变化相应。故四气,是以春温、夏热、秋凉、冬寒的四时气候为比喻,总括地称为"气"。气,"质性也"。古人认为药物的"气"是禀受于天的,如刘完素曰:"寒、热、温、凉四气生于天。"《圣济经》曰:"物生之初,气基形立,而后性味出焉。"李时珍曰:"雌黄、雄黄同产,但以山阴、山阳受气不同分别。"唐宗海曰:"气本于天。"由于药物的"气"所受于天,故气亦有如四时气候的不等,如缪仲淳曰:"天布令,主发生,寒热温凉,四时气行焉,阳也……。故知微寒微温者,春之气也;大温热者,夏之气也;大热者,长夏之气也;凉者,秋之气也;大寒者,冬之气也。"李中梓曰:"清以四时之气为喻,四时者,春温、夏热、秋凉、冬寒而已。故药性之温者,于时为春,所以生万物者也;药性之热者,于时为夏,所以长万物者也;药性之凉者,于时为秋,所以肃万物者也;药性之寒者,于时为冬,所以杀万物者也。"因此,王好古曰:"失其地,则性味少异矣;失其时,则性味不全矣。"

通过上述,说明药物"气"的产生是与天气有关,因所受有差异,故有四气的不同,而寒、热、温、凉,就是药性模拟四时气候而言的,所以称为"气"。

二、四气等级划分的记载

如前所述,中药药性的四气产生与四季气候密切相关,而四气的逐级划分是一个模糊的定量概念。药物的寒热属性来源于自然界的气候变化,四季温差变化是渐进的,诸多药性的寒热程度也应是逐级划分的。四气分寒热两大类,其中温次于热,凉次于寒。为了进一步区分,本草记载中在寒、热、温、凉之前还常有大、微等字样,如大寒、大热、微温等描述。

《神农本草经》365 种药物下所注的四气属性,计有:寒、寒平、小寒、微寒、平寒、平、微温、温、大热等 9 种,这是本草性能四气的最早记载和等级划分。性气虽最早见于《素问》,但只是从概念而言,有原则而无实质,在理论上能起到指导的作用,却无药物加以证明。所以《神农本草经》将其落实于药物,才奠定了性气和理论结合的依据,并展示了药物因性气的不同,所收的效果必然亦异。嗣后各家本草悉本于此,对药都首载四气属性,在《神农本草经》的基础上又不断补充,使四气理论在不断补充中逐渐完善。兹将各家本草的四气记载及等级划分以类次汇集如下:

大寒、颇寒、寒、寒平、小寒、微寒、至冷、极冷、冷、小冷、微冷、大凉、甚凉、凉、清、凉平、微凉、平寒、平微寒、平微凉、平、平微温、平温、煖、大煖、温平、微温、温、温煖、甚温、大温、温微热、温热、微热、小热、热、大热。

以上所集的各种四气等级属性共有 37 种之多,简要地分析如下:

1. 寒、冷　寒,《玉篇》"冬时也";冷,《说文解字》"寒也"。寒为冬令的主气,故寒与冷的性质相同,因此,四气属性的概括中言寒不言冷,寒就是冷。

2. 煖(暖)、温、热　煖,《说文解字》"温也";温,《广韵》"暖也",《玉篇》"渐热也",故温与煖的意义相同,温和热仅是在程度上的不同。

3. 凉、清　凉,《广韵》"薄寒为凉",《列子·汤问》"微寒也"。王好古曰:"微寒即凉也。"又曰,"凉多而成寒"。清、凉亦有相同之意。

4. 平　平,《广韵》"正也,和也"。《素问·五常政大论》曰"其气平","平"是平正不偏的意义。

5. 四气所冠的形容词　有:大、至、极、甚、颇、小、微等,这些都是以等级划分的模糊定量描述。而大和至、极,甚和颇,小和微,都有同样的含义。据所加的形容词,有的是借以加重语气,有的表示在同一四气属性中的等级差异。药物四气的寒、凉、平、温、热的划分,界限是相当严格的,即寒与凉、温与热,虽仅程度上的不同,但也不容相互混称,如大温不能称小热、微热,小寒不可作凉。由于四气的性能属性的本质不可以随便改变,所以用形容词加以等级区分。

当今,《中国药典》(2020 年版)、《中药学》规划教材总括药物四性主要有:大热、热、温、微温、大寒、寒、微寒、凉、平。

三、药物四气属性记载与四气理论的本草变迁

通常而言,具体药物四气的性能属性,本质上是不可以随便改变的,但在历代本草的记载中,有些药物四气属性的记载存在不一致的现象。有学者根据森立之本《神农本草经》做过统计比较,《名医别录》遵从《神农本草经》者 240 种,改变四气属性者 106 种。其中,发生质变者 19 种,即《名医别录》改《神农本草经》温性药为寒性者 1 种,温改为微寒者 11 种,微温改作微寒者 3 种,微寒改作微温者 4 种。从《证类本草》收录情况来看,此书所注《神农本草经》药物药性,有 39 种与《神农本草经》不同。这与《药性论》《药对》对药物四气属性的沿革发挥了重要作用有关。总之,《神农本草经》所记载的药物四气属性经《名医别录》和《药性论》修订后,处于相对稳定状态。

不同本草著作中,对药物四气属性及其等级划分存在一定的差异,因此出现了不同的学说。《神农本草经》中所记载药物属"平"者 100 多种,但其序录中未提及平,而以寒、热、温、凉四气概括。由于寒与凉、温与热,性质相同,只是程度差异,因此有寒、热、平"三性说",如陶弘景《本草经集注》对四气属性的区分提出"朱点为热,墨点为冷,无点为平"。至唐代《唐六典》首次明确提出三性说:"三性谓寒、温、平。"李时珍在《本草纲目》则提出"寒、热、温、凉、平",开"五性说"之先河,与五行学说的五行、五脏、五味相对。此外,金元时期张元素《珍珠囊药性赋》的总赋分别以寒、热、温、平四种属性分述药物功能特点;王好古则提出温、大温、热、大热、寒、大寒、微寒、平八气说。

明清时期,医家在继承前人经验和理论的基础上,不断对四气理论深入研究,药物的四气理论最终形成了比较完善的理论体系。虽然有"三性说""五性说""八性说"等不同提法,但以寒、热、温、凉最为常用,故这一性能理论仍统称为四气理论。四气理论的不断实践过程,也是对药物四气属性的论证过程,是长期临床观察的经验总结,成为药性理论的重要组成部分,进一步指导临床应用。

四、四气理论的现代研究

中药药性理论是中医药理论体系的重要组成部分,也是中药有别于现代药物的根本特征,对其进行研究和诠释成为中医药现代化研究的关键点。2006 年国家重点基础研究发展计划(973 计划)立项了"中药药性理论继承与创新研究"项目。该项目在中医药理论指导下,围绕科学假说"中药药性是研究中药性能及其应用规律的理论,是与机体和环境相互作用后体现出来的基本属性;中药所包含的物质成分、生物活性及其相互间所产生综合效应是药性理论产生的科学内涵,其作用于机体,将以物质、能量、信息三种形式以某种规律表现出来",从药性成因、本质和规律 3 方面进行了系统研究。该项目证实了中药药性的客观存在,有其发生、发展的规律,表现在其成因及其物质基础和生物效应的变化,同时提

出了中药药性的自然属性和效应属性,并对中药性味可拆分性和可组合性进行了研究。尤其在中药药性成因研究方面,该项目以道地药材为载体,揭示药性形成的环境和遗传的影响因素,阐释药性成因的现代生物学本质。通过文献研究,对中药"四气""五味"理论及其药性成因等理论的形成进行了梳理,从全新的角度提出了中药药性的概念、形成及其意义,对明确和拓展中药药性的研究方向提供了新的视角。同时,以姜黄、郁金及伞形科药用植物为代表,开展了中药药性的物质基础和药效关联性研究,在此基础上,以苍术、黄芩、丹参、赤芍等道地药材为研究对象,从环境和遗传变异入手,探讨中药药性研究的新思路和新方法。通过构建中药材空间分析数据库,配合样地研究,获取中药材分布区域环境变异信息;并与化学成分分析及药效分析相结合,构建道地药材化学成分积累的生态因子相关模型,探讨化学成分的地理变异规律和机制,进而分析环境变异对药性及道地性的影响,总结出生态因子影响药性的规律及机制。同时,根据"生物多样性是中药药性物质基础形成的生物学基础,物种间的亲缘关系必然能在药性物质基础上有所反映"的思想,研究同种异质道地药材和近缘异种药材的遗传分化、亲缘关系及功能基因的差异,在居群和种属水平分析药性的特征和变异规律,从而揭示出药性的遗传基础。该项目的创新点表现在3方面:①对中药药性的诠释,给了药性以现代新的定义,即中药药性,是中药秉承遗传之变化,秉受环境之异同,用于机体之调整,便于临床之辨证,而运用中国哲学之方法高度概括而形成的药物属性,包括其自然属性和效应属性两方面。②验证了"性-效"的物质基础。药性是化学成分作用机体后效应的高度概括,化学成分的差异能导致药性的差异,这种差异不仅体现在化学成分组成的不同,还体现在含量的变化,即存在一定的"量-性"关系。③揭示了"遗传与环境-有效成分-药效-药性"之间的关系。中药有效成分的形成、转化与积累,受着物种遗传及其生长的外部环境的影响,即遗传、环境及其相互作用影响中药有效成分的变化,化学成分的差异能导致中药药效的改变,最终影响中药药性的形成。在象思维的指导下,将药用植物的遗传关系与传统中药药性相结合,揭示遗传与环境、中药有效成分、药理效应、药性四者之间的相关性,为临床用药新功效的认识和新药物的寻找提供了思路。

除此之外,围绕中药药性,诸多学者采用了文献学、药理学、化学、物理学、系统生物学、网络药理学、数学等方法与手段进行了探索。在研究思路和理念方面,提出了诸如基于亲缘关系的中药药性研究、中药药性构成"三要素"、中药药性"性-效-物质三元论""组群中药四性组合性效谱""分子药性假说""中药药性物组学""中医药(药性)热力学观""计算中药学"等新概念或假说,为中药药性的多样化研究提供了新思路和新视角。在文献研究方面,通过对本草文献的考证整理,构建数据库,采用数据挖掘方法,将四气与五味、归经、有效成分等进行挖掘分析,总结其内在的关联关系。在实验研究方面,围绕四气属性的药理药效与物质基础,如从动物、组织器官、细胞、分子水平不同层次上开展的相关研究,表明相同药性的中药具有类似的药理药效,不同药性的中药其药理作用存在差异。在此基础上,开展了中药四气属性的物质基础研究。

但需要指出的是,在中药四气理论的现代研究取得积极进展的同时,由于中药的复杂性和不确定性,传统的中药四气理论与临床实践之间仍然有很多尚待深入研究的领域,中药药性理论研究还有广阔的研究空间。

第二节　五　味

五味是中药药性的重要组成部分,是指辛、甘、酸、苦、咸五种药味,以及分别附属于酸、甘的涩味和淡味,合称为五味。五味作为中药的性能之一,既是药物作用规律的高度概括,又是部分药物真实滋味的具体表示,对说明药物功能、指导临床应用方面具有重要作用。五味所代表药物的作用及主治病证主要有:①辛味,具有发散、行气、行血等作用。一般解表药、行气药、活血药多具有辛味。②甘味,具有补益、和中、调和药性与缓急止痛等作用。治疗虚证的滋补类药多具有甘味。③酸味,具有收敛固涩的作用,多用于体虚多汗、肺虚久咳、久泻久痢、遗精滑精、尿频遗尿等滑脱证。④苦味,具有清泻火热、泄降气逆、通泄大便、燥湿、坚阴等作用,多用治火热证、喘咳、呕恶、便秘、湿证、阴虚火旺证等。⑤咸味,具有软坚散结、泻下通便的作用,多用治瘰疬瘿瘤、痰核、大便燥结等。

一、五味的产生与含义

五味的最早记载,据目前资料,见于《尚书·洪范》,曰:"润下作咸、炎上作苦、曲直作酸、从革作辛、稼穑作甘。"《五十二病方》亦有味的记载,如毒堇"实味苦"。

较早的文献记载五味的起源味时往往与烹调、饮食有关。《吕氏春秋》:"调和之事,必以甘、酸、苦、辛、咸,先后多少,其齐甚微,皆有自起,鼎中之变,精妙微纤,口弗能言……甘而不哝,酸而不酷,咸而不减,辛而不烈,淡而不薄。"在味的功能上,《周礼·天官冢宰》中记载:"凡药,以酸养骨,以辛养筋,以咸养脉,以苦养气,以甘养肉,以滑养窍。"可以认为,人类最初从食物中感受到可引起不同生理效应的物性,因为一些中药也是食物,人们因此可能通过对食味的联想、推理,对药味有一定的认识。《素问·阴阳大论》指出"阳为气,阴为味",即把起作用的物质分为气和味两大类。又指出"木生酸、火生苦、土生甘、金生辛、水生咸""酸入肝、苦入心、甘入脾、辛入肺、咸入肾"。这是有关五味理论产生的最早记载,也是五行学说与五味关系的最早记载。

何为味?《素问·六节藏象论》曰:"五味入口,藏于肠胃,味有所藏,以养五气。"《素问·生气通天论》又指出:"味过于酸,肝气以津,脾气乃绝;味过于咸,大骨气劳,短肌,心气抑;味过于甘,心气喘满,色黑,肾气不衡;味过于苦,脾气不濡,胃气乃厚;味过于辛,筋脉沮弛,精神乃央。"《黄帝内经》所指的味是食物之味还是药物之味,历代医家众说纷纭,争论的焦点在于对《素问·阴阳应象大论》之"精不足者,补之以味"中味的理解不同。由于各医家所处时代和环境不同而有不同的看法,有的认为"味"为谷、菽、菜、果等自然之味,有人认为"味"应包括药物和食物之五味,亦有人认为"味"是指有血有肉之品,通过补阴而达到补益人体的目的。

药味的获得是通过口尝获得,还是依据临床效果而定,或是药物疗效的归纳和总结,历代均有争议。一些医家认为五味是通过口尝而得,如张介宾:"余少年时,每将用药,必逐件细尝,即得其理,所益无限。"贾九如在《药品化义》中说:"有不能嚼其味者,须煎汁尝之。"石寿棠《医原》:"独是草木受气多偏,味难纯一,一药多兼数味,或先苦后辛,后甘,或先甘后辛,后苦,总以味偏胜者为生,味居后者为真,但须平昔亲尝,方能不误。"杨华亭《药物图考》所载药味,均为作者历尝,并有讨论。

综上所述,五味,就其本义而言,是指物质中的精微部分,足以反映物质本性,可嗅的称为气味,可尝的称为滋味或口味。因此在药性理论中,五味有时兼指一切药性的物质基础,或全部药性的总称。通常所说药味,则主要是狭义的五味理论,是与四气理论对应的一类药物性能。

二、五味理论的发展

五味作为药性之一,在现存文献中最早见于《黄帝内经》。《黄帝内经》的两个部分《素问》和《灵枢》对味的理论有很深入的论述。《黄帝内经》中已经把五味理论同阴阳、五行理论、天人相应理论、经络脏腑、脏象等理论结合起来,并为后世将五味作为刚柔、升降、归经、引经等理论的重要依据奠定了理论基础。

《神农本草经》序录中提到"药有酸、咸、甘、苦、辛五味",但没有给予明确解释。《本草经集注》也没有注解。联系到《伤寒论》"酒客不喜甘"等说,似乎这一时期五味理论的应用与发展主要在于医家。本草学家较多注意寒、热、温、凉四气。陶弘景尚未注意味的理论,所辑诸病证用药,认为"其甘、苦之味可略,有毒、无毒易知,唯冷、热须明",故"以朱点为热,黑点为冷,无点是平"。这个观点一直延续到宋代。《宝庆本草折衷》在讨论性、味时谈道:"尝观许洪则本草以注《局方》,言性而不言味,必以性为药之要统,此《折衷》尤笃于论性也。"说明直到南宋,仍然是这样认识的。

成无己《注解伤寒论》《伤寒明理论》首先广泛将五味理论运用于方剂、配伍等理论,继之刘完素、张元素、李杲、王好古、朱震亨诸师弟在五味理论方面异军突起,有许多新的建树,甘温除热的理论于此时形成;归经、引经、气味阴阳、升降浮沉等理论也均以味为重要基础而形成,对后世医药学的发展产生重大的推动,发展近千年的药性理论也以此为契机,在明清时期医药理论出现百家争鸣的新局面。

明、清间最重要的发展是随着温病学派的形成,围绕药味运用、治法、治则的发展,五味理论又进入了一个新的阶段。如在《黄帝内经》的基础上,提出"凡元气有伤,热邪不去者,当与甘药""温邪侵之,宜用甘药""肺药辛解""外邪宜辛胜""味淡轻扬"等见解,将药味的特点与治法结合。这一时期,尤其提出五味与四气的相合配伍,如辛甘凉、甘酸寒、甘咸寒等法,体现了"用药专重气味"的观点。

三、五味的内容

五味,通常就是指辛、甘、酸、苦、咸五种药味,《黄帝内经》《神农本草经》均称之五味。然而在具体论述时却不止五味,如《黄帝内经》论及了酸、苦、甘、辛、咸、淡六味,《神农本草经》则论述了酸、咸、甘、苦、辛、涩六味。

历代医家对味有不同的认识,对味的描述亦不一致。一些书籍对味的记述摘录如下:

《黄帝内经》:酸、苦、甘、辛、咸、淡。

《神农本草经》:酸、苦、甘、辛、咸、涩。

《日华子本草》:酸、苦、甘、辛、咸、滑、涩、敛、辛烈。

《本草蒙筌》:辛、酸、咸、苦、甘、厚、薄。

《医方药性》:酸、咸、苦、辣、辛、甘。

《药品化义》:酸、苦、甘、辛、咸、淡、涩。

《本草问答》:酸、苦、甘、辛、咸、微苦、微咸、大咸。

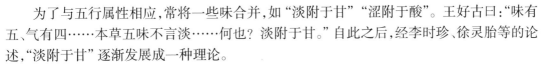

为了与五行属性相应,常将一些味合并,如"淡附于甘""涩附于酸"。王好古曰:"味有五、气有四……本草五味不言淡……何也?淡附于甘。"自此之后,经李时珍、徐灵胎等的论述,"淡附于甘"逐渐发展成一种理论。

涩味,在《神农本草经》中已有记载,具有涩味的药物如乌梅、何首乌、自然铜、金樱子等。后世医药学家常认为涩是酸的变味,如徐大椿:"矾石味涩,而云酸者,盖五味中无涩,涩即酸之变味,涩味收敛亦与酸同""药之味涩者绝少,龙胆之功皆在于涩,此以味为主也。涩者,酸辛之变味,兼金木之性者也"。

四、五味理论的现代研究

近年来,国家非常重视中药药性理论的研究,从 2006 年开始连续 3 次被国家重点基础研究发展计划(973 计划)列为资助方向。其中,第一次偏重药材产地(道地药材为载体)对中药五味的影响研究;第二次以现代科技手段探求药味的实质;第三次以直接研究药味的物质基础为目标。三次立项取得了一些重要研究成果,推动了五味理论的现代研究进程。项目实施过程中,呈现出颇具特色的研究视角,如以"辛味"中药为切入点,在象思维的指导下,在药用植物亲缘学理论的启迪下,进行伞形科辛味中药的共性药理活性及其物质基础研究。对《中国药典》中收录的伞形科具有"辛味"的中药:独活、白芷、当归、蛇床子、阿魏、小茴香、川芎、藁本、羌活、前胡、防风、积雪草、南鹤虱等 13 种,进行药理效应评价,发现以上13 种中药基本具有血管活性,这符合辛味能行、能散的药性理论认识,证实血管活性为伞形科中药"辛味"的共性药理效应之一。以此为依据,提出了北沙参当具"辛味"的论述。此项研究不仅通过归纳来证明伞形科"辛味"中药共性药理活性及其物质基础,而且通过对伞形科"非辛味"中药药理活性及其物质基础的排除,来证明共性药理活性的特异性。这为有效解决药理指标与药性的关联性,提供了新的研究思路。

与此同时,与五味理论相关的研究主要集中在药物的五味与四气、归经、功效、化学成分之间的关联分析,以及五味对应的药理作用。如以《中华本草》《神农本草经》《中药大辞典》等所收录的中药为基础,构建中药数据库,应用数据挖掘的方法对其进行五味属性规律分析,阐明辛、甘、酸、苦、咸等药味的归经、毒性、功效之间的关联关系。有学者也探讨了五味与化学成分之间的关联,认为:辛味药物主要含挥发油或挥发性成分;酸味药主要含有机酸、鞣质、生物碱、苷类等;甘味药物主要含糖类、蛋白质、氨基酸;苦味药物主要含生物碱和苷类;咸味药物以含无机盐为主。有学者将五味与微量元素、稀土元素等进行关联分析。在五味的药理作用方面,研究表明:酸味药主要表现在抗病原微生物、凝固、吸附等作用,苦味药主要表现在抗菌、消炎等作用,甘味药主要是能调节机能、补充机体不足等。这些研究对于阐明五味的物质基础与生物效应均具有积极的推动作用。

五味理论指导临床用药,重点是药物与机体之间的相互作用。因此,五味的物质基础、功能、效应之间的关联研究尤为重要,尚须进一步深入探讨。

第三节　升降浮沉

升降浮沉是表示药物对人体作用的不同趋向性,具体指药物对机体有向上、向下、向外、向内四种不同作用趋向,与疾病所表现的趋向性相对,可以改善或消除疾病的病理趋向,以达到治疗的目的。升降浮沉作为临床用药原则,具有重要意义。一般而言,升浮药都能上行、向外,多用于治病势下陷,病位在上、在表的病证,一般具有升阳发表、祛风散寒、涌吐、开窍等功效的药物,其药性都是升浮的;沉降药则能下行、向内,多用于治病势上逆,病位在下、在里的病证,一般具有泻下清热、利水渗湿、重镇安神、降逆止呕、止咳平喘等功效的药物,其药性都是沉降的。

一、升降浮沉的产生与含义

升降浮沉的药性理论,从萌芽到形成也经历了一个漫长的历史过程。升降理论的系统概括,与金元医家的贡献是分不开的,尤其是张元素的论述最为丰富。此外,刘完素阐述了心肾水火既济的理论,在临床上注意泻火、降火等特点;张子和继承了刘氏理论,临床上尤擅长于升肾水、降心火;李杲以脾胃升降为其理论与临床宗旨;朱震亨除了以滋阴降火理论作为他的学术思想代表外,对金元医家的升降理论进行了全面总结,大大地推广了升降理论的临床应用。升降理论在医学中的应用为升降浮沉药性理论的创立和发展提供了理论基础与临床支持。

升降浮沉作为药性理论的系统论述,当推张元素,在他的《珍珠囊》《医学启源》中,对升降浮沉的药性论述较多。在《医学启源》的"用药备旨"中,他首先以《黄帝内经》有关气味阴阳理论为依据,论述了"气味厚薄寒热阴阳升降之图""药性要旨""用药升降浮沉补泻法"。张氏在这些论述中均正式地把升降浮沉作为药性来概括,同时还阐述了升降浮沉药性与其他药性之间的联系。在其中的"药性生熟用法""药用根梢法"等内容中,又具体论述了升降浮沉理论的应用。在"药类法象"中,系统地将105种临床常用药物用"升浮化降沉"分为五类来论述其功效与应用,在具体药物中也多处指出其升降浮沉的性能。升降浮沉药性理论经过张元素的系统整理,已为当时医家所普遍接受,并在临床上得到了具体应用。

张元素的这一理论,得到了李杲、王好古等人的进一步完善和发展。李杲用五行理论把升降浮沉与四时相配,提出:"药有升降浮沉化,生长收藏成,以配四时,春升夏浮,秋收冬藏,土居中化。是以味薄者升而生,气薄者降而收,气厚者浮而长,味厚者沉而藏,气味平者化而成。"王好古在气味厚薄的基础上,进一步论证了具体气味的升降浮沉性能。李时珍在升降浮沉理论的灵活应用上有新的总结;汪昂则在药物质地与升降浮沉性能的关系方面有较全面的概况。总之,明清以来的医家,都不断地从不同的角度对"升降浮沉"理论有一定的补充和发展,从而使其不断完善,进而推进了其在临床的应用。

总之,升降浮沉指药物作用的趋势。升与浮、沉与降,意义常兼通,文献中时常混称,或以升降简称升降浮沉。升降浮沉是运动的趋势,更重要的是,升降浮沉是气机生命现象的总括,作为药性来讲,有单纯的作用趋势,也有参与其调整、调节、平衡、恢复气机运动的含义,不是单纯的方向或方位。同时,药物的升降浮沉,可以通过炮制、配伍、引经等途径,人为地改变,如酒制升提,盐制润下,姜制温散,酸制收敛等;个别药物还有类似引经的作用,含有使其他药物作用与之一体化,同升、同降、同浮、同沉的意义,如"橘皮同补药则补,同泻药则泻,同升药则升,同降药则降,但随所配而补泻升降也""桔梗载药上浮,牛膝引药下行"之类。

二、升降浮沉的现代研究

中药药性理论的现代研究中,相比四气五味而言,升降浮沉理论是研究的难点。目前虽

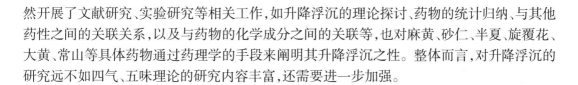

然开展了文献研究、实验研究等相关工作,如升降浮沉的理论探讨、药物的统计归纳、与其他药性之间的关联关系,以及与药物的化学成分之间的关联等,也对麻黄、砂仁、半夏、旋覆花、大黄、常山等具体药物通过药理学的手段来阐明其升降浮沉之性。整体而言,对升降浮沉的研究远不如四气、五味理论的研究内容丰富,还需要进一步加强。

第四节 归 经

中药归经是指药物对机体某部分特殊的选择性作用,其实质是药物对疾病具体病位的作用,反映的是药物作用的定位概念,说明了药物作用的部位,是阐明药物作用机制、指导临床应用的药性理论之一。药物的归经为临床准确使用药物提供了重要依据,如肺病选入肺经的药,心病选入心经的药,这是最简单的选择方法。由于药物归经的不同,即使功效相似的药物,治疗效果也不同。同时,由于人体脏腑经络之间相互联系,一脏有病,常常影响到他脏,因此运用归经理论指导临床用药时,要注意脏腑病变的相互影响,恰当选用药物。

一、归经理论的产生与含义

在历代本草文献中,有归某经、入某经、走某经、行某经、通行某经的说法,也有某经药、某经主药、某经的药、某经行经药等说法。在归属定位上,有以经络为名称的,有以脏腑为名称的,也有以经络脏腑名称相连的,还有直接以其他部位来定位的。这里的归、入、走、行,都是药物作用定位、定向趋势的意思。

中药的归经理论,早在《黄帝内经》已有萌芽,如《素问·宣明五气篇》就有"五味所入,酸入肝、辛入肺、苦入心、咸入肾、甘入脾,是谓五入"的记载。《灵枢·九针论》也有"酸走筋、辛走气、苦走血、咸走骨、甘走肉,是谓五走"的论述。此外《灵枢》《素问》的其他有关篇章中也有不少类似的论述。它们都从不同的角度阐述了不同药物的味与不同脏腑、组织存在密切联系,对后世归经学说的创立和发展有着深刻的影响。

在本草著作中,《神农本草经》对药物功效的记述虽然大多数是以主治病证为主,但也有不少药物功效是把药物的功能与脏腑生理、病理相结合而概述,如大黄"荡涤肠胃",沙参"补中益肺气",地肤子"主膀胱热"等。这些记述虽然没有明确提到归、走等定位定向概念,但也包含了药物对机体各脏腑的选择作用,具有类似定位定向的含义。

张元素《珍珠囊》首次把归经内容作为药性记载,其所论述的 113 种药物中,有 30 余种谈到了归经或类似归经的药性。王好古《汤液本草》和徐彦纯《本草发挥》,均较全面地集中了金、元各医家的学术见解,并且正式把归经与气味、阴阳、毒性等并列作为药性内容。可见,金末元初期间,系统的归经理论已经形成。但"归经"作为一个药性名词正式提出,则见于清朝医家沈金鳌《要药分剂》。

归经理论的产生与形成体系均以临床实践为基础。随着临床实践的积累与丰富,归经药性理论得到了不断的发展。明清以来,归经理论得到了不断完善,而且与多种药性综合应用,推动了整个药性理论的发展。

需要指出的是,通过历代本草记述的整理可以发现,归经作为药物的一种特性,历代医家对它的认识存在差异,不仅定位的方法不统一,而且概况的范围、探讨的程度也不尽相同。因此,药物的归经至今尚未形成一个统一、公认的系统,尚须结合临床实践和客观指标加以

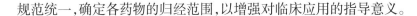

规范统一,确定各药物的归经范围,以增强对临床应用的指导意义。

二、归经理论的现代研究

围绕中药归经理论,现代开展了归经的形态学、药理学、化学成分等方面的相关研究,并开展了归经与微量元素、受体学说、环核苷酸、载体学说等相关研究工作,取得了一定的研究成果。由于中药归经学说是建立在中医脏腑经络学说基础上的药性理论,而中医学的脏腑概念与现代解剖学的脏器并不一致,因此中药归经所反映的具体病位并非纯粹的解剖学脏器和组织,即使研究中发现中药的脏器组织分布与中药传统归经(脏腑)大体吻合,也不能得出中药归经的实质是药物活性成分在体内某些脏器的高浓度分布的结论。另一方面,简单地根据中药所含某一成分的体内分布部位以探讨中药的归经,缺乏了整体性,也脱离了中医药的理论体系。因此,归经理论的现代研究任重而道远。

第五节　有　毒　无　毒

中药的有毒无毒是中药药性理论体系的重要组成部分,也是指导临床安全用药的重要理论依据。

古代中药"毒"的含义包括药物的总称、药物的偏性、药物的毒副作用三方面。所以,不能简单地将本草中的"毒"视为对机体有伤害作用的毒物。"毒"的本身是一个相对的概念。毒性,专指对人体的伤害性能而言,但在本草中也包括某些现代诸如过敏反应或变态反应的内涵。本部分仅着重阐述药性有毒、无毒与毒性。

一、有毒无毒的产生与含义

《神农本草经》:"药有酸、咸、甘、苦、辛五味,又有寒、热、温、凉四气,及有毒、无毒。"这是药性有毒、无毒在存世本草文献中的最早记载。书中将365种药物按功用分为上、中、下三品,指出:"上药一百二十种为君,主养命以应天,无毒,多服久服不伤人。欲轻身益气不老延年者,本上经。中药一百二十种为臣,主养性以应人,无毒有毒,斟酌其宜。欲遏病补虚羸者,本中经。下药一百二十五种为佐使,主治病以应地,多毒,不可久服。欲除寒热邪气,破积聚愈疾者,本下经。"但《神农本草经》在具体药物条目下,没有一种药记载"有毒",至于"无毒"两字,除个别药,如干漆、白头翁、防风外,均无"无毒"文字记载。

药性有毒、无毒在具体药物条目下的记载,最早见于《吴普本草》,例如大黄:"神农、雷公:苦,有毒。扁鹊:苦,无毒。"人参:"岐伯、黄帝:甘,无毒;扁鹊:有毒。"此后,历代本草在药物条目下大致都有"有毒"或"无毒"的记载,如《名医别录》记载有毒药物131种,《新修本草》记载143种,《证类本草》记载223种,《本草纲目》记载361种,并在"毒草"下列有47种。

药性有毒、无毒在《神农本草经》和后世本草文献中的含义不完全相同。《神农本草经》中药性有毒、无毒显然并非专指毒的为害有无,而是泛指药性的强弱、刚柔、急缓。大凡药性刚强、作用峻急者谓之有毒;药性柔弱、作用缓和者谓之无毒。关于这一点,陶弘景进行了阐述:"上品药性亦皆能遣疾,但其势力和浓,不为仓卒之效,然而岁月常服,必获大益。""中品药性,疗病之辞渐深,轻身之说稍薄,于服者,祛患当速,而延龄为缓。""下品药性,专主攻

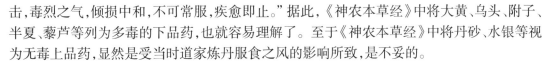

击,毒烈之气,倾损中和,不可常服,疾愈即止。"据此,《神农本草经》中将大黄、乌头、附子、半夏、藜芦等列为多毒的下品药,也就容易理解了。至于《神农本草经》中将丹砂、水银等视为无毒上品药,显然是受当时道家炼丹服食之风的影响所致,是不妥的。

随着医药实践的发展,人们逐渐发现,有些药物虽然可以治病,但也可能伤害机体,出现诸如"令人吐""令人狂乱""烂人肠",甚至"杀人"等为害作用。认识到有毒或大毒药物"皆能变乱,于人为害,亦能杀人",这种"变乱""为害""杀人"明显不是治疗作用的结果。后世本草如《名医别录》《新修本草》在药物条目下注明有毒,大多指可能具有上述为害的性能。

二、中药毒性的等级划分

古代本草对于有毒药物,根据其毒力强弱做大致的分级记载。如《名医别录》《新修本草》分大毒、有毒、小毒三级;《证类本草》《本草纲目》则分大毒、有毒、小毒和微毒四级。药性有毒、无毒在历代本草中的记载并不完全一致,其原因主要涉及对有毒、无毒的概念有不同的理解。如对大黄有毒与无毒,历来就有不同见解。有的称大黄无毒,有的称其有毒,有的称其微毒,有的称其常毒,也有的有毒与无毒并称。像大黄这样的例子在本草中不胜枚举。事实上,《神农本草经》中将专主攻击、药性强烈的药物视为有毒,这一见解对后世本草产生深远影响。因此,了解药性有毒、无毒概念的历史沿革,对正确认识和理解古代本草药性有毒、无毒的记载具有重要意义。此外,古今关于药物毒性记载不一致,也可能因古今用药发生了演变,如品种演变、入药部位演变、采集季节变化等,或者是同名异物或伪赝品而致。药性有毒、无毒记载得不一致,有些与人们对有毒的认识有关。一般来说,后人不断发现药物可能产生的毒性,从而不断补充或修正前人的记载。

总之,药性有毒、无毒、大毒、小毒都是相对的,它们与毒性的关系是辩证的。但这并不等于本草文献中所记载的药性有毒、无毒及毒的分级毫无意义或不可信。恰恰相反,不绝对化,正是全面地理解和认识本草文献中上述概念及其相互关系。众所周知,探讨"毒"时,剂量是不可或缺的重要参数。一般而言,药物有毒往往包含两个意思,一是指其中毒剂量与治疗剂量比较接近,或者某些治疗剂量已达中毒剂量范围,因而临床应用时安全性较小;二是指对机体的影响较剧烈,或后果较严重。至于毒的强弱大小,往往视出现中毒作用所需的剂量为标准,剂量越小,毒越大;或者对机体造成的后果越严重,毒越大。所以,药性有毒、无毒与毒性的关系是辩证的。

当今,《中国药典》(2020 年版)、《中药学》教材对有毒中药分级仍然根据历代本草经验,分为有大毒、有毒、有小毒 3 个层次。

三、有毒无毒的现代研究

关于中药的有毒无毒理论,逐步由广义毒性发展为狭义毒性。因此,客观并慎重对待中药毒性,同时加强中药毒性的现代研究具有十分重要的意义。为此,国内外学者应用现代科学技术对中药毒性开展了大量研究工作,取得了长足进展,部分研究成果为中药的临床应用提供了指导和参考。

中药有毒无毒的研究集中在理论研究、实验研究和临床研究三方面。理论研究关注的是:中药毒、毒性的概念;中药有毒无毒与国际药物监测部门规定的药物不良反应之间的关系;结合中药有毒无毒的分级基础,探讨中药毒性的现代分级标准。实验研究方面,应用现代科技进行中药有毒成分及其毒理作用研究、中药毒物代谢动力学的研究。在化学成分层面，开展了生物碱类（主要有乌头碱、士的宁、马钱子碱、雷公藤碱、麻黄碱、秋水仙碱等）、苷类（主要有强心苷、苦杏仁苷、雷公藤多苷、皂苷等）、萜和内酯类（主要有挥发油、马兜铃酸、倍半萜内酯等）、无机矿物质类（主要含砷、汞、铅类）、毒蛋白类、其他类（如多肽）等研究，考察到这些成分对神经系统、心脏、肝、胃肠道、肾、血液系统等的毒性影响。在此基础上，中药毒性的作用机制则注重肾毒性、肝毒性、生殖毒性、神经毒性等方面。中药毒物代谢动力学则是借助药动学的原理和方法，定量研究毒性剂量下药物在动物体内的吸收、分布、代谢、排泄过程和特点，进而探讨中药毒性发生和发展的规律性。2006 年立项的国家重点基础研究发展计划（973 计划）"中药药性理论继承与创新研究"也涉及部分毒性的研究。通过该项目的研究，基本阐明了千里光、款冬、黄药子、苦楝皮、川楝子的毒性本质和致毒机制，首次证明 HPAs 为复合型肝毒性物质，即通过直接的氧化应激和间接的胆汁淤积导致损伤。基于毒性研究结果，分别建立了千里光、款冬、黄药子、川楝子等药材和制剂的安全标准，被《中国药典》收载成为法定标准。临床研究发现，应用本草文献中记载小毒或微毒的药物，可能会出现严重的中毒症状，甚至还有死亡病例；应用记载无毒的药物，也有发生中毒甚至死亡的报道。这就预示着对中药毒性的认识是渐进的，也是不断完善的，需要更多的关注和深入的研究。当然，中药中毒的发生与很多因素密切相关，包括剂量过大、品种混乱、炮制与配伍不当、煎煮与给药途径不当、缺乏中医理论指导以及药物滥用误用等。

因而，认识中药毒性绝不应孤立片面，而应在中医理论指导下，在中药与机体的联系及其具体使用中，不断深入研究和探讨相对完整的中药毒性概念和理论。同时强调中药毒性具有一定的可控性，即通过深入研究和有效控制与中药毒性相关的因素，加强减毒增效、以毒攻毒等研究，并注意三因制宜的原则，有助于控制中药毒性，尽可能降低和消除毒性。为此，我们应该以科学的思维方式认识中药的毒性，将传统认识与现代研究相互结合，为促进中药安全、有效、可控地应用奠定基础。

第六节　其他药性理论

中药的四气、五味、升降浮沉、归经、有毒无毒属于药性理论基本的范畴。然而，本草中的药性理论丰富多彩，例如中药的引经报使、气臭、补泻、润燥、轻重、缓急、气味厚薄、药类法象等方面，也属于药性理论的范畴，但相对较为次要，其含义有的相互交叉或包容，在此一并加以简要介绍。

一、引经报使

引经报使，又称引经，或称诸经之向导，是建立在归经理论基础之上的。归经只是指某药归某经，而引经报使则是归经与配伍的结合，主要是在方剂中体现其价值。能起到这种作用的药物，称为引经药。

引经的概念，在金元时期称为"通经以为使""报使""各经引用"等，后世有"引经报使""主治引使"等，如《古今医鉴》所称引经，《珍珠囊》称"通经以为使"；《汤液本草》称"报使"，《医学启源》《本草发挥》称"各经引用"，《本草纲目》称"引经报使"，《本草洞诠》则以引经作为"引经报使"之简称并用。一般解释为"引诸药直达病所"，即可使不归该经的药物接引到该经病所。如沈石顽谓："引经之药,剂中用为向导,则能接引众药,直入本经,用力寡而获效捷也。"引经是归经与配伍理论结合的发展,通过配伍,有些药物可改变其他药物的作用方向或部位,或使其作用侧重或集中于特定的方向或部位。这些方向或部位主要指经络的流布分野。从广义的角度来看,引经药还包括部分引药,即通常所称的"引子"或"药引",部分古代文献中的"向导""引使"也应属于引经。引经与归经倾向于药物作用的定向,而引经最终作用还落实在定位上,故引经作用实际上是一种特殊的归经作用。

引经概念的提出,是医药理论一个非常重要的飞跃,尽管也有人反对,但不能否定它在临床实践中的影响。当然,也许不是"引导诸药直达病所",而是"作用于病所,使易于接受诸药影响",但其最终结果(效应)一致。现代药学已经开始出现类似内容的理论,如靶向治疗作用之类。

二、气臭

气臭,指凭嗅觉可以感知的药性。文献中,或称为气,或称为臭,或称为气味。由于气的含义有多种,如《神农本草经》:"药有……寒、热、温、凉四气。"其不是嗅觉可以感知的,因此已经造成概念上的混乱。《本草衍义》称:"凡称气者,即是香、臭之气,其寒、热、温、凉,则是药之性。且如鹅条中云:'白鹅脂性冷',不可言其气冷也。况自有药性,论其四气则是香、臭、臊、腥,故不可以寒、热、温、凉配之。……其序例中气字,恐或后世误书,当改为性字,则于义方允。"至今几百年间仍未能统一,缘由之一是,《黄帝内经》《难经》中大量讨论的气,并不局限于气臭内容,气臭虽可称为气,但气的含义不只是气臭,更多的则是超越气臭范围的内容。至于臭,虽可通嗅,概括诸臭,但与具体的臭气、五臭之一无法区别,广义、狭义容易混乱,气味则与四气五味简称气味自然相混。为免混淆,本节除引文外,以气臭为专用名词。

与医疗有关的气臭,在《素问》中已有记载,而且一开始就与五脏、五行等发生联系,如《金匮真言论》所说:"肝类草木,其臭臊;心类火,其臭焦;脾类土,其臭香;肺类金,其臭腥;肾类水,其臭腐。"后世许多医家著作多以此为本,只是肝臭或为臊,或为膻。

但是,气臭不只有五,因此,《本草品汇精要》凡例虽以腥、膻、香、臭、朽为二十四则之臭,实际书中所列除以上五种外,还有臊、焦,以及微腥、微香、腥香、腥辣等记载。《药品化义》所称气者有膻、臊、香、腥、臭。

作为药性的认识,《黄帝内经》对气臭已有记载,如称:"热中、消中,不可服高粱、芳草、石药。……芳草之气美,石药之气悍,二者其气急疾坚劲。"显然是对芳香性能的讨论。但此后长期内香气的作用只在避秽、避疫等佩戴、燃香时应用。隋、唐以降,许多外来香药用于临床,含香药的内服方剂渐多,但只有在宋以后对香类性能的讨论才多了起来,著名的《局方发挥》有相当一部分是讨论香燥药的危害。只是到了明末,温病学派兴起,芳香药性的认识深入,应用较广,芳香成了一种重要的药性。至于其他气臭,则一直应用不多,所以明末、清初的《药品化义》在讨论气臭功能时,只讨论香,自注"缺膻、燥、腥、臭四气,有脱简"。至今,对气臭的药性认识,仍以香为重点。

由此,具有芳香气味的中药称其为芳香药,随着对芳香药的药性特点及治疗机制认识不断加深,逐步形成了芳香药性理论,成为中药药性理论的一个组成部分。目前,芳香药性成为气臭理论的突出代表,与之相应的芳香疗法也在祛病和保健中逐步兴起,广泛应用于药品、化妆品、保健食品等领域。

三、补泻

补与泻是中医药治疗的两大重要法则。补即补其虚损之偏,泻即泻除邪气之弊,使人体达到阴阳平衡而康复。对于药物的补泻性能,早在《黄帝内经》已有论述。如《素问·藏气法时论》中根据五脏之苦欲,提出了用五味补泻之理论,谓"肝欲散,急食辛以散之,以辛补之,以酸泻之……肾欲坚,急食苦以坚之,以苦补之,以咸泻之"。

《神农本草经》将药物分为上、中、下三品,上药多为补益药,中药补泻均有,下药为祛邪之品,其明确指出了补药具补虚扶正之功,而泻药具祛邪疗疾之用。北齐徐之才《药对》把药性分为十种,如《本草纲目》序例引《药对》:"药有宣、通、补、泄、轻、重、涩、滑、燥、湿十种。"其中"泄可去闭"指泻为通闭祛邪之品,"补可去弱"指补益虚损之品,泻仅为祛邪性能中的一种。

金元时期的张子和谓:"五脏各有补泻,五味各补其脏……五谷、五菜、五果、五肉皆补养之物也。实则泻之,诸痛为实,痛随利减,芒硝、大黄、牵牛、甘遂、巴豆之属,皆泻剂也。"

由上可见,补泻理论作为中药药性理论中的内容之一,经过历代医药家对其概念以及具体药物的药性不断认识和完善,为药性理论的发展和临床应用奠定了基础。

四、润燥

润燥药性是对药物治疗燥证或湿证的作用性质概括,并用于反映药物对人体津液变化的影响,进而从另外一个角度展示了药物的特征,并完善了中药的性能理论,具有一定的临床应用价值。所谓"润"即指能够清除燥邪、滋养阴津,具有濡润作用的一类药物;"燥"即指能够祛除湿浊,具有燥湿作用的一类药物。

润燥药性,《黄帝内经》中已有"辛润""苦燥"之说,在《素问·至真要大论》中提出"湿淫于内……以苦燥之……燥则濡之"的治则。而润与燥作为与燥邪、湿邪相应的中药性能理论,其形成与发展经历了漫长的历史时期。

《神农本草经》至唐以前的本草缺乏对中药润燥性能的描述。至唐代陈藏器所论述的"十剂"中亦概括了"燥""湿"二剂,后世视为在润燥药性基础上发展而来治疗"燥""湿"二证的主要治法,所谓"燥可去湿""湿可润燥"则是燥湿药性的具体应用。但这时的燥湿主要指润燥祛湿的药物功效,并未明确概括为药性。其后虽有散在的某药刚燥、某药柔润的论述,但又缺乏理论总结,没有上升为药性理论。

金元时期张从正《儒门事亲》则说:"所谓燥剂者……非积寒之病,不可用也。所谓湿剂者,润湿之所谓也,虽与滑相类,其间少有不同。"此时的燥湿理论均指出了其具体应用。

明代陈嘉谟《本草蒙筌》总论十剂中谈道:"燥:可去湿,桑白皮、赤小豆之属是也(绿豆亦可)。故湿则为重,宜燥剂以除之。""湿:可去枯,紫石英、白石英之属是也。故枯则为燥,宜湿剂以润之。""燥,除湿之剂也……湿,润燥之剂也。"李时珍《本草纲目》曰:"湿有外感,有内伤……故风药可以胜湿,燥药可以除湿""湿剂当作润剂",此时李时珍将古人沿用的湿剂改为润剂,同时对燥性和润性药物的认定提出了较为完整的理论和总原则,药性润燥之理论基本趋于完善。

清代陈士铎《本草新编·十剂论》中提出"九论燥剂和十论湿剂",指出"然燥有在气、在血、在脏、在腑之殊,有在内、在外、在久、在近之别,未可一概用也……燥不同,审虚实而湿之,则无不宜也"。其对润燥药性进一步发挥和完善。清代石芾南看到"古人论药性,多言

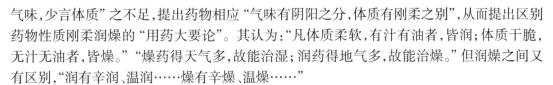

气味,少言体质"之不足,提出药物相应"气味有阴阳之分,体质有刚柔之别",从而提出区别药物性质刚柔润燥的"用药大要论"。其认为:"凡体质柔软,有汁有油者,皆润;体质干脆,无汁无油者,皆燥。""燥药得天气多,故能治湿;润药得地气多,故能治燥。"但润燥之间又有区别,"润有辛润、温润……燥有辛燥、温燥……"

综上所述,自唐代陈藏器提出润燥性能,经过历代医药家的发展与不断完善,润燥理论得到了一定的丰富。近代以来,药物润燥之性进一步与通便、止咳、止渴、滋阴、除湿、健脾等功效结合,直接反映相应功效作用的特点。

五、轻重

药性"轻重"二字见于中药分类"十种"之两种,即宣、通、补、泻、轻、重、涩、滑、燥、湿。"十种"原是对药物按功用分类的一种方法,在后世文献中多称为"十剂"。在现存本草文献中,"十剂"内容最早见于宋代唐慎微的《证类本草》,原文转录自《嘉祐本草》序录。在其"臣禹锡等谨按徐之才《药对》、孙思邈《备急千金要方》、陈藏器《本草拾遗》序例如后"标题下有四部分内容,第三部分为"十剂",称"药之大体",记载:"诸药有宣、通、补、泻、轻、重、涩、滑、燥、湿,此十种者是药之大体。而《神农本草经》都不言之……轻可去实,即麻黄、葛根之属是也。重可去怯,即磁石、铁粉之属是也。"

宋代寇宗奭认为"十种"说出自梁代陶弘景,其在《本草衍义》序例:"陶隐居云:药有宣、通、补、泻、轻、重、涩、滑、燥、湿。"同时,补充了寒、热二种。李时珍《本草纲目》认为"十种"分类出于北齐徐之才,并引徐之才曰:"药有宣、通、补、泄、轻、重、涩、滑、燥、湿十种,是药之大体,而《神农本草经》不言,后人未述。凡用药者,审而详之,则靡所遗失矣。"并在各药名称之下注有"之才曰"。从此以后,凡言"十剂",均作"徐之才曰"。如清代沈金鳌《要药分剂》,即以"十剂"为纲对药物进行分类,在每种药物概述中皆冠有"徐之才曰"字样。

从上述文献看,最早提出中药分类之"十种"说有三:其一是魏晋南北朝陶弘景,其二是唐代医家陈藏器,其三是北齐徐之才。然因三位医家之原著均已亡佚而无从查考。其后,宋金元时期医家借中药分类之"十种"之概念,用以分类方剂。

六、缓急

缓性药物,一般是指气味偏性较弱,或功效作用较慢的药物,如炙甘草、茯苓、党参、山药、百合、莲子、芡实等,临床多用于慢性病证或虚损类疾病;而急性药物,一般是指气味偏性较强,或功效作用较快、较猛的药物,如大黄、附子、干姜、麻黄等,临床多用于危急重症。

"缓、急"二字在《黄帝内经》中多次出现,但含义多有不同。如《素问·至真要大论》"补上治上制以缓,补下治下制以急,急则气味厚,缓则气味薄",是根据病位不同选择气味厚薄不同的药物,此处"缓、急"当指气味之厚薄。

"缓、急"也是内经"七方"中的两类,而"七方"是古代的一种组方理论。主要是根据病邪的微甚、病位的表里远近、病势的轻重,结合患者体质的强弱,初步拟定方剂的君、臣、佐、使之后,还需要确定具体使用药物的数量。金元医家刘完素《素问病机气宜保命集》解释说:"肝肾位远,数多则其气缓,不能速达于下,必大剂而数少,取其迅急下走也。心肺位近,数少则其气急下走,不能升发于上,必小剂而数多,取其气易散而上行也。"亦有医家认为不必拘泥,如陶弘景说:"用药犹如立人之制,若多君少臣,多臣少佐,则气力不周也。然检仙经世俗诸方,亦不必皆尔。"

此外，缓急又特指脏腑的病理反应，如《素问·藏气法时论》："肝苦急，急食甘以缓之……心苦缓，急食酸以收之。"金元医家王好古《汤液本草》举出具体药物，缓肝急之药物为"甘草"，收心缓的药物为"五味子"。

明代张介宾重视辨析药性的缓急轻重，在《景岳全书·新方八阵》中认为"用散之法，当知性力缓急及气味寒温之辨"，在具体分析药物时指出："如麻黄、桂枝峻散者也；防风、荆芥、紫苏平散者也；细辛、白芷、生姜温散者也；柴胡、干葛、薄荷凉散者也；羌活、苍术能走经去湿而散者也；升麻、川芎能举陷上行而散者也。"其对寒凉药也有论述："夫轻清者宜以清上，如黄芩、石斛、连翘、天花粉之属也；重浊者宜于清下，如栀子、黄柏、龙胆、滑石之属也；性力之厚者能清大热，如石膏、黄连、芦荟、苦参、山豆根之属也；性力之缓者能清微热，如地骨皮、玄参、贝母、石斛、童便之属也。"

七、气味厚薄

自《黄帝内经》首创药性厚薄之说，历代医药学著作中经常可见到在阐述中药性能功效时关于气味厚薄的相关描述，尤其在金元时期，以易水学派开创者张元素为代表，对气味厚薄的发挥和诠释曾达到了一个鼎盛阶段，明清时期著名医家如李时珍、汪昂等也有展开论述和运用。按其内涵，气味厚薄其实是由气味理论所派生，是古代医家试图从微观或量化的角度来探索气味药性，分别以"厚"与"薄"概念和角度对气味特征予以补充阐述。

气味阴阳厚薄学说主要源自先秦的阴阳哲学思想，其论述首先记载于《黄帝内经》。《素问·阴阳应象大论》云："味厚者为阴，薄为阴之阳。气厚者为阳，薄为阳之阴。""阳为气，阴为味。"根据阴阳理论，在阴阳之中可复分阴阳。《素问·至真要大论》曰："辛甘发散为阳，酸苦涌泄为阴，咸味涌泄为阴，淡味渗泄为阳。"按《黄帝内经》观点，辛、甘、淡属阳，酸、苦、咸属阴，这是味之阴阳。气之阴阳是指寒、热、温、凉的阴阳属性，气之温、热属阳，气之寒、凉属阴。《黄帝内经》中还记载了以气味厚薄特点来论述药物的功效，如《素问·阴阳应象大论》中有明确的阐述："味厚则泄，薄则通，气薄则发泄，厚则发热。"就"气"而言，一般来说，气厚的辛、甘、温、热之品大多具有"温燥"之特性，能温暖脏腑、祛除寒凝、补助阳气等，如附子、肉桂、淫羊藿等；气薄的辛、甘、淡、平、寒、凉之品，大多具有"发泄"的特性，能发散表热，退阴分伏热，渗泄水湿等，如薄荷、金银花、猪苓等。就"味"而论，一般来说，味厚的苦、咸、寒之品，大多具有"通泄"的特性，能泻腑通便、清泄火热湿热等，如芦荟、黄连、茵陈等；芳香浓郁之品具开窍、化湿、行气之功，如苏合香、白豆蔻、乌药等；味薄的苦、咸、淡、平之品大多具有"疏通"的特性，能疏通经络、通行气血等，如桑枝、牛膝等。

金元时期受理学和法象思维的影响，易水学派创始人张元素将药物气味阴阳厚薄与升降关系相结合，进一步将气味提升到药物性能综合体中的首要地位，与药物的升降浮沉特性相结合，以阐释药物作用，创立了药物厚薄-升降浮沉新学说。张元素在其代表著作《医学启源》的"用药备旨"中云："凡同气之物必有诸味，同味之物必有诸气，互相气味，各有厚薄，性用不等。"从中可知，分辨气味厚薄，对进一步辨识药性气味以及确认药物功效具有一定意义。

张元素借用《黄帝内经》中气味阴阳厚薄的论述，对药物厚薄属性进行了更明确的规定和深入阐述。他认为药物"味之薄者"所含气味为酸、苦、咸、平，功能为"味薄则通"；药物"味之厚者"所含气味为酸、苦、咸、寒，功能为"味厚则泄"；药物"气之厚者"所含气味为辛、甘、淡、温、热，功能为"气厚则发热"；药物"气之薄者"所含气味为辛、甘、淡、平、凉、寒，功能为"气薄则发泄"。张氏还认为药物的升降浮沉作用主要受药物气味的支配和制约,凡气味辛甘温热之药及味薄者性主升浮,气味酸苦咸寒及淡味渗泄之品性主沉降。李杲全面继承了张元素的升降浮沉药性理论,将药物升降浮沉归纳为:"味薄者升,气薄者降,气厚者浮,味厚者沉。"元代《汤液本草》中也有"气味厚薄寒热阴阳升降图",并选取茯苓、麻黄、附子、大黄四味具有代表性的药物建立了直观的药物气味厚薄升降图,进行诠释。

李时珍《本草纲目》序例大量引录张元素的药性理论,对后世探索药性理论具有启迪性。李时珍在药物"气味"及"发明"项下收载了前人有关此药气味厚薄的阐述以及李时珍的个人见解,如:"黄芪,气薄味厚,阴中阳也,性凉味苦,气味俱薄,轻清而浮。""人参气味俱薄。气之薄者,生降熟升;味之薄者,生升熟降。如土虚火旺之病,则宜生参凉薄之气,以泻火而补土,是纯用其气也;脾虚肺怯之病,宜用熟参甘温之味,以补土而生金,是纯用其味也。"

明代《本草品汇精要》载药 1 815 种,几乎在每味药物的"气"项之下载有该药气味厚薄特性。如"吴茱萸,气味俱厚,阳中之阴;山豆根,气薄味厚,阴中之阳;胡芦巴,气厚于味,阳中之阴"等,可知古代医家对气味厚薄非常重视。

清代唐宗海《本草问答·卷上二》云:"气本于天,味本于地,气厚者入气分,味厚者入血分。入气分者走清窍,入血分者走浊窍。有如大蒜,气之厚者也,故入气分走清窍,上为目眚而下为溺臭。海椒味之厚者也,故入血分走浊窍,上为口舌糜烂而下为大便辣痛。"对于气味厚薄不同特性的药物作用部位认识上有所发挥。汪昂在归纳和总结前人经验的基础上,对药物气味与升降浮沉之间的关系做了进一步概括。《本草备要》中指出:"凡药轻虚者浮而生,重实者沉而降,味薄者升而生,气薄者降而收,气厚者浮而长,味厚者沉而藏,味平者化而成。气厚味薄者浮而升,味厚气薄者沉而降,气味俱厚者能浮能沉,气味俱薄者可升可降。"

综上,气味厚薄学说渊源于《黄帝内经》,形成于金元易水学派,明清也有不少医家继承和应用之。气味厚薄学说对进一步阐明四气五味的特性有一定意义,虽其始终未成为完善而独立的理论体系,但气味厚薄实可作为中药药性内容的补充和延伸,对于解释中药作用的原理,合理运用中药均具有一定指导意义。

八、药类法象

法象,即法自然之象。药类法象,即药性合乎自然天地阴阳之象,是中医学用以探索和认识药物作用与功效的一种理论方法,与中医药象思维的指导密不可分。法象药理是以药物的外在表象即形、色、气、味、质为核心,结合阴阳五行、五运六气、气味升降理论,阐释药物作用机制的理论模式,认为"物从其类""同形相趋""同气相求"。中医学中的药类法象理论源于《黄帝内经》,初步形成于宋代,兴盛于金元时期,并在明清得以继续昌盛。其充实了中药学理论,在特定历史时期对中医药学的发展起到了推动作用,影响至今。但其中也夹杂着一些主观臆测带来的不确定性与局限性,因此应当正确认识与评价。以下仅以本草著作中出现的色、形为代表的相关学说作一介绍。

(一)药象之"色"

《神农本草经》和《本草经集注》序录中并没有"色"作为药性的提法。色与气臭一样,都是《黄帝内经》中的药性,而且都与五脏、五行相联系。《素问·阴阳应象大论》:"东方生风,风生木,木生酸,酸生肝,……在色为苍""南方生热,热生火,火生苦,苦生心,……在色为赤""中央生湿,湿生土,土生甘,甘生脾,……在色为黄""西方生燥,燥生金,金生辛,辛生肺，……在色为白""北方生寒，寒生水，水生咸，咸生肾，……在色为黑";《金匮真言论》:"东方青色，入通于肝""南方赤色，入通于心""中央黄色，入通于脾""西方白色，入通于肺""北方黑色，入通于肾";《五藏生成》:"色味当五藏，白当肺、辛，赤当心、苦，青当肝、酸，黄当脾、甘，黑当肾、咸";《藏气法时论》:"肝色青，心色赤，肺色白，脾色黄，肾色黑";《灵枢》五味:"五色:黄色宜甘，青色宜酸，黑色宜咸，赤色宜苦，白色宜辛"。说法虽然不同，内容实质一致。

《蜀本草》最早讨论五色与其他药性的关系，五色正式成为药性:"空青法木，故色青而主肝;丹砂法火，故色赤而主心;云母法金，故色白而主肺;雌黄法土，故色黄而主脾;磁石法水，故色黑而主肾，余皆以此推之，例可知也。"后人亦有以五色合五脏、五行，而解释归经者，如《本草备要》总结为:"凡药青属木入肝、赤属火入心、黄属土入脾、白属金入肺、黑属水入肾。此五色之义也。"

但实际上，这些理论的规律性很差，青色药有入肝者，但并不都入肝;入肝药有青色者，但入肝药并不都是青色;同样，赤色药有入心走血者，并不都入心走血;入心走血者并不都是赤色。药的颜色还因炮制、制剂、配伍乃至渲染等各种因素影响，并不固定。

（二）药象之"形"

形状，应是最直接的物体性状感知，或者先于颜色、气臭，但并不是最原始的药性认识。即使最初的药性认识传说，"神农尝百草"中提及的是尝，而不是看。形状作为药性，恐与象数学说的发展影响有关。《神农本草经》序录中并没有类似理论，《黄帝内经》中也没有类似内容，可知形作为药性理论提出的时间较迟。

《名医别录》称人参"如人形者有神"，并没有指明不似人形者无效;《雷公炮炙论》强调"凡使，要肥大，块如鸡腿并似人形者";《海药本草》称"出新罗国，所贡又有手脚，状如人形，长尺余，以杉木夹定，红线缠饰之"。有的版本其人参图不但形如人，而且五官、四肢、指趾、乳、脐、生殖器悉具。《本草衍义补遗》谓锁阳"补阴气，益精血"，李时珍据《辍耕录》称其状"绝类男阳";徐大椿认为肉苁蓉"以形质为治也。苁蓉象人之阴而滋润粘腻，故能治前阴诸疾而补精气"。可以看出，此类解释多为附会之词，内容局限，更难比类引申。最重要的是，这些以形治的药物用于治疗时，形都失其完整性，以形治的实际意义有待于更多的实证。

部位，主要指动、植物药的不同部位，可以指不同器官，也可以指同一器官的不同部分或不同结构。动物药的不同器官、脏腑、组织，各具不同药性、不同功能，包括食用价值、有毒、无毒，可能很多民族都有类似这样的认识。在中医药学中植物类药材这种情况更属常见，甚至作为完全不同的药材，如栝楼实与天花粉，马兜铃与青木香，何首乌与夜交藤，小草与远志，赤箭与天麻之类。

同一器官的不同部位或不同结构也具有不同药性。《汤液本草》中"用药根梢身例"的论述，"凡根之在土者，中半已上，气脉之上行也，以生苗者为根;中半已下，气脉之下行也，入土以为梢。病在中焦与上焦者用根;在下焦者用梢。根升梢降。大凡药根有上、中、下，人身半已上，天之阳也，用头;在中焦用身;在身半已下，地之阴也，用梢。述类象形者也"。《本草发挥》药用根梢法则称:"当知病在中焦用身;上焦用根;下焦用梢。"《本草蒙筌》咀片分根梢，称:"根梢各治，尤勿混淆。生苗向上者为根，气脉行上;入土垂下者为梢，气脉下行;中截为身，气脉中守。上焦病者用根;中焦病者用身;下焦病用梢。盖根升梢降、中守不移故也。"各家说法虽略有出入，但原则相同。这里所说的根，或称为头;梢，或称为尾。

在本草文献中，当归是分根梢的主要典型，当归头、当归身、当归尾具有不同的应用，其他如人参、甘草、地榆、麻黄、远志、山茱萸等也有类似的记载,这种关于药材部位不同药性功效存在差异的理论仍有一定的指导价值,有待于更多的实验加以验证,不可轻易否定其价值。

第七节　中药药性传承及实例分析

一、黄芪

黄芪,《神农本草经》列为上品。李时珍《本草纲目》谓:"耆,长也。黄耆色黄,为补药之长,故名。今俗通作黄芪。"李中立《本草原始》曰:"耆者年高有德之称,耆者历年久而性不燥,此药性缓如之,故得以耆称。"后将"耆"简写为芪。黄芪作为补气要药,对其药性及功效、临床应用的认识有着悠久的历史。

1. 对黄芪药性的认识　对黄芪性味的记载最早见于《神农本草经》:"味甘,微温。"《名医别录》载:"无毒,生白水者,冷。"《药性论》曰:"白水赤皮者,微寒。"《医学启源》曰:"气温,味甘,平。"

对其归经的记载最早见于《汤液本草》:"入手少阳、足太阴经、足少阴命门。"《本草蒙筌》云:"入手少阳,手足太阴。"《神农本草经疏》曰:"入手阳明、太阴经。"《本草新编》曰:"入手太阴、足太阴、手少阴之经。"可见对其性味的记载有味甘,性微温、性微寒(指生于白水的赤皮黄芪,即红芪,主产于甘肃南部)等。

对其归经的记载有手少阳三焦经、手太阴肺经、足太阴脾经、足少阴肾经、手阳明大肠经等。

现《中国药典》(2020年版)黄芪的"性味与归经"项下规定黄芪的药性为"甘,微温。归肺、脾经"。

2. 黄芪的功效与临床应用的考证　《神农本草经》记载了黄芪的功效与主治:"主痈疽,久败疮,排脓止痛,大风癞疾,五痔,鼠瘘,补虚,小儿百病。"此时虽记载了黄芪具有"补虚"功效,但并未明确补益气血阴阳的具体方面。《名医别录》对其功效加以补充,言其主治"妇人子脏风邪气,逐五脏间恶血。补丈夫虚损,五劳羸瘦,止渴,腹痛泄利,益气,利阴气",强调黄芪"补虚"的重点是"补丈夫虚损"和"益气",提示黄芪善于治疗男性虚损与气虚病证。《名医别录》首次提出黄芪有"止渴,逐五脏间恶血"之功,为后世应用黄芪治疗消渴、血瘀病证奠定了基础。在疾病方面,《名医别录》认为黄芪主治"妇人子脏风邪气""五劳羸瘦,腹痛泄利"。可见,《名医别录》与《神农本草经》关于黄芪主治的记载有所不同。

3. 唐代甄权《药性论》记载黄芪"治发背,内补,主虚喘,肾衰,耳聋,疗寒热",发挥创新了黄芪的功效和应用。《日华子本草》认为"(黄芪)助气,壮筋骨。长肉,补血,破癥癖,瘰疬瘿赘,肠风,血崩带下,赤白痢,产前后一切病,月候不匀,消渴,痰嗽,并治头风,热毒,赤目等",进一步明确黄芪"助气,补血"之"补虚"内涵,尤为重要的是明确指出黄芪能治疗消渴。金元时期,医家对黄芪的临床应用加以发扬,张元素《珍珠囊》认为"黄芪甘温纯阳、其用有五:补诸虚不足,一也;益元气,二也;壮脾胃,三也;去肌热,四也;排脓止痛,活血生血,内托阴疽,为疮家圣药,五也";李杲《珍珠囊药性赋》提出黄芪"温分肉而实腠理,益元气而补三焦,内托阴证之疮疡,外固表虚之盗汗";《药类法象》中强调黄芪"补虚"的作用体现在"补肺气,实皮毛",并指出黄芪能"泻肺中火";王好古《汤液本草》则认为"(黄芪)治气虚盗汗并自汗，即皮表之药。又治肤痛，则表药可知。又治咯血，柔脾胃，是为中州之药也。又治伤寒尺脉不至，又补肾脏元气，为里药。是上、中、下、内、外、三焦之药"。其中，黄芪"补肾脏元气"之说，既是对《药性论》中黄芪治"肾衰耳聋"的发挥，又是一种创新观点，遗憾的是后世本草对此并未引起足够的重视。

明代倪朱谟《本草汇言》增入"贼风之痼，偏中血脉，而手足不随者，黄芪可以荣筋骨"。缪希雍《神农本草经疏》认为"黄芪在补中益气汤甘温能除大热，为治劳倦发热之要剂"。陈嘉谟《本草蒙筌》谓黄芪"生用治痈疽，蜜炙补虚损"。清代张璐《本经逢原》认为"（黄芪）入益气药炙用，入解表及托里药生用"。这一时期，医家提出不同的炮制方法能影响黄芪功效与主治的发挥，临证时应依据病情加以选择。并提出黄芪"扶危济弱，略亚人参""肌表之气，补宜黄芪；五内之气，补宜人参，若内气虚乏，用黄芪升提于表"等观点。这些观点至今仍指导着临床实践。

现代普遍认为，黄芪具有补气升阳、固表止汗、利水消肿、生津养血、行滞通痹、托毒排脓、敛疮生肌等功效。临床主要用于治疗气虚乏力，食少便溏，中气下陷，久泻脱肛，便血崩漏；肺气虚弱，咳喘气短；表虚自汗，体虚感冒；脾虚水肿；内热消渴，气血亏虚，面色萎黄；气虚血滞，半身不遂，痹痛麻木及疮疡久溃不敛等。

二、枸杞子

枸杞子，为枸杞的果实，始载于《神农本草经》，为传统滋补类中药，归肝、肾经，功效滋补肝肾、益精明目。本品入药历史悠久，早在《诗经》中就对其原植物有所记载，称为"杞"。枸、杞乃二树名，由于枸杞为灌木，棘如枸之刺，茎如杞之条，其树根盘错，茎枝多棘刺，故名枸杞。本草记载中，枸杞的根皮入药名地骨皮，枸杞来源的药材还有枸杞叶、枸杞茎、枸杞芽等。以下讨论的均为枸杞的果实枸杞子。

1. 对枸杞药性的认识　历代本草文献中，医药学家们对枸杞的药性和功效的认识并不一致，甚至可以说存在明显差异，差异主要集中在对其药性属于性寒抑或性温，功效是补阴抑或补阳等方面有不同见解。

（1）性寒之说：《神农本草经》云其"味苦，寒"。《名医别录》言其"根大寒，子微寒，无毒"。《开宝本草》云其"味苦，根大寒，子微寒，无毒"。《神农本草经疏》言："枸杞感天令春寒之气，兼得乎地之冲气，故其味苦甘，其气寒而其性无毒……味甘平，其气微寒，润而滋补，兼能退热。"《本草蒙筌》谓："味甘、苦，气微寒，无毒。"《药性解》曰："枸杞子，味苦甘，性微寒，无毒，入肝、肾二经。"《药鉴》云："气微寒，味甘苦，无毒。"《本草求真》云："枸杞专入肾，兼入肝，甘寒性润。"《神农本草经读》云："枸杞之苦寒清热，可以统主之。"《本草汇言》言："味甘、微苦，气寒，性润，无毒。可升可降，阴中阳也。"《本草求真》云："枸杞专入肾，兼入肝，甘寒性润。今人因见色赤，妄谓枸杞补阳，其失远矣。岂有甘润气寒之品，而尚可言补阳耶。若以色赤为补阳，则红花、紫草其色更赤，何以不言补阳而曰活血？呜呼！医道不明，总由看书辨药，不细体会者故耳。试以虚寒服此，不惟阳不能补，且更见有滑脱泄泻之弊矣，可不慎欤。"此言颇具代表性，历代本草据此说者较多。

（2）性温之说：历代本草和医籍据此说者亦有数家，代表性的论述者集录如下。《景岳全书》谓，"味甘微辛，气温，可升可降"。《本经逢原》谓，"枸杞子味甘色赤，性温无疑；根味微苦，性必微寒"。《本草新编》谓，"味甘、苦，气微温，无毒。甘肃者佳。入肾、肝二经"。叶天士《临证指南医案》认为，"枸杞温润，同沙苑之松灵入肝络"。《得配本草》谓，"味甘，微温而润"。

（3）性平之说：历代本草据此说者亦较多，其中以李时珍为代表。如《药性论》谓，"枸杞味甘，平"。《药品化义》谓，"枸杞子，阳中有阴，润，紫，和，甘，平，云微寒、云温，皆非。沉，补肾。性气薄而味浓，入肾肝二经"。《本草纲目》谓，"其苗乃天精，苦甘而凉，口焦心肺客热者宜之。根乃地骨，甘淡而寒，下焦肝肾虚热者宜之……至于子则甘平而润，性滋而补，不能退热，止能补肾润肺，生精益气。此乃平补之药，所谓精不足者，补之以味也"。《本草备要》谓，"平，补而润。甘平。其色赤属火，能补精壮阳，然气味甘寒而性润，仍是补水之药，所以能滋肾、益肝、明目而治消渴也"。《本草通玄》谓，"枸杞子，味甘气平……平而不热，有补水制火之能，与地黄同功"。《本草便读》谓，"枸杞子，以甘肃甘州者为上，味甘，子少润泽有脂。其余土产者，子多味苦而劣，不堪用。其性平和，不寒不热"。

综观各家论述和分析考证诸家用药经验，以李时珍、汪昂之说较为客观准确，即"本药味甘质润，性平，鲜（生）枸杞则性属微寒，归经入肾、肝二经"之说较为合理。

2. 枸杞的功效与临床应用的考证

（1）汉至唐代：汉代，医药学家对枸杞子的滋补强壮作用已有初步认识，《神农本草经》载枸杞子"坚筋骨，轻身不老"。《名医别录》谓其"补内伤，大劳，嘘吸，坚筋骨，强阴，利大小肠，久服耐寒暑"。《本草经集注》云其"补益精气，强盛阴道"。《药性论》曰其"能补益精诸不足，易颜色，变白，明目，安神，令人长寿"。《食疗本草》言其"坚筋耐老，除风，补益筋骨，能益人，去虚劳"。《肘后备急方》单用枸杞疗病，谓其"主补虚，长肌肉，益颜色，肥健人，能去劳热"。《外台秘要》载杞子散：用枸杞、干姜、橘皮、白术、吴茱萸、蜀椒为散，每服9g，和酒食进之，以长阳气而疗百病。杞子煎：以枸杞子、生地黄、人参、茯苓、天冬、杏仁等煎为膏，酒和服，能安五脏、好颜色、延年长生。

枸杞子可医急慢性眼病。《肘后备急方》用"枸杞子捣汁，日点眼内三五次"，治目生赤翳。此为本药用于眼科病症之较早记载，分析此处使用的应是鲜枸杞子。还有《备急千金要方》之补肝丸，用枸杞子配柏子仁、干地黄、茯苓、车前子、五味子、甘草、菟丝子、兔肝等治眼暗不明。

枸杞子还可愈消渴，《备急千金要方》中载："治虚劳苦渴不止。用枸杞子八两、酒拌微炒，地骨皮十两微炒，共研为末，麦门冬去心、熟地黄各四两，酒煮捣膏，和前药共为丸，梧子大。每早晚各服四钱，白汤下。"

（2）宋金元时期：枸杞子益精明目的功效在宋元时期深受重视，《圣济总录》载枸杞丸，用枸杞子、巴戟天、旋覆花、蜀椒为末，炼蜜为丸，治疗肝肾风气上攻，眼生黑花。《银海精微》中5方均配伍枸杞子，其中补肾丸，用枸杞子、石菖蒲、茯苓、人参、山药、泽泻、菟丝子、肉苁蓉为细末，炼蜜为丸，治眼目有黑花，芒芒如蝇翅者；驻景补肾明目丸，用枸杞子、五味子、酒熟地黄、酒肉苁蓉、酒楮实子、车前子、石斛、青盐，治肝肾俱虚，瞳仁内有淡白色，昏暗成内障；明目固本丸，用生地黄、熟地黄、天冬、麦冬、枸杞子、干菊花为末，治心热，肾水不足，少睛光；通明补肾丸，用枸杞子、楮实子、五味子、人参、菟丝子、肉苁蓉、菊花、熟地黄、当归、牛膝、知母、黄柏、青盐，治玉翳遮睛，初起红肿。《太平圣惠方》载枸杞子丸，用枸杞子、干地黄、人参、茯神、炮附子、覆盆子、五味子、山药、菟丝子、肉苁蓉、石斛、山茱萸、桂心炼蜜为丸，能益颜色、养精气、壮筋骨、强力倍志，治虚损。

《太平圣惠方》用枸杞子、白茯苓、牡蛎、麦冬、车前子、泽泻、牡丹皮、天花粉治消渴。《仁斋直指方》枸杞子丸，用枸杞子、菟丝子、白茯苓、黄芪、牡蛎粉、牛膝、熟地黄、麦冬、鸡内金、桑螵蛸治消渴。

（3）明清时期：这一时期众多医药学家在本草著作中对枸杞的功效加以较多阐述及发挥，使其核心功效更为突出和明晰，代表性的有《景岳全书·本草正》："能补阴，阴中有阳，故能补气。所以滋阴而不致阴衰，助阳而能使阳旺……其功则明耳目，添精固髓，健骨强筋，善补劳伤，尤止消渴，真阴虚而脐腹疼痛不止者，多用神效"；《本草备要》："其色赤属火，能补精壮阳，然气味甘寒而性润，仍是补水之药，所以能滋肾益肝明目，而治消渴也"；《神农本草经疏》："枸杞子，润血滋补，兼能退热，而专于补肾润肺，生津益气，为肝肾真阴不足，劳乏内热补益之要药……故服食家为益精明目之上品"。

诸家论述说明枸杞补阴仍是其根本功效，是其诸多功效产生的基础。《本草新编》："明耳目，安神，耐寒暑，延寿，添精固髓，健骨强筋。滋阴不致阴衰，兴阳常使阳举，更止消渴，尤补劳伤。"该书认为枸杞可平补阴阳，药性温和，双向调节，适应证广泛为其突出特点，并首次提出枸杞具有安神功效。《本草通玄》载："枸杞子，味甘气平，肾经药也。补肾益精，水旺则骨强，而消渴、目昏、腰疼膝痛，无不愈矣。平而不热，有补水制火之能，与地黄同功。"《本草便读》言："凡子皆降，有收束下行之意，故能入肝肾，生精养血。精血充则目可明，渴可止，筋骨坚利，虚劳等证悉除矣。"此说充分肯定了枸杞在补肾益精药物中的重要地位和对虚劳证的明确疗效。

枸杞为滋补强壮之品，补益肝肾，可阴阳双补，补阴为主，兼有助阳之功，亦为眼科常用要药，所治之诸疾多属肝肾阴虚所致。枸杞药性平和，不仅可以养阴补血，用于肝肾阴虚之腰膝酸软、头晕耳鸣、消渴等，久服尚可益气助阳，对阳气不足或气血阴阳两虚较甚者，亦可配伍相应药物以治之。

【主要参考文献】

［1］窦昌贵.《内经》药性理论的初步研究［J］. 湖南中医学院学报，1982（4）：10-16.

［2］高晓山. 中药药性论［M］. 北京：人民卫生出版社，1992.

［3］黄璐明，唐仕欢. 中药归经理论的概念渊源和内涵探析［J］. 中医杂志，2009，50（8）：680-682.

［4］姜森，吕爱平. 基于药物生物效应的中药寒热属性分类研究策略［J］. 中国中药杂志，2014，39（11）：2149-2152.

［5］匡海学，程伟. 中药性味的可拆分性、可组合性研究：中药性味理论新假说与研究方法的探索［J］. 世界科学技术：中医药现代化，2009，11（6）：768-771.

［6］匡海学，王艳宏，王秋红，等. 基于中药性味可拆分性和可组合性的中药性味理论研究新模式［J］. 世界科学技术：中医药现代化，2011，13（1）：25-29.

［7］李爱秀. 中药"药效团药性假说"的提出［J］. 天津药学，2007，19（2）：41-44.

［8］李石生，邓京振，赵守训，等. 中药现代化研究的关键在于建立科学的现代中药理论体系：分子药性假说的提出［J］. 中国中西医结合杂志，2000，20（2）：83-84.

［9］李祥华.《黄帝内经》对五味理论的认识［J］. 中国中药杂志，1992，17（2）：114-117.

［10］李仪奎，徐莲英，马建平. 中药药理和归经关系的统计分析［J］. 中药通报，1988，13（7）：48-50.

［11］李钟文. 归经学说的探讨［J］. 新中医，1981，13（1）：19-23.

［12］李钟文. 升降浮沉药性理论沿革探讨［J］. 湖南中医学院学报，1993，13（2）：4-6.

［13］梁茂新. 宋以前《本经》药物四性认识的演变［J］. 中国药学杂志，1993，28（8）：499-501.

［14］刘培勋，龙伟.中药药性与中药药性物质组学［J］.中国中药杂志，2008，33（14）：1769-1771.

［15］欧阳兵，王振国，李峰，等.中药四性"性-效-物质三元论"假说及其论证［J］.山东中医药大学学报，2008，32（3）：182-183.

［16］欧阳兵，王振国，王鹏，等."组群中药四性组合性效谱"假说及其论证［J］.山东中医杂志，2006，25（3）：154-156.

［17］平静，王均宁，张成博.远古至秦汉中药毒性理论及嬗变的文献研究［J］.中华中医药杂志，2012，27（4）：995-998.

［18］覃骊兰，马淑然.润燥药性理论探析［J］.吉林中医药，2011，31（12）：1233-1234.

［19］唐仕欢，黄璐明，杨洪军，等.论象思维对中药药性形成的影响［J］.中医杂志，2009，50（6）：485-487.

［20］唐仕欢，杨洪军，黄璐琦.论中药药性的概念、形成及其意义［J］.中医杂志，2010，51（4）：293-296.

［21］唐仕欢，杨洪军，黄璐琦.论自然环境因子变化对中药药性形成的影响［J］.中国中药杂志，2010，35（1）：126-128.

［22］唐怡，秦旭华，李祖伦.药性理论的形成及认知方法［J］.成都中医药大学学报，2010，33（3）：6-8.

［23］王家葵，沈映君.《神农本草经》药物四气的统计分析［J］.中国中药杂志，1999，24（4）：246-248.

［24］王进，王旭东，吴承艳，等.本草学毒性理论的源流探考与论述范式的诠解［J］.中草药，2017，48（1）：197-202.

［25］王跃溪，吕诚.中药寒热药性研究进展概述［J］.世界中西医结合杂志，2019，14（7）：889-893.

［26］夏东胜.中药毒性历史溯源与现代认识的比较与思考［J］.中草药，2011，42（2）：209-213.

［27］肖小河，郭玉明，王珈伯，等.基于传统功效的中药寒热药性研究策论［J］.世界科学技术：中医药现代化，2013，15（1）：9-15.

［28］肖小河，王珈伯，赵艳玲，等.药性热力学观及实践［J］.中国中药杂志，2010，35（16）：2207-2213.

［29］徐国钧，胡俊鋐，杨玮.有关中药气味归经理论的初步探讨［J］.中国药科大学学报，1961，6（6）：92-100.

［30］许小微.有毒中药的毒性分级探述［J］.浙江中医杂志，2006，41（5）：308.

［31］杨洪军，唐仕欢，黄璐琦，等.基于亲缘关系的中药药性研究［J］.中国中药杂志，2008，34（24）：2983-2985.

［32］唐仕欢，杨洪军.北沙参当具"辛"味论［J］.中医杂志，2010，51（3）：284-285.

［33］杨雪梅，赖新梅.《中华本草》药性数据中的五味规律［J］.中国中医药信息杂志，2013，20（3）：26-28.

［34］袁军，王海颖.浅论中药药性之气味厚薄和刚柔润燥［J］.光明中医，2010，26（12）：2326-2327.

［35］张冰，林志健，翟华强，等.基于"三要素"假说研究中药药性的设想［J］.中国中药杂志，2008，33（2）：221-223.

［36］张德芹，高学敏，钟赣生，等.中药药性理论研究的现状、问题和对策［J］.中国中药杂志，2009，34（18）：2400-2404.

［37］张廷模，王建.中药药性"三性"说新论［J］.成都中医药大学学报，2006，29（4）：1-2.

［38］钟赣生，杨柏灿.中药学专论［M］.北京：人民卫生出版社，2017.

［39］钟赣生.中药学［M］.北京：中国中医药出版社，2012.

［40］周珂，谭勇，刘忠第，等.中药寒热药性及其毒副作用研究现状［J］.中国中医药信息杂志，2015，22（4）：129-132.

［41］朱传湘.药类法象的意义与应用［J］.中华中医药杂志，2009，24（4）：430-432.

附录：历代本草著作一览表

年代	书名	成书时间／年	作者	卷数	收载药物数／种
东汉至隋朝	神农本草经	东汉	神农	3	365
	吴普本草	239	吴普	6	441
	南方草木状	304	嵇含	3	80
	雷公炮炙论	479	雷敩	3	300
	名医别录	500	陶弘景	3	365
	本草经集注	500	陶弘景	7	730
唐代	药性论	627	甄权	4	403
	备急千金要方·食治	652	孙思邈	1	154
	新修本草	659	苏敬等	54	850
	食疗本草	713—741	孟诜	3	260
	本草拾遗	739	陈藏器	10	692
	食医心鉴	859	昝殷	3	138
五代	海药本草	约925	李珣	6	124
	食性本草	937—957	陈仕良	10	不详
	蜀本草	938—964	韩保昇	20	730
	日华子本草	923	佚名	20	618
宋代	开宝本草	974	刘翰，马志	21	983
	嘉祐本草	1060	掌禹锡	21	1 082
	本草图经	1061	苏颂	21	780
	重广补注神农本草并图经	1092	陈承	23	不详
	经史证类备急本草	1098—1108	唐慎微	31	1 746
	本草衍义	1116	寇宗奭	21	470
	绍兴校定经史证类备急本草	1159	王继先	32	约1 748
	履巉岩本草	1220	王介	3	206
	宝庆本草折衷	1248	陈衍	20	789

续表

年代	书名	成书时间 / 年	作者	卷数	收载药物数 / 种
金元	珍珠囊	1200	张元素	1	90
	汤液本草	1289	王好古	3	242
	饮膳正要	1330	忽思慧	3	约 200
	本草元命苞	1331	尚从善	9	468
	日用本草	1329	吴瑞	8	540
	本草衍义补遗	1347	朱震亨	1	153
明代	救荒本草	1406	朱橚	2	414
	滇南本草	1436—1449	兰茂	3	458
	本草集要	1496	王纶	8	545
	本草品汇精要	1505	刘文泰	42	1 815
	本草约言	约 1520	薛己	4	672
	本草蒙筌	1565	陈嘉谟	12	742
	食鉴本草	1566	宁源	2	252
	本草纲目	1578	李时珍	52	1 892
	本草真诠	1602	杨崇魁	2	1 050
	本草原始	1612	李中立	12	452
	炮炙大法	1622	缪希雍	1	439
	神农本草经疏	1623	缪希雍	30	490
	本草正	1624	张介宾	2	300
	本草汇言	1624	倪朱谟	20	581
	本草征要	1673	李中梓	2	352
	食物本草	1638	姚可成	22	1 679
	药品化义	1644	贾所学	13	162
	本草乘雅半偈	1647	卢之颐	原书不分卷	365
清代	本草崇原	1699	张志聪	3	289
	本草述	1691	刘若金	32	501
	本草汇	1655	郭佩兰	18	470 余
	握灵本草	1683	王翃	10	609
	本草新编	1687	陈士铎	5	272
	本草备要	1694	汪昂	8	478
	本经逢原	1695	张璐	4	786
	神农本草经百种录	1736	徐大椿	1	100

年代	书名	成书时间/年	作者	卷数	收载药物数/种
清代	长沙药解	1753	黄元御	4	160
	本草从新	1757	吴仪洛	18	720
	得配本草	1761	严洁，施雯，洪炜	10	647
	本草求真	1769	黄宫绣	12	520
	质问本草	1782	吴继志	9	159
	本草纲目拾遗	1765	赵学敏	10	921
	神农本草经读	1803	陈修园	4	165
	调疾饮食辩	1813	章穆	6	653
	本经疏证	1837	邹澍	12	173
	本经续疏	1837	邹澍	6	142
	本草分经	1840	姚澜	4	804
	晶珠本草	1745	帝玛尔·丹增彭措	1	2 296
	本草三家合注	1803	郭汝聪	6	291
	植物名实图考	1848	吴其濬	38	1 714
	本草求原	1848	赵其光	27	900
	随息居饮食谱	1861	王士雄	1	369
	本草便读	1887	张秉成	4	580
	本草问答	1893	唐宗海	2	不详
	本草思辩录	1904	周岩	4	128
民国	医学衷中参西录·药物	1918	张锡纯	4	365
	增订伪药条辨	1927	曹炳章	4	110
	中药浅说	1930	丁福保	1	136
	药物出产辨	1930	陈仁山	1	733
	中国新本草图志（第一集）	1930	赵燏黄	2	5
	岭南采药录	1932	萧步丹	1	487
	本草正义	1920	张山雷	7	285
	现代本草生药学（上编）	1934	赵燏黄	1	512
	中国药学大辞典	1935	陈存仁	1	4 269
	祁州药志	1936	赵燏黄	1	59
	本草药品实地之观察	1937	赵燏黄	1	136